徐振晔 治癌经验

主审　徐振晔

主编　邓海滨　王立芳　赵晓珍

中国中医药出版社

·北京·

图书在版编目（CIP）数据

徐振晔治癌经验 / 邓海滨，王立芳，赵晓珍主编 . —北京：中国中医药出版社，2018.1（2024.8 重印）

ISBN 978 - 7 - 5132 - 4682 - 8

Ⅰ.①徐…　Ⅱ.①邓…　②王…　③赵…　Ⅲ.①癌—中医临床—经验—中国—现代　Ⅳ.① R273

中国版本图书馆 CIP 数据核字（2017）第 310259 号

中国中医药出版社出版

北京经济技术开发区科创十三街 31 号院二区 8 号楼

邮政编码　100176

传真　010-64405721

北京盛通印刷股份有限公司印刷

各地新华书店经销

开本 710×1000　1/16　印张 21.5　字数 301 千字

2018 年 1 月第 1 版　2024 年 8 月第 2 次印刷

书号　ISBN 978 - 7 - 5132 - 4682 - 8

定价　69.00 元

网址　www.cptcm.com

服 务 热 线　010-64405510

购 书 热 线　010-89535836

维 权 打 假　010-64405753

微信服务号　zgzyycbs

微商城网址　https://kdt.im/LIdUGr

官 方 微 博　http://e.weibo.com/cptcm

天猫旗舰店网址　https://zgzyycbs.tmall.com

如有印装质量问题请与本社出版部联系（010-64405510）

序

　　徐振晔教授是上海市名中医、上海中医药大学附属龙华医院终身教授，徜徉于杏林40余载，孜孜于将中医经典著作的精髓融会贯通于临床实践，并将临床与科研、教学有机结合，互为促进，从而成为饮誉全国的中医肿瘤专家。

　　龙华医院作为沪上岐黄重地，名家荟萃，先贤齐聚，学术思想百花争鸣，不拘一格。徐振晔教授深受教益于此，融汇新知，潜心临证，深耕杏苑。他将中医经典理论与名老中医的临床经验相结合，知常达变，善用经方，屡起沉疴。然《易经》云："形而上为之道，形而下为之器。"作为一位肿瘤科工作者，尤其是一位有理想、有抱负的肿瘤科医生，徐振晔教授深知治病不仅要有"术"，而且更要有"道"。他法于古而不泥于古，勤于学敏于思，在肿瘤的治疗中提出了一些新观念、新方法。如其提出"分阶段治疗非小细胞肺癌"等见解，明显提高了中医肿瘤临床疗效，丰富了中医肿瘤学内涵。

　　《徐振晔治癌经验》一书，内容翔实，体例新颖，对有效案例的总结分析精辟，对读者的医理思路有极大的启迪。书中无论是医案医话，还是学术论文，都充分体现了徐振晔教授丰富的临床经验及由此凝聚而成的学术思想。徐振晔教授的临床成就，源于他对疾病的深邃分析，对疾病传变转归的超前认识，施药于未病的预防和对已病的防变，蕴含了中医治未病思想。

　　徐振晔教授作为沪上名医，虽工作繁忙，但仍勤奋喜学，笔耕不辍。喜闻其书稿初成，读后深感欣悦。有感而发，言不尽意，权且作序，祈同道赐教。

国医大师

上海市名中医

上海中医药大学终身教授

上海中医药大学附属龙华医院终身教授

2017 年 9 月 10 日

前言

　　中医学的生命在临床。而对临床疗效的不断追求，历代杏林名家无不是遵循精研古籍、勤求师训、躬身临床、实践中创新的道路。故而对现代中医临床人才的培养，应在研读先贤医话典籍，总结继承名老中医学术思想、辨治思路以及处方用药规律和特色的同时，重视现代科学诊疗技术和方法的运用，在临床实践中思考，将转化医学、循证医学与个体精确医疗的理念贯穿于整个临床诊疗过程中。尤其在恶性肿瘤的治疗中，体现中西医结合，辨病与辨证相结合，整体与局部相结合，扶正与祛邪相结合，调节阴阳平衡。

　　吾早年求学岐黄，师从著名中医肿瘤临床大家刘嘉湘教授，一边临床，一边研修。于临证之间，察病患之神，问病患之疾；于医林之中，拜师交友，博采众长，获益良多。寻寻觅觅，矻矻业业，至今漫漫40余载。今年初春，应中国中医药出版社之邀，劳烦学生为吾编撰、整理出若干个人于恶性肿瘤临证辨治之见解及治验医案，集成一册，通俗定名为《徐振晔治癌经验》。望此书能为中医肿瘤临床医者提供一些临证思路和参考。

国医医道深邃，其术洋洋，愚见犹似沧海拾贝。抛砖引玉，愿与诸君共进之。不足之处，恳望同行指正。

丁酉七月徐振晔

目录

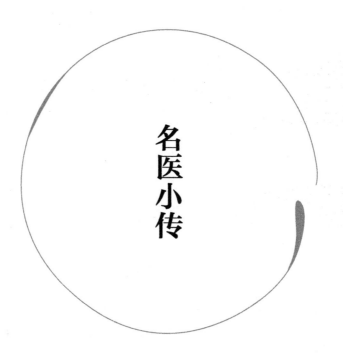

名医小传

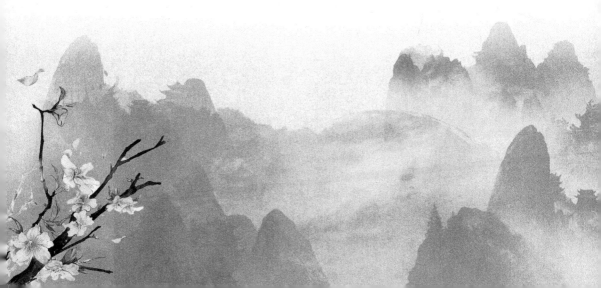

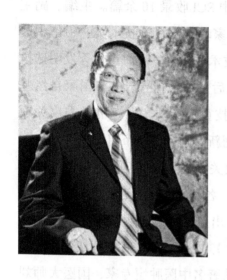

　　徐振晔，上海中医药大学附属龙华医院、国家中医临床研究基地肿瘤科主任医师，终身教授，博士研究生导师，上海市名中医，第六批全国名老中医药专家学术经验继承工作指导老师。先后任龙华医院肿瘤科主任，上海中医药研究院中医肿瘤研究所所长、顾问，龙华医院副院长，龙华医院浦东分院院长。中国中西医结合学会肿瘤专业委员会副主任委员、顾问，世界中医药学会联合会肿瘤专业委员会副会长，世界中医药学会联合会癌姑息治疗研究理事会副会长，中国老年肿瘤学会常委、指导委员，中国民族医药学会肿瘤分会顾问，海峡两岸医药卫生交流协会肿瘤顾问，上海市中西医结合学会高级荣誉委员，上海市抗癌理事会理事，上海市中医肿瘤临床医学中心副主任，浦东新区政协教科文卫体特聘委员，崇明县首届"十佳"好乡贤。

　　徐教授从事恶性肿瘤中医、中西医结合治疗与研究40年，具有丰富的临床经验和较深的学术造诣。源于现代肺癌患者年龄发病特点、临床证候的改变，以及中医五行"金水相生"和张景岳补肾学术思想，徐振晔教授提出了肺癌治疗的精气理论。由此研制了益气养精、抑癌解毒的肺岩宁方，益气养精、清热化湿和中的抗瘤增效方，以及益气养精、补肾生髓的双黄升白颗粒，补肾通络、化瘀止痛的骨痛灵方，并开展了相关转化研究。通过体内体外实验模型，针对肺癌免疫逃逸、肿瘤血管生成、上皮间质转化、肺癌干细胞、细胞自噬等方面，开展了作用机制的研究，取得了重要成果。发表学术论文近 200 篇，其中 SCI 收录 10 余篇。主编、副主编、参编学术专著 13 部。荣获国家教育部科学技术奖、中华中医药学会科学技术奖、上海市科学技术进步奖、上海市优秀发明选拔赛技术创新成果金奖等 13 项。先后主持、指导、参与国家自然基金，国家卫计委重大新药创新科技重大专项，上海市科委攻关项目、创新项目，上海市教委重大创新课题，上海市启明星计划，国家"六五""七五""八五"科技攻关课题等 50 余项。获发明专利 5 项。指导硕、博士研究生 50 余名，各类人才计划近 20 人次。

徐振晔教授 1947 年 9 月 22 日出生于上海崇明，1975 年毕业于上海中医学院（现上海中医药大学）。在内科工作时曾师从著名教授刘树农先生。1978 年 2 月开始师从著名中医肿瘤专家、国医大师刘嘉湘教授，从此踏上了中医、中西医结合治疗恶性肿瘤的征途。1986 年 2 月至 1987 年 5 月在上海市胸科医院肺内科进修学习，有幸聆听国内著名的肺癌权威徐昌文、廖美琳教授的教诲，刻苦学习现代肿瘤学理论、影像学诊断及治疗，日积月累，其恶性肿瘤诊治水平不断提高。1991 年 2 月至 1991 年 8 月脱产在上海市卫生局英语高级培训班学习；1994 年 3 月赴德国明斯特约翰内斯底医院进修学习 1 年。1997 年 3 月至 1998 年 10 月在上海中医药大学研究生部硕士班学习。

（一）侍诊名医，师古创新，注重临证辨治

自 1978 起侍诊著名中医肿瘤专家刘嘉湘教授左右，虚心学习，并在刘教授指导下研读《伤寒论》《金匮要略》《温病条辨》《医宗金鉴》等经典著作，以及《蒲辅周医案》《柳选四家医案》《丁甘仁医案》《张伯臾医案》《李斯炽医案》《张聿青医案》等名家医案。

刘嘉湘教授中医功底深厚，精于辨证，处方严谨又灵活。刘教授十分推崇《伤寒论》《金匮要略》《温病条辨》等经典著作的经方、名方，并结合治疗肿瘤的经验，巧治各种癌症，疗效显著。刘嘉湘教授作为当代中医肿瘤大师，他的中医扶正法治癌的学术思想和学术观点在国内影响力很大。多年来徐教授面聆刘嘉湘先生教诲，耳濡目染，心领神会。

20 世纪 80 年代末，徐振晔教授基于总结刘嘉湘教授多年丰富的治癌经验，认为中医中药治癌的优势和特色是带瘤生存、稳定瘤灶、提高生存质量、延长生存期，而不是着眼于"灭瘤"。扶正法不仅仅是调理补益，扶正可以祛邪，祛邪可以顾护正气，是辨证的统一观，内涵丰富。他在治疗过程中强调阴阳平衡，治疗的目的也是调节肿瘤患者阴阳平衡。他先后多次在杂志上发表了总结刘嘉湘教授学术经验的论文，如《刘嘉湘治疗恶性脑瘤的经验》《升提固涩、导下通腑治疗直肠癌》《中医阴阳平衡法治疗癌症——附 112 例生存 1 年以上中晚期和晚期癌症患者疗效分析》《刘嘉湘重舌苔论治肺癌》。

在刘嘉湘教授中医扶正法治疗恶性肿瘤学术思想的指导下，徐教授开展了有益的理论和实践探讨，可谓是后辈们传承发展的榜样。他在长期临床实践中逐渐形成了益气养精补肾法为主治疗肺癌的理论和方药。

（二）益气养精、抑癌解毒法为主，中医药分阶段治疗肺癌

徐振晔教授对肿瘤内科疾病研究较深，尤其是对肺癌的论治更是独具匠心。认为正虚癌毒内侵是肺癌的基本病因病机，提出调整阴阳平衡治疗肺癌的重要论点，临证注重舌诊，衷中参西。其中对于正虚特别强调精气亏虚。他认为，根据肺癌病人年龄发病特点、中医证候的演变，以及中医五行学说"金水相生"理论和张景岳

大师的补肾理论，提出肺癌精气亏虚理论。"气归精……精能生气"正说明了"精气互根"的妙理；"阴阳互根""精气互生""善治精者，能使精中生气；善补气者，能够气中生精"。由此提出了"益气养精、抑癌解毒"的治则，研制了肺岩宁方。以生黄芪、黄精益气养精为君药；山茱萸、仙灵脾、灵芝、白术补肾健脾为臣药，山茱萸、仙灵脾阴阳互根的药对正是刘嘉湘教授的经验；山慈菇、干蟾皮、蜂房、七叶一枝花抑癌解毒为佐药。他根据肺癌化疗时多数患者出现神疲乏力、腰膝酸软、食纳不馨、舌苔腻等精气亏虚、湿热中阻证候，提出了中医分阶段治疗的方法，在化疗时给予扶正减毒、益气养精、清热化湿和中的治法，研制了抗瘤增效方。生黄芪、黄精、灵芝补益精气而扶正，制苍术、川黄连清热化湿和中而减毒。在化疗结束后以肺岩宁方加味抗肿瘤生长，防治肿瘤复发转移。先后对 346 例晚期 NSCLC 进行了随机对照研究，中位生存期、远期生存率优于标准化疗方案。基础研究围绕抗肿瘤生长和转移，体内体外研究相结合，从组织、细胞、基因表达、肺癌干细胞、蛋白组学多层次对本方法的作用机制进行了系列深入的探讨，证明了益气养精解毒散结的肺岩宁方具有多靶点抗肿瘤生长转移的作用，为深入研究中医药抗肿瘤机理提供了新的思路。

在此学术思想及研究的发展过程中，共发表学术论文 80 余篇，其中 SCI 收录 6 篇，1 篇临床论文被 2010 年 ASCO 会议接收，并在其网站上登载。相关论文曾在德国、日本、英国、俄罗斯、新加坡、韩国、香港等国际肿瘤学术会议上发言交流或壁报登出；多次在全国性学术大会上作交流发言。本项目在上海交通大学附属胸科医院、上海中医药大学附属岳阳医院、同济大学附属肺科医院、嘉定区中医医院、上海市第十人民医院崇明分院等多家医院应用至今，取得了良好的临床疗效。

（三）益气养精、补肾生髓法治疗肿瘤化疗骨髓抑制

徐振晔教授在国内首先提出了补肾生髓法治疗肿瘤化疗骨髓抑制的学术观点，研制了补肾生髓的双黄升白颗粒，先后3次对共250例骨髓抑制患者（多数为复治）进行了前瞻性随机对照研究，结果发现服用双黄升白方/颗粒的治疗组与茜草双酯相比，治疗组疗效明显优于茜草双酯组；在与集落细胞刺激因子自身交叉对照研究中，发现双黄升白颗粒可以有效地防治中重度骨髓抑制。随后又通过多家单位对双黄升白颗粒与利可君对照，开展了332例肿瘤患者化疗预防性的临床观察，结果表明双黄升白颗粒预防肿瘤化疗骨髓抑制疗效明显优于利可君。本项目国内首次报道了中药对肿瘤化疗严重骨髓抑制的治疗效果，突破了中药仅用于轻中度骨髓抑制的瓶颈。基础研究证明了双黄升白颗粒不仅具有促进骨髓造血细胞周期的作用，还具有抑制肿瘤细胞周期的作用；不仅能促进造血干/祖细胞增殖与分化，还能保护和促进造血微环境恢复，以及联合化疗抑制肺癌干细胞的作用。

在本项目研究过程中已获得专利2项，发表学术论文20余篇，其中SCI收录4篇，多次在全国性学术会议上交流发言，并获得大会优秀论文奖励，成果推广应用于多家医院。本项目还荣获第二十五届上海市优秀发明选拔赛职工技术创新成果金奖。

（四）补肾通络、破瘀止痛、抑癌解毒法治疗骨转移疼痛

肿瘤骨转移发生率较高，此类患者常遭受着骨痛及病理性骨折、脊椎压迫等骨相关事件的折磨，严重影响了肿瘤患者的生活质量及生存时间。现代医学缓解骨癌痛的镇痛方法包括使用镇痛药、放疗治疗、二三代磷酸盐等治疗方法。但这些方法都存在局限性，阿片类止痛药是治疗骨转移中重度疼痛常用药物，但久用后可出现神志异常、尿潴留、恶心呕吐、大便秘结等毒副反应。针对肿

瘤骨转移疼痛顽疾，徐振晔教授研制了骨痛灵方，由骨碎补、仙灵脾、炙蜈蚣、制川乌等组成。该方以补肾坚骨为理论指导，以补肾养精、破瘀通络为原则，标本兼治，临床上联合唑来膦酸治疗肿瘤骨转移疼痛200余例，疼痛缓解明显，疗效确切。并指导研究生开展了肺癌骨转移癌痛相关信号通路等方面的机制研究。

（五）治疗重症疑难肿瘤患者，屡起沉疴

徐教授临证悟性能力较强，思维活跃。临床治疗无论成功的典型病例或是失败的案例，他都要反复认真细微思考总结。他还喜欢阅读中医各类书籍，包括一些内、外、伤、妇等科名家的经验，用之于肿瘤临床。二十多年来，徐振晔教授灵活应用中医辨证论治的精髓，在特需病房开展了针药相结合综合治疗危重、疑难肿瘤病人。他在临床中善于应用中医古方、名方结合自己的经验，屡起沉疴，常使肿瘤疑难重症病人转危为安，使患者得以生存期延长、生存质量明显改善。

在晚期肿瘤治疗中，他推崇益气养精治法，同时也很重视李东垣脾胃论思想，调理脾胃兼顾清泻"阴火"论治，常用补中益气汤、参苓白术散中加用黄柏、知母。数十年来，他根据自己的临床经验研制了肺岩宁方、抗瘤增效方、悬饮宁方、肝岩舒方、乳岩宁方、抗癌精方系列有效的治癌方药，临床疗效良好。

在临证治疗中，他注重辨证与辨病相结合，整体与局部相结合；同时也根据病情的变化，知常达变。认为癌毒内结是肿瘤患者病情发展恶化的重要因素。晚期癌症患者常表现为腹胀如鼓，疼痛剧烈，大便秘结，胸闷气喘不得卧，舌质黯淡，舌苔黄腻或浊腻等实证为主的症状，尽管这些晚期癌症患者虽然多伴有形体消瘦、乏力头晕畏寒等正气虚衰的症状，但气血瘀滞、水湿内聚、热毒蕴结是其主要矛盾，所以在治疗时应"以通为用"。《医学真传》云"通则不痛，理气""通之法，古有不同，调气以活血，调血以活气，通也；上逆者使之下行，中结者使之旁达，通也"。徐教授认为，

应根据不同的证候使用不同的"通"法。理气散结，化瘀通络，泻肺利水，通腑泄浊等治法常有灵验。如研制的悬饮宁方具有泻肺利水、行气利水、温阳利水、解毒利水四法，对癌性胸水具有良好的疗效。徐振晔教授认为，通法是一些晚期肿瘤阶段重要的治疗法则，目的在于通畅五脏六腑兼祛瘀滞癌毒，但在具体应用时不可拘泥于一法，应根据临床病情变化，灵活结合益气托毒、补血养津等扶正治疗。认为通法应中病即止，以免太过伤正。

（六）重视舌诊的应用和研究

舌诊作为中医临床辨证的主要指标之一，可谓是独树一帜的奇葩，《辨证验舌法》曰："凡内外杂症，亦无一不呈其形，著其色于舌……据舌以分虚实，而虚实不爽焉；据舌以分阴阳，而阴阳不谬焉；据舌口分脏腑，配主方，而脏腑不差，主方不误焉。"遵循"有诸内必形于外"的哲学思想，中医学认为脏腑气血阴阳可变见于舌；人体的五脏六腑均与胃气相通，并通过胃气上蒸于舌，附着于舌表面，表现为苔，故苔为胃气所生，而舌即为外候器官。舌象的变化客观反映人体正气的盛衰，病位的深浅，判断病情的进展及疾病的预后。舌为百脉汇聚之处，肺朝百脉，且诸脏腑的变化常常影响肺的变化，而肺的变化也常影响其他脏腑的变化。因此肺的证情变化大多可在舌质与舌苔上表现出来。徐教授随刘嘉湘教授临证多年，深受其重舌苔论治肿瘤的经验之启迪，在临床实践中特别重视舌诊，认为观察舌质可论其正之阴阳虚实，察舌苔即知其邪之寒热浅深，再看其润燥，以论其津液之盈亏，进而指导临床用药。有趣的是，他看到外地患者或重病患者面诊不便，常嘱其家属用手机拍摄舌苔情况，并诉述病情，后即处方，效果不错。病家相互传说，一些病人家属第一次来诊治就拿出手机让徐振晔教授看舌苔情况，并予处方。为此他还指导一个研究生对肺癌病人舌苔进行研究，发表了相关学术论文。

舌象异常根本原因是机体内在的阴阳气血出现异常，舌的形态改变是其外在表现。近年徐振晔及其团队对肺癌患者进行中医辨证分型，采集了 207 例患者外周血并摄取舌象，对 103 例健康对照组进行外周血采集。检测基因多态性并进行基因分型，结果发现，苔色与肺癌患者病理和分期具有一定关联，舌苔对观察患者病势进展具有一定指导作用；肺癌中医证型的主要舌象特征与各证候的内在病机吻合。今后可将舌诊与证型相结合，建立"四诊合参"中的舌诊系统，更好地指导临床。其后又观察了 400 例晚期非小细胞肺癌患者的舌象，进一步总结舌象与肺癌分型相关性的研究，此研究对临床治疗肺癌具有实用价值。

近年来，徐教授还带领他的团队和研究生开展了中药有效组分抗癌细胞生长和转移的研究。

数十年来，徐振晔教授运用中医中药治疗癌症疗效明显，来自全国各地包括西藏在内的所有省市（大城市），以及德国、美国、加拿大、日本、韩国、新加坡、泰国以及港台等国家和地区的病人慕名找他诊治。其治癌经验先后被中央电视台、光明日报、人民日报（华东版）、上海电视台、东方卫视、浙江电视台、文汇报、新民晚报，以及德国的一家报纸、日本朝日新闻介绍和播出。

徐振晔教授在肿瘤诊疗和研究繁忙的工作之余，很喜欢看体育节目，如 NBA、世乒赛、世界杯足球赛、女排比赛、国内足球中超联赛、网球赛。他年逾七旬，还去上海万体馆现场观看上港足球队的一些重要比赛。平时抽时间还去打打乒乓球，他说生活中离不开这些体育活动。他还颇喜欢听民乐演奏，欣赏民歌演唱，也喜欢看看书法，抽时间临摹几下，陶冶情操。

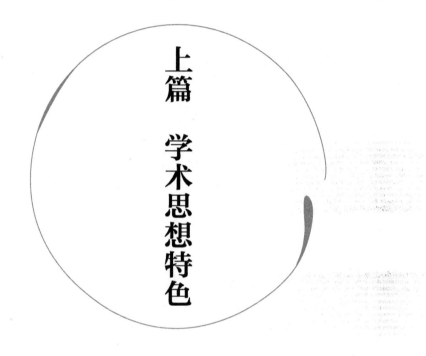

上篇　学术思想特色

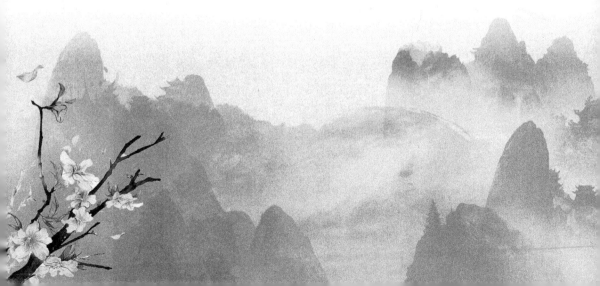

上海 学术思想特色

一、肿瘤的发病观

中医肿瘤病因学说认为，肿瘤疾病的发生是正邪关系变化导致机体失衡的结果。"正"，指正气，包括了人体的机能活动和抗病能力；"邪"，指邪气，泛指各种内外致瘤因素。《素问·刺法论》云"正气存内，邪不可干"，《素问·评热病论》云"邪之所凑，其气必虚"，均说明正邪两方面的斗争，贯穿于肿瘤发生和发展的整个过程。历代中医学著作中，对肿瘤的病因进行了许多探讨，古代医家根据各自不同的临床实践，从多方面对肿瘤的病因进行了观察和分析。宋代陈无择提出的"三因学说"对分析肿瘤的发病原因至今仍具有一定的指导意义。

徐振晔教授对古今医学文献进行总结分析，认为肿瘤发病是全身性疾病的局部表现，致病因素复杂，是外因和内因共同作用的结果，归结为正气内虚、外邪侵袭、情志失调和饮食劳伤四个方面。

（一）正气内虚，脏腑失调

中医学认为体质状况决定了正气的强弱。不同的体质状况决定了疾病的易患性和倾向性。人类生存于自然界中，其生理病理一直受到自然界的影响，但也适应了自然界的变化，因此一般情况下可以保持健康的状态，机体正气在防治包括肿瘤在内的一切疾病的发生过程中起着主导作用。

从肿瘤的发病来看，其与人体体质状况有着密切关系。当精气旺盛，阴阳平衡，脏腑协调时，很少发生肿瘤；若机体内虚，阴阳失衡，脏腑失调时，则是诱发肿瘤的重要条件。正如《活法机要》所言"壮人无积，虚人则有之"，《灵枢·五变》亦曰"人之善病肠中积聚者，皮肤薄而不泽，肉不坚而淖泽，如此则肠胃恶，恶则邪气留止，积聚乃伤"。说明了肿瘤的发生与体质相关。

后世医家对此亦多有发挥。张洁古曾言："壮人无积，虚人则有之，脾胃虚弱，气血两衰，四时有感，皆能成积。"陈藏器亦曰："夫众病积聚，皆起于虚。"《景岳全书》明确指出："脾胃不足及虚弱失调之人，多有积聚之病。"《外证医案汇编》亦说"正虚则为岩"。《诸病源候论》在论述黑痣时强调："黑痣者，风邪搏于血气，变化生也，夫人血气充盈，则皮肤润悦，不生庀瘕，若虚损，则黑痣变生。"吴鞠通明确指出："此症形体长大，五官俱露，木火通明之象，凡木火太旺者，其阴必素虚，古所谓瘦人多火，又所谓瘦人之病，虑虚其阴。"都指出肿瘤的发生与体质虚弱有关。

此外，古代医家还注意到由于年龄不同，体质差异，对肿瘤发生发展的影响。如《外科启玄》曰"癌发四十岁以上，血亏气衰，厚味过多所生，十全一二"。《景岳全书·噎膈》认为"少年少见此证，而惟中衰耗伤者多有之"。赵养葵也认为噎膈"惟男子高年者有之"。吴鞠通指出"大凡噎症，由于半百之年，阴衰阳结"。说明年龄愈大，肾气愈衰，肾藏精功能减退，机体脏腑功能容易失调，防御功能降低，免疫功能减弱，易导致正气内虚，邪毒内结，发生肿瘤。

因此，徐振晔教授认为肿瘤的发病过程始终存在着"体质内虚"的基本因素。正气不足可导致多种肿瘤的发生和发展，而肿瘤作为一种发病隐匿、进展迅猛、病情险恶的疾病，又能损伤人体的正气。吴谦在《医宗必读》中指出"积之成也，正气不足而后邪气居之"。临床常见正气不足和肿瘤进展互为因果，交替促进，加重病情。由于病邪日久，耗精伤血，损及元气，气血双亏，致面消形瘦，削骨而立；或肿瘤病人经手术、放疗、化疗之后，大伤气阴，正气不支，亦表现为大肉陷下，大骨枯槁。正衰则邪盛，机体抗癌能力低下，往往使肿瘤进一步播散扩展，邪盛则正更虚，这是晚期肿瘤治疗中值得重视的问题。

《素问·通评虚实论》指出"精气夺则虚"。正气不足的原因有先天不足和后天失调两种。肾藏精，主生长发育，为先天之本；脾主运化水谷，为气血生化之源，后天之本；肺主气，司呼吸，通调水道，主治节。故无论什么原因引起人体的正气不足，都不可能离开五脏，其中又与肾、脾、肺等脏的关系最为密切。

1. 肾精亏损

肾是维持生命活动的重要脏腑之一，其脉络膀胱，主骨生髓，藏精蓄命门，为先天之本。肾藏精，内寓真阴真阳，主生长发育。肾阳为全身阳气之根，促进机体的温煦、运动、兴奋和气化功能；肾阴为全身阴液之本，对五脏起滋润和濡养作用。同时，肾中阴阳参与各组织器官的修复新生和神经内分泌功能，以保证各组织器官的协调代谢。肾中精气不足，阴阳虚损，可由于禀赋不足，或久病失养，或房劳过度，耗损肾精所致。肾精不充则髓虚，髓虚无以充骨，故骨骼软弱无力；髓虚无以充脑，脑海空虚，则脑力活动减退，而致神衰；肾阴阳亏损，则生长衰退或中止，在小儿则发育不良，在成人则早衰体弱，以致机体功能、神经、内分泌失调，免疫功能低下（或原有先天缺陷），易发肿瘤。

2. 脾阳不振

脾为后天之本，主宰全身运化。脾阳不振，由于素体脾运不健，或湿邪外袭，或恣食生冷瓜果，或嗜食酒酪甘肥，均可使水湿内聚，湿邪困脾，伤及脾阳，碍及脾气。导致运化功能失调，脾气升散失职，血液统摄无权。若因禀赋虚弱或久病失养，或因肾虚，命门火衰，以致脾阳虚损，阳虚则寒自内生，故可见虚寒征象；阳虚则阴盛，脾阳虚则运化无权，水湿内聚，阴寒内盛；脾阳虚则运化转输功能减退，水谷精微不能正常化生气血，全身气血虚弱，容易感受毒邪而激发肿瘤。

3. 肺气虚弱

多因劳伤过度，消耗肺气，或久喘大喘伤肺，或病后元气未复而致肺气虚弱，则呼吸功能减退，气体内外交换无力，水津不能正常气化，则聚积成痰，肺气不足，卫阳虚弱，可致腠理疏泄不固，卫外功能减退。元气大伤，免疫功能低下，容易遭受外邪侵袭，易感各种致癌因素而发生肿瘤。

（二）外邪侵袭，经络瘀阻

风、寒、暑、湿、燥、火，在正常的情况下称为六气，是自然界六种不同的气候变化。人们在长期的生产和生活中，产生了较强的适应能力，所以正常的六气不易致病。但是，当气候异常急骤地变化或人体的抵抗力下降时，六气就有可能成为外界的致病因素，入侵人体，产生各种包括肿瘤在内的疾病。"六淫"即风、寒、暑、湿、燥、火六种外感病邪的总称。

"六淫"作为外界的致病因素，也代表了肿瘤的外感病因。具有发病与季节气候、居处环境有关，可从口鼻或肌肤多途径入侵机体、可单独或同时合并其他因素致病等特点。《灵枢·百病始生》曰："积之所生，得寒乃生，厥乃成积也。"提出积之所成与感受寒邪有关。《灵枢·水胀》认为肠覃的病因是由于"寒气客于肠外，与卫气相搏"。《灵枢·五变》则指出外感致病与脏腑的密切关系是因为"邪气留滞，积聚乃伤脾之间，寒温不次，邪气稍至，蓄积留止，大聚乃起"。

中医学认为肿瘤的发生与邪气侵袭有关。《灵枢·九针论》曰"四时八风之客于经络之中，为瘤病者"，指出外邪"八风"等停留于经络中，使气血凝滞，痰凝毒聚而成瘤。《灵枢·刺节真邪》曰："虚邪之入于身也深，寒与热相搏，久留而内蓄……邪气居其间而不反，发为筋瘤……为肠瘤……为昔瘤。"说明虚邪、寒、热等可以引致肿瘤。

《诸病源候论》中对六淫所致肿瘤更有具体的描述。如"脑湿，谓头上忽生肉如角，乃湿气蕴蒸冲击所生也""黑痣者，风邪搏于血气，变化生也""恶核者，肉里忽有核，累累如梅李，小如豆粒……此风邪挟毒而成""有下于乳者，其经虚，为风寒气客之，则血涩结成痈肿，而寒多热少者，则无六热，但结核如石""恶核者，是风热毒气，与血气相搏结成核，生颈边，又是风寒所折，遂不消不溃"。由此可见，六淫邪气在肿瘤发生的外界因素中占有重要地位。

六淫之邪侵袭人体客于经络，扰及气血，使阴阳失调，气血逆乱，津液代谢失调而致气滞血瘀、痰湿凝聚，日久成积，变生肿瘤。当然，除了古人所述"六淫"邪气之外，由于社会的发展，生活环境亦发生了重大变化，空气污染日趋严重，这已成为癌症发生的又一重要外因。据统计表明，吸烟及工业污染接触已成为大多数肿瘤发病的主要原因。

1. 风邪犯肺

风邪在六淫（风、寒、暑、湿、燥、火）外邪中居于首位，有"风为百病之长"之说。寒、湿、燥、热等邪，多依附于风邪而侵犯人体。所以风邪为外因致病的先导。风为阳邪，其性开泄。风邪善行数变，具有升发、向上、向外的特性。首先侵袭人体上部，易伤肺经，传变周身。常风温化热，热极生风，互相转化，甚至可演变成毒热，侵袭机体、经络、脏腑发生各种病变。肿瘤由于外因引起发病者种类繁多，风邪可包括空气污染在内的致癌因素。

2. 燥热伤津

燥热敛肃之气，其性干涩，侵袭人体最易耗伤津液，造成阴津亏虚的病变。燥易伤肺阴胃阴。肺为娇脏，肺阴耗伤，亡其津液，则动其血脉；胃喜润而恶燥，宜降则和，胃津耗伤，纳降失常，飧泄膜胀。另外，由于对肿瘤进行放射治疗而产生的放射性炎症，也多属燥热伤津。

3. 火毒灼阴

火热邪毒，也可内生，如心火上炎、肝火亢盛、胆火横逆，均可损伤人体之正气，即所谓"气有余便是火"。此外也有"五气化火""五志化火"之说。火热之性，燔灼焚焰，升腾上炎，其伤于人，多见高热、烦渴、汗出、脉洪数等症，甚至火扰神明，出现狂躁妄动、神昏谵语等症。或火热动血，迫血妄行，肿瘤常见大出血，多依此清热降火，凉血止血。有些晚期肿瘤病人，以高烧毒热表现多见，如白血病高热大汗，用人参白虎汤益气生津、清热凉血，可收到一定疗效。

4. 寒湿不化

寒邪侵袭，易伤肌表，也可直中脏腑。寒为阴邪，损伤阳气，积久不散，阴盛阳衰，机体失去温煦气化之功，则出现机能衰退之阴寒证。若寒中脾胃，脾阳必伤，便有脘腹冷痛，呕吐腹泻；若寒伤脾肾，脾肾阳衰，温运无力，腰脊冷痛，腹水浮肿。寒性凝滞，收引主痛。所以经脉稽迟、泣而不行、不通、缩踡、绌急等，均为经脉气血寒凝闭阻的缘故。这种病理变化与癌痛机制有相似之处，临床常以散寒止痛治之即属此理。寒邪外淫侵袭肌表，毛窍收缩，卫阳闭塞，可致恶寒发热，晚期肿瘤，高烧难退，有时从寒治之，收到效果。《素问·举痛论》说"寒则气收"，寒邪客于关节，经脉拘急，可使肢体屈伸不利，或冷厥不仁，脊髓肿瘤或晚期肿瘤侵犯神经而致类似上述症状时，用散寒温阳法常获得较好疗效。

5. 痰湿凝聚

痰湿均属水湿为患，凡感受外邪、情志过极、饮食不节、劳倦过度等皆使脏腑功能失调，水液代谢障碍，以致水津停滞而成。痰既是水液代谢障碍所形成的病理产物，又可作为致病因素导致脏腑功能失调而引起各种复杂的病理变化。《丹溪心法·痰》说："痰之为物，随气升降，无处不到。"痰随气机升降流行，内而脏腑，外至筋骨皮肉，形成多种病证，因此有"百病多由痰作祟"之说。湿有内湿、外湿之分，外湿为感受六淫邪气中之湿，内湿主要为脾不健运所产生。中医学对痰凝肌腠，结于身体各处大小不等的颗粒肿块（如痰核、瘰疬等），及饮食情志损伤脾主运化功能，脾虚生痰，结为痰核，而成肿块的病证，多有记述。

痰湿为患，多因外感邪气，内伤七情，脏腑功能失调，脾不健运，难运水津，聚湿生痰，肺不敷布，停痰留饮，水湿不化，津液不布，升降失常，气塞不通，血壅不流，凝血蕴里，津液凝涩，渗着不去，凝结成痰，痰湿凝聚，附着于脏腑则形成阴毒，结于体表则为瘰疬、瘿瘤。如痰壅于肺，可见咳喘咯痰；痰迷心窍，可见胸闷心悸，神昏癫狂；痰停在胃，可见恶心呕吐，痞满不舒；痰饮上犯于头，可使眩晕昏冒；饮泛于肌肤，则成水肿；饮停胸胁，则见咳嗽胸胁引痛；饮在膈上，常见咳喘不能平卧；饮在肠间，每致肠鸣沥沥有声，腹满食少。

总之，痰饮生成，停滞体内，可导致多种疾病。徐振晔教授在临床治疗中，针对痰盛、咳喘、体腔肿块积液以及某些实体瘤和晚期昏迷病人，在进行病因治疗时常结合化痰、消痰、涤痰、豁痰等治法。

（三）七情内伤，气血失和

七情指喜、怒、忧、思、悲、恐、惊，属于人体正常的情志活动，与脏腑、气血有着密切关系。七情太过或不及均可引起体内气血运行失常及脏腑功能失调，为诱发肿瘤奠定了内在的基础。正如《灵枢·百病始生》曰："内伤于忧怒……而积聚成矣。"

后世医家对此多有发挥，认为一些肿瘤的发生与发展与精神因素、情志不遂有关，如《素问·通评虚实论》认为噎膈是"暴忧之病也"。《医学津梁》在论述噎膈时指出："由忧郁不升，思虑太过，急怒不伸，惊恐变故，以致血气并结于上焦，而噎膈多起于忧郁，忧郁而气结，气结于胸，臆而生痰，久者痰结块胶于上焦，通络窄狭，不能宽畅，饮或可下，食则难入而病成矣。"《医宗必读·反胃噎膈》认为噎膈，"大抵气血亏损，复因悲思忧虑，则脾胃受伤，血液渐耗，郁气生痰，痰则塞而不通，气则上而不下，妨碍道路，饮食难进，噎塞所由成也"。《景岳全书》亦认为"噎膈证，必以忧愁、思虑、积劳、积郁而成"。上述医家均认为噎膈的发生，主要在于情志的异常变化。突然强烈或长期持久的情志刺激，可以直接影响机体的正常生理功能，使脏腑气血功能紊乱，经络不能畅达，郁结胸中，久则癌肿成矣。

临床上多种肿瘤与情志关系密切。如乳腺癌的发生，《妇人大全良方》认为"此属肝脾郁怒，气血亏损"；《医学正传》亦认为"此症多生于忧郁积忿之中年妇女"；《丹溪心法》在论述乳腺癌时指出，其病因为"忧恚郁闷，晰晰积累，脾气消阻，肝气横逆"所致，更明确提到没有丈夫或失志于丈夫的女子较多，其曰："憔不得于夫者，有之妇以夫为天，失于所天，乃生乳岩。"这比国外提到"寡居者"早几百年；《外科正宗》亦曰："忧郁伤肝，思虑伤脾，积想有心，所愿不得志者，致经络痞惫，聚结成核……其时五脏俱衰，四大不救。"明确指明了情志因素，特别是忧思在"乳岩"发病中的重要地位。《外科枢要·论瘤赘》在论肉瘤时指出"郁结伤脾，肌肉消薄与外邪相搏，而成肉瘤"。《医宗金鉴》认为"失荣"由"忧思恚怒，气郁血逆，与火凝结而成"。陈实功在论述"失荣"病因时，亦指出"失荣者，先得后失，始富终贫，亦有虽居富贵，其心或因六欲不遂，损伤中气，郁火相凝"。《澹寮集验方》中论述"五积"时曾曰"盖五积者，因喜怒忧思七情之气，以伤五脏……

故五积之聚，治同郁断"。综上所述，可见历代医家在分析肿瘤病因时，都十分重视情志因素，认为七情内伤尤其是忧思不能自拔在肿瘤的发病及发展上有着重要的作用。

徐振晔教授认为，七情内伤不仅可以直接引起气血、脏腑功能失调而致气滞血瘀，津停痰阻，日久而成瘤，而且由于七情内伤，又易致外邪（致癌因素）侵袭，通过"正虚"内外合邪，多因素综合作用而产生肿瘤。现代医学亦证明了肿瘤的发生与情志有关，忧郁、焦虑、失望和难以解脱的悲伤等不良情绪常常是癌症发生的"前奏"，情绪变化时间为 1～2 年。社会心理的紧张刺激会降低或抑制机体的免疫能力，诱发内分泌的失调。抑郁消极的情绪可使催乳素分泌过盛而致乳腺癌；紧张的环境刺激、恐惧和焦虑可影响巨噬细胞、淋巴细胞及免疫抗体的产生，造成免疫能力缺损而引起癌症。大量实验和临床观察亦证明，癌症的生长速度与个体的生活方式突然改变等因素有关。

1. 怒气伤肝

怒为肝脏精气活动之反应，过于愤怒可使肝失疏泄，引起人体气机横逆上冲，血随气逆，并走于上，蒙蔽清窍而引发昏厥，故《素问·举痛论》说"怒则气逆，甚则呕吐"。《素问·生气通天论》说"大怒则形气绝，而血菀于上，使人薄厥"。肝胆相连，肝胆之气上亢，影响气血循行，导致气血瘀滞不行可形成肿块；肺主一身之气，怒亦可使肺气上逆，所以，怒气伤肝，累及肺气，气机郁结，产生胸胁胀痛，脘闷窒塞，甚则暴厥，气血功能紊乱，若遇毒邪，便激发肿瘤。

2. 思虑伤脾

思虑是脾脏精气活动的反应，思虑过度，可引起机体脏腑气机郁结，阻滞不畅，从而导致脾胃运化无力，纳化呆滞。《素问·举痛论》说"思则心有所存，神有所归，正气留而不行，故气结矣"。

《灵枢·本神》说"愁忧者，气闭塞而不行""脾愁忧不解则伤意"。因此临床肿瘤发病常有情志病因，而出现心胸苦闷烦乱，手足举动乏力，食纳不香，睡眠不安，健忘，怔忡，腹满，妇女月经不调，抑郁寡欢，甚则精神失常。气郁过久，还可化热成毒。这是肿瘤病人常见的临床症状。

3. 惊恐伤肾

惊恐为肾脏精气活动的反应。突遭外来惊吓刺激，引起神志慌乱和人体产生害怕情绪，两者结合可引起脏腑功能活动的紊乱和气机下陷。《素问·举痛论》说："恐则精却，却则上焦闭，闭则气还，还则下焦胀，故气下行矣。""惊则心无所依，神无所归，虑无所定，故气乱矣。"《灵枢·本神》说："恐惧而不解则伤精，精伤则骨酸痿厥，精时自下。"因此，大惊卒恐则伤心肾，功能紊乱，心气不足，肾气衰退，不能升腾而虚陷，或心气无所依附，而涣散不定。由于心主神明，又为十二脏之主，肾为先天之本，心肾受伤，全身免疫功能低下，易诱发肿瘤。

4. 气血凝结

气帅血行，气虚血少，气滞血瘀，可见气血相互依存。气的功能衰减，影响血液循行，凡血液运行阻滞不畅，滞于经脉之内，溢出脉外，蓄积于组织间隙，瘀积于器官之中，而不能消散者，都可形成瘀血。瘀血既成之后，反过来又能阻滞气机，影响气血正常运行，导致脏腑功能失调，抗病能力低下，当遇毒邪入侵，则凝结肿块，日久不化。血寒者为阴寒毒疽，血热者为毒热肿疡，往往蓄积成难消之瘀块。前者可有疼痛肿硬，后者常见发烧出血。肿瘤中常见的肝癌、乳腺癌及胸腹腔肿物皆属于此类病因。

（四）饮食劳伤，邪自内生

饮食、劳动和休息，是人类生存和保持健康的必要条件。但饮食要有一定的节制，劳逸需要合理安排，否则会影响机体的生理功能而产生疾病。饮食是人体生存、成长和维持健康所不可缺少的营养来源，正如《素问·平人气象大论》曰"人以水谷为本"。徐振晔教授认为，饮食要有规律和节制，饥饱要适宜，要讲究卫生，营养要全面，不宜偏嗜，如饮食失节或饮食不洁，均极易导致疾病的发生。饮食所伤，往往影响脾胃功能，聚湿、生痰、化热或变生其他疾病，正如《素问·痹论》所言"饮食自倍，肠胃乃伤"《素问·生气通天论》所言"高粱之变，足生大丁"。

中医学很早便认识到饮食与肿瘤的发生有一定的关系。《济生续方》在论述积聚病因时曾言："凡人脾胃虚弱，或饮食过度或生冷过度，不能克化，致成积聚结块。"《景岳全书》亦曰："饮食蟉蕹，以渐留滞者，多成痞块。"《济生方》指出："过餐五味，鱼腥乳酪，强食生冷果菜停蓄胃脘……久则积结为癥瘕。"上论说明，若饮食失节，饥饱失常使肠胃功能失调，不能克化饮食，积滞内停而成"积聚癥瘕"。

中医学认为，不当的饮食习惯或饮食偏嗜，往往给予机体某些不良的刺激，在肿瘤特别是消化道肿瘤的病因中占有重要地位。如《医学统旨》在论述噎膈病因时指出："酒面炙煿，黏滑难化之物，滞于中宫，损伤肠胃，渐成痞满吞酸，甚则噎膈反胃。"《医门法律》亦曰："滚酒从喉而入，自将上脘烧灼，渐有热腐之象，而生气不存，狭窄有加，只能纳水，不能纳谷者有之，此所以多成嗝症。"《外科正宗·茧唇》认为茧唇的成因是"因食煎炒，过餐炙煿，又兼思虑暴急，痰随火行，留注于唇"。从古人的论述可以看出，无论是饮食不节、饮食不洁、饥饱失度或饮食偏嗜，均能影响脾胃的功能，最终导致津伤气结痰凝而变生肿块。

据我国食管癌高发地区流行病学调查，食管癌患者中发现有喜好热饮、硬食、快食或饮酒的习惯，并经动物实验研究证明，饮酒和热食、快食等对食道黏膜有一定的灼伤和腐蚀作用，黏膜细胞出现增生性病变，进一步可发生癌变。西方人由于长期食用高脂肪膳食，乳腺癌、前列腺癌和结肠癌的发病率明显高于东方人。自然界中广泛存在的一种真菌黄曲霉素、亚硝胺类物质以及 3, 4- 苯并芘等的污染，均可导致癌症的发生。

关于过劳、过逸而致病，在中医历代文献中亦有很多记载。如《素问·宣明五气》曰："久视伤血，久卧伤气，久立伤肉，久立伤骨，久行伤筋，是谓五劳所伤。"《素问·调经论》亦曰："阴虚生内热奈何？岐伯曰：有所劳倦，形气衰少，谷气不盛，上焦不行，下脘不通，胃气热，热气熏胸中，故内热。"过劳、过逸均可以对人体产生不利的影响，造成正气虚弱、脏腑经络气血功能障碍，此亦是肿瘤形成的一个重要因素。所以，徐振晔教授认为调节饮食、防止劳逸过度也是肿瘤防治的重要环节。

（王中奇）

二、精气内虚，癌毒内结理论

近年来肿瘤的发病率不断上升，成为威胁人类生命健康的重要因素之一。徐教授认为，从中医病因病机的角度看，恶性肿瘤形成、转移的根本可归结于正气亏虚和癌毒致病两方面。《医宗必读》有言"积之成也，正气不足，而后邪气踞之"。人体正气内虚，脏腑功能失调是肿瘤发生的前提条件。若反复感受外邪，加之饮食不节、情志不遂等多种内外病因的综合作用，诱生热毒、气滞、血瘀、痰湿等邪毒聚集于局部，单独致病，抑或互相兼夹，共同酿成癌毒；癌毒又可进一步"传舍""流注"，侵犯人体的脏腑经络，耗伤人体的气血津液；在肿瘤发展的不同阶段呈现一系列因虚致实、因实致虚的肿瘤内环境变化。徐教授提出，现代医学的肿瘤微环境学说和中医"正虚癌毒"的病机理论是对肿瘤患者整体内环境病理状态中、西医不同角度的阐述。

（一）精气两亏，正虚邪凑

恶性肿瘤的形成、发展是一个正气逐渐亏损的过程。《素问·评热病论》曰"邪之所凑，其气必虚"。《诸病源候论》云："积聚由阴阳不和，脏腑虚弱，受于内邪，搏于脏腑之气所为也。"《治法机要》中言："壮人无积，虚人则有之，脾胃虚弱，气血两衰，四时有感，皆能成积。"《医宗必读》中指出："大抵气血亏损，复因悲思忧恚，则脾胃皆伤，血液渐耗，郁气而生痰……噎塞所成也。"《外证医案汇编》有言"正气虚则成岩"。可见正气亏虚、脏腑功能失调是肿瘤发生的内在因素。正虚则癌毒更易侵袭，癌毒盘踞于局部，阻隔气血，甚至劫掠机体正气以自养，使脏腑失养，导致功能进一步受损，形成整个机体内环境失衡的不良循环。

徐教授推崇张景岳的"精气"理论，认为以上古代文献中的"虚"即指精亏气虚神弱。张景岳《类经》有云："欲不可纵，纵则精竭。精不可竭，竭则真散。盖精能生气，气能生神，营卫一身，莫大乎此。故养生者，必宝其精，精盈则气盛。气盛则神全。神全则身健，身健则病少。神气坚强，老而益壮，皆本于精也。"概述了"精气"的生理功能，明确指出"精气"是生命活动的物质基础。

那么，何谓"精气"？

这里所指的"精"不是狭义的生殖之精，是通过哲理化抽象后具有更广泛意义的"精"，是生命存在的"精、气、神"三要素之一。人之生，最初来自于父母的"两精相搏"，后天在饮食水谷精微的不断滋养下，逐渐形成一个"平人"的生命活动，并发挥正常的生理功能。

对"气"的定义早在《内经》中就具体的描述。《灵枢》中曰"上焦开发，宣五谷味，熏肤、充身、泽毛，若雾露之溉，是谓气"，反映了气运行、推动、温煦、濡养的功能。张景岳的《类经》有云："气聚则形生，气散则形死也。""人之生由于气，气者所受于天，与谷气并而充身者也。故谷食入胃，化而为气，是为谷气，亦曰胃气。此气出自中焦，传化于脾，上归于肺，积于胸中气海之间，乃为宗气。宗气之行，以息往来，通达三焦，而五脏六腑皆以受气。"对"气"的涵义做出了更明确的界定：气为万物生命的基础。本无形，因其所在不同的脏腑和功用分别被命名为"肝气""胃气""宗气""营气""卫气"等。

"精"与"气"之间存在着密切的依存关系。气聚则成形，可化生精血津液，亦即所谓"气生精"。精凝为形，精化为气，精气互变。精气不同的变化和功能状态可概括一般生命机体新陈代谢的各种活动形式。精气是人体生命的基础，是人体生命活动的统帅和动力。人之五脏六腑、四肢百骸是"精气"的外在具象表现。张景岳提出"气聚则精盈，精盈则气盛，精气充而形自强矣"，说明形之存在、强壮依赖于气之积聚和精之充盈；精盈气旺，则机体各种功能活动正常。反之，气散则亡，精虚则弱，精气亏虚则机体功能活动失常，导致疾病产生，即所谓"精气夺则虚"。

综上，张景岳用朴素的生命机体系统理论为后人揭示了治病防变的途径，即应以"益气养精"为先，突出强调了"益气养精"法在疾病治疗中的重要地位。他还指出："善治精者能使精中生气，善治气者能使气中生精。""其有气因精而虚者，自当补精以化气；精因气而虚者，自当补气以生精……善补阳者，必于阴中求阳，则阳得阴助而生化无穷；善补阴者，必于阳中求阴，则阴得阳升而源泉不竭。"张景岳将"源同一气、阴阳互济"的理论应用于阴阳精气水火不足证的立法组方中，为阴阳精气虚损的证治开辟了新思路，堪称治疗虚损疾患的典范。

徐教授认为，恶性肿瘤的发生和精亏气虚神弱关系密切。精亏气虚，气血阴阳失衡，脏腑功能紊乱，使机体抗病能力下降，邪气乘虚入内，留而不去，终成肿块。此乃因虚而得病的病理过程。精气两亏是恶性肿瘤发生发展的主要病理基础。同时，恶性肿瘤往往因实而益虚，故精气两亏与肿瘤的扩散、转移及结局也密切相关。徐教授提出，张景岳对"精""气""形"之间关系的立论以及在"精气亏虚"证治方面的独到见解，对后世肿瘤扶正治疗具有实际的临床意义。

（二）癌毒盘踞，病变乖戾

《说文解字》曰："毒，厚也。"厚即厚重之意。《素问·五常政大论》王冰注："夫毒者，皆五行标盛暴烈之气所为也。"尤在泾言："毒，邪气蕴结不解之谓。"说明毒邪不是单独存在，而是六淫之邪蕴久而生。《内经》认为疾病的产生有内因、外因与不内外因之分，外因有风、寒、暑、湿、燥、火，为六淫之邪，六淫之邪蕴郁日久化而为毒。所以毒邪是在病久而成，不是一开始就有。至于温病之毒也是外侵之温邪蕴久而生，所以不宜单独提毒邪。由此可见，毒的致病特点为酷烈顽恶、胶着难愈，是导致脏腑或组织反复或持续性损伤的病理过程。对毒邪的辨识与判断疾病（如肝病、肾病、肿瘤、哮喘、风湿免疫病等）的发生、演变、恶化及对疾病的辨证论治均密切相关。

在观察恶性肿瘤发病、转移的过程中，徐教授对"癌毒"的定义、致病特点、病因病机以及根据癌毒特性论治肿瘤等方面进行了系统的论述。徐教授认为，癌毒是恶性肿瘤发生、发展的整个过程中病机变化的核心，是在内、外多种致病因素（外邪、饮食、情志等）作用下，人体脏腑功能失调的病理产物，是导致肿瘤发生的一种特异性病理因素。在治疗方面，解"毒"须分清癌毒的病理性质，具体来说，癌毒的性质可分为滞毒、热毒、痰毒、瘀毒四类。

1. 滞毒

情志因素是肿瘤常见的病因之一。七情内伤，郁而气滞，长期气血失和运行不畅，引起脏腑失调，诱生癌毒而发为肿瘤。而肿瘤既生后，又进一步损害脏腑功能，影响气血的运行，使水津失布，使脉络淤阻，水湿凝聚，邪热内郁，从而产生新的瘀滞痰湿火邪。以乳腺癌为例，古代文献对乳岩情志致病、气滞致病有多处记载：《格致余论》有云"忧怒抑郁，朝夕积累，脾气消阻，肝气积滞，遂成隐核……又名乳岩"。朱丹溪认为乳癌是"忧患郁闷，晰夕积累，脾气消阻，肝气横逆"所致。《医宗金鉴·外科心法要诀》中述"乳房结核坚硬……痰气互结，由肝脾二经气郁结滞而成。轻成乳莲，重成乳岩"。可见，乳岩（乳腺癌）的发病多因七情所伤，与肝脾不调，气滞、痰凝、血瘀的形成有关，而气机郁滞是肿瘤发生的关键。

徐教授认为肿瘤的发生多起于气机郁滞。滞毒为众毒之长，可诱生火毒、痰毒和瘀毒。气滞可凝津为痰，结血为瘀，气郁而化火。滞、痰、瘀、热搏结而形成肿瘤，即所谓"病始于无形之气，继成为有形之质"。又有"百病生于气""一有怫郁，诸病生焉"之说。因此如能注意气机的调畅，令升降出入有序，则气滞、血瘀、痰湿等病理因素就能及时消除，消积于无形，从而预防肿瘤的复发转移。从叙述可看出主要是由于七情内伤气机郁滞，血行不畅，痰湿凝滞而形成有形之积。故徐教授主张在遣方用药时，从"治未病"的临证思路层面，在化痰消瘀、软坚散结的基础上宜配伍理气解郁、破气消积之类，以期达到"发于机先""治其未发、治其未传"的目的。同时，徐教授也提出肿瘤患者多属本虚标实之证，补益精气时不宜纯补，而强调一个"通"字，应通补兼顾，使"补而不滞""以通为用"，方能达到"扶正祛邪"的疗效。

2. 热毒

热毒是肿瘤发病中常见的邪毒之一。古今文献中有不少关于恶性肿瘤由热毒蕴结所致的记述。宋代《卫济宝书》指出"癌疾初发，却无头绪，只是肉热痛"；清代何梦瑶《医碥》中言"酒客多噎膈，好热酒者尤多，以热伤津液，咽管干涩，食不得入也"；清代吴谦《医宗金鉴》称舌疳"由心脾毒火所致"，并指出失荣"由忧思、恚怒、气郁、血逆与火凝结而成"；又如《仁斋直指附遗方论》所云"癌者上高下深，岩穴之状，颗颗累垂，热毒深藏"。

一般而言，"内热"的产生，其病机主要包括阳气过盛化火、邪郁化火、五志过极化火、阴虚火旺等，其中造成肿瘤发展的主要是邪郁化火和五志过极化火。若有外感所侵、七情所伤，必有气机乖戾，气有余便是火，火郁于内不能外透，便形成郁热。郁火日久即为热毒，与气滞、痰凝、湿毒、血瘀等其他病理产物交互蓄积，众邪郁结亦可化火，可见热毒在肿瘤微环境形成中的重要性。

"火为热之极"，火性炎上，易动血生风，"易动易传"，与肿瘤细胞发生转移的行为学特性具有一致性。现代医学研究表明，肿瘤炎性微环境中释放的大量黏附分子和趋化因子等与肿瘤细胞的侵袭、黏附及肿瘤血管的生成密切相关，参与了肿瘤侵袭、转移的过程。徐教授将这种炎性微环境的中医病机内核表述为肿瘤局部阳郁化火的"热毒"范畴。主张以"火郁发之"的治疗原则干预肿瘤微环境。徐教授提出将清热解毒法贯穿于肿瘤治疗的全过程。肿瘤的炎性微环境中有大量炎性细胞"募集"并产生大量炎性因子，正如中医范畴中所提及的"癌毒"，如滞毒、痰毒、瘀毒等病理产物胶着互结，进一步郁而化热的情况。此时机体往往出现"阴虚内热"或"阳胜则热"的状态，故临床肿瘤患者常多见发热、口苦、咽干、痰黄、尿赤、便秘、舌红苔黄、脉细等热毒内结的证候。徐教授提出若临证患者出现热毒壅盛的证候，应积极采用清热解毒法将热毒透发出去，令阳气得以疏通，则炎性微环境中促使肿瘤增殖、侵袭、血管生成的因素或可得以减少，从而达到抑制肿瘤转移的目的。即如《素问·生气通天论》所言"阳蓄积病死，而阳气当隔，隔者当泻"。另外，现代实验研究也表明采用清热解毒药物及其有效成分对肿瘤炎性微环境的改善具有一定的作用，如半枝莲、白花蛇舌草、槐树碱、牛黄中提取的去氧胆酸可通过减轻炎症反应抑制肿瘤细胞的增殖。

3. 痰毒

所谓"百病皆由痰作祟"，纵观古籍，历代医家已认识到"痰毒"在肿瘤的形成和转移过程中的作用。早在《神农本草经》中，就有"胸中痰结留饮痰癖"等类似肺部肿瘤的记载。明代李中梓认为，噎膈（食管癌）的发病是"大抵气血亏损，复因悲思忧虑，则脾胃受伤，血液渐耗，郁气而生痰，痰则塞而不能，气由上而不下，妨碍道路，饮食难进，噎塞所由成也"。清代冯兆张认为，乳岩（乳腺癌）的发生多由于"妇人忧怒抑郁，朝夕积累。脾气消阻，肝气横逆，气血亏损，筋失荣养，郁滞与痰结成隐核"。元代朱丹溪最早明确提出肿瘤与痰湿密切相关，他的主要著作《丹溪心法》《格致余论》《金钩玄》《脉因证治》《局方发挥》等书籍中都列有痰门，并认为"凡人上、中、下有块者，多是痰。痰之为物，随气升降，无处不到"。沈金鳌在《杂病源流犀烛》中形象地描述了痰毒导致肿瘤广泛性转移的原因，"痰之为物，流动不测，故其为害，上至巅顶，下至涌泉，随气升降，周身内外皆到，五脏六腑俱有"。揭示了痰毒多发性、多变性、易流注走窜的致病特点。另外，痰湿为邪，其性阴柔，不易速去。若痰湿与他邪交织为病，则病势缠绵，这与恶性肿瘤病情难治的顽固性又极为相类。

痰湿既是肿瘤发生的致病因素，也是肿瘤发展及演变过程中的病理产物。如《诸病源候论·痰饮病诸候》中所言："诸痰者，此为气脉闭塞，津液不通，水饮气停在胸腑，结而成痰。"内生湿邪是由于脾胃的运化功能及肺、脾、肾输布津液的功能障碍而产生的，湿性重浊黏滞，其性属阴，易耗伤脾肾元阳而加重病情，使病迁延难愈；湿浊凝聚则为痰，痰与气滞、郁热、瘀结等久蕴而成癌肿；痰结伏于中焦，阻碍脏腑的生理功能，阻滞气血津液的输布，诱生痰浊，两者循环往复，互为因果；痰浊亦随经络流注，达全身上下、皮里膜外无处不到。徐教授指出痰湿毒邪的致病特点与肿瘤侵袭转移的生物学行为及迁延易变难治的特征相符。

以胃癌为例，病患多为嗜食膏粱厚味者，肥腻之品易壅塞气机，生痰助湿，与胃火交扇而互蒸，炼为浊痰，痰随气升降流注，可停染他脏。并且湿浊之性黏腻，窠囊之痰难以速去，迁延难愈。这与现代医学对胃癌的病因、病位、转移和预后的认识是高度契合的。现代医学认为胃癌的发生与一系列分子遗传学的改变、黏附分子异常、信号传导异常等有关。近年来已有学者提出了胃癌"从痰论治"的中医理论体系，从"痰毒致癌"理论入手，揭示了化痰散结中药对胃癌分子生物学水平的影响。顾群浩等观察消痰散结方联合化疗治疗晚期胃癌患者的临床疗效，研究结果显示消痰散结方联合化疗治疗晚期胃癌临床有效，其作用机制可能通过调节外周血中N糖的表达实现。徐晶钰等从胃癌微环境层面探讨消痰散结法的作用，通过清化"痰污染"，从而逆转EMT，以期最终抑制胃癌侵袭转移。叶敏等发现消痰散结方对微卫星不稳定MKN-45人胃癌裸鼠原位移植瘤有抑制作用。庞斌等观察消痰散结方对裸鼠MKN-45人胃癌组织中血管内皮生长因子C及血管内皮生长因子受体3表达的影响，结果表明消痰散结方组可以降低裸鼠移植瘤组织中LMVD，下调肿瘤组织中VEGF-C及其受体VEGFR-3蛋白和mRNA表达。

4.瘀毒

古代医家对血瘀可引发肿瘤的形成已有了较深的认识。如《内经》曰"百病皆生于气""血滞则不通""血凝则不流""喜怒不适，寒温不时积聚以留"。《古今医统》中言"凡食下有碍，觉屈曲而下，微作痛，此必有死血"，明确指出食管癌的病机是瘀血作祟。《景岳全书》云"瘀血留滞作癥""血积有形而不移，或坚硬而拒按"。王清任提出"气无形不能结块，结块者必有形之血也。血受寒则凝结成块，血受热则煎熬成块"。《血证论》云"瘀血在经络脏腑之间，结为癥瘕"。《疡科心得集》指出"癌瘤者，非阴阳正气所结肿，乃五脏瘀血，浊气痰滞而成"。以上均明确阐明了"瘀毒"成瘤的观点。

现代医学观察发现，高凝血症是肿瘤形成、转移、复发的重要病理基础。其机制可能为：①高凝状态下血液流速相对较慢，肿瘤细胞容易形成癌栓；②高凝状态下肿瘤细胞分泌血小板凝聚因子，促进血小板聚集并遮挡于肿瘤细胞表面，使宿主免疫监控系统不能识别并杀灭肿瘤细胞；③高凝状态可以减轻由于微血管挤压造成的肿瘤细胞损伤，发挥保护缓冲作用。这种高凝血状态的肿瘤微环境改变主要体现在微循环功能障碍、血液流变学的改变及抗凝血机制的减弱等方面，其临床实验室检查主要表现为血液黏滞性增高（具体表现为红细胞压积、全血比黏度、血浆比黏度、红细胞电泳时间、纤维蛋白含量、红细胞沉降率等6项血液流变学指标的异常）、血小板活化及聚集增强、继发性血小板增多症。这在肿瘤中晚期患者中表现得尤为明显。这种肿瘤患者多高凝血症的现象与中医肿瘤"瘀毒"致病的特点是相一致的。目前有不少学者致力于从微观诠释血瘀证相关的肿瘤微环境的研究。血瘀证的状态可能与组织缺氧，缺氧诱导因子、血管内皮生长因子、细胞黏附分子等的异常表达有一定的联系。进一步深入的中药药理研究也表明活血化瘀类中药能改善血液流变性，消除微循环障碍，从而抑制癌细胞的聚集、着床和增殖，直接抑杀肿瘤细胞，阻断肿瘤血管生成，起到抑制肿瘤转移的作用。

以胃癌的相关研究为例，刘庆等对167例进展期胃癌病例进行辨证归类及分类统计，结果显示气滞血瘀证是进展期胃癌重要的中医证型分型之一。张健等从基因和血管生成促进因子方面研究发现 p53 以及 VEGF 可能为胃癌血瘀证患者的物质基础之一，同时 p53 与 VEGF 在胃癌组织中的表达可以作为胃癌血瘀证患者的一种辅助诊断指标。刘皓等观察中药化痰消瘀方对胃癌前病变模型大鼠胃黏膜的影响，结果发现中药化痰消瘀方可显著改善大鼠胃黏膜组织病理学状况，逆转胃癌前病变，其逆转机制可能是通过上调 Caspase-3 表达，下调 CyclinD1、mTOR 表达，调节细胞周期。综上可见，对胃癌血瘀证的改善是中药治疗胃癌、改善患者生存质量的途径。

徐教授认为，清代叶天士提出"久病入络""久病必有瘀"，点明了"瘀"是疾病迁延不愈的必然发展结果，肿瘤的疾病演进过程亦是如此。瘀毒是肿瘤发生、发展的基本病机之一。气血既是构成和维持人体生命活动的基本物质，又是脏腑经络进行生理活动所必需的能量和物质。气血失调，气机阻滞，血行不畅导致气滞血瘀；瘀毒蕴结日久进一步阻碍气机，长此以往，恶性循环，必成癥瘕积聚。由此可见，瘀毒致癌，可概括为在长期正气虚损的基础上，邪实渐生，阻滞气血运行，气滞血瘀，瘀血内停，凝结于局部，不通则痛，瘀久成积成毒，与气滞、痰凝、火毒等相互胶结，发为肿块而成癌瘤的一个漫长的演变过程。血瘀证作为肿瘤常见的证型之一，临床多见疼痛、唇舌紫暗、肌肤甲错、脉涩滞等瘀血阻滞的证候。故在临证处方时应注意时时顾护气血，通过活血化瘀、疏通经络，达到止痛、消肿的目的；同时祛瘀生新，以期恢复气血的正常运行。

（蔡霄月）

三、辨证与辨病相结合、扶正与祛邪相结合、整体与局部相结合、调节情志、阴阳平衡法治疗恶性肿瘤

（一）辨证与辨瘤相结合治疗恶性肿瘤

中医诊治疾病的核心内容是辨证论治，但与辨病论治并不矛盾，常常相互结合。从《伤寒论》中就可以看出辨证与辨病相结合的思路，同时历代中医著作中很多庞杂的病名系统以及因病而设的方法和方药，均反映了古代医家以"病"为纲研究疾病实质，进而把握共性，探索规律。

肿瘤疾病作为现代医学命名的疾病类型，中医治疗应强调辨证论治为特色，同时融会新知，形成辨瘤与辨证相结合的模式。

在辨瘤方面，首先是恶性肿瘤和其他疾病有所区别。恶性肿瘤的发生、发展和预后与其他内科疾病均大不相同，因此在辨瘤论治上要抓住生物学行为特性来选择用药，大体上可以选择目前研究有一定抗癌特性的中药。此外，辨瘤也需要辨别恶性肿瘤的种类和类型，针对不同脏器、不同病理类型的肿瘤，中医临证方药也有所不同。

在辨证方面，更加灵活多变。相同的疾病和病理诊断，由于个体差异和疾病阶段不同，所表现出来的证型也不同，有的属气阴两虚，有的则属痰湿内蕴，因此应分别给予不同治则和治法。同时运用相应的针灸、气功和心理调摄疗法，调整膳食配方，使病人得到

整体治疗。

总之，肿瘤的中医综合治疗应首先确定病人的病变部位、病理诊断、分类、分期及患者的精神、免疫和营养状态；再依据中医理论，将病人患癌各阶段的病情变化、症状表现、病机特点、精神状态等归纳综合，辨证分型施治，体现出辨病与辨证相结合的思路。徐振晔教授认为，应用中医药治疗恶性肿瘤，辨证为先，辨病为后。临诊时根据病人主病及兼病的主诉确立辨证分型，运用经验方或古方名方，随后根据具体病种施用相应的祛邪中药。

（二）扶正与祛邪相结合治疗恶性肿瘤

中医学对肿瘤发病机理的认识，是从整体观点出发来看待的，认为肿瘤是一个全身性的疾病。而特定部位的肿瘤只是全身性疾病的一个局部表现，通常被认为是全身属虚、局部属实的现象。总体上而言，肿瘤疾病是因虚而得病，因虚而致实；虚是病之本，实为病之标；虚是全身性的，实为局部性的。中医理论认为扶正可以祛邪，祛邪可以匡扶正气。

运用扶正的方法可以调动肿瘤患者一切正气，用培植本元的中医方法和方药调节人体阴阳、气血、脏腑、经络，以提高机体的免疫功能及抗癌能力，从而达到抑制邪毒之气。扶正治疗在肿瘤特别是晚期肿瘤的治疗中具有独特的治疗效果，不仅可以减少放疗、化疗的毒副作用，防治并发症和后遗症，而且还有一定的增敏增效的作用，增强患者机体的自身抗癌能力，提高生活质量和生存期。但补益也应综合患者整体情况考虑，不足无功，过亦为害。

祛邪就是利用清热解毒、软坚化痰、理气散结、活血化瘀等方法来直接抑制肿瘤患者的邪毒，主要是着眼于抑制癌性病灶和癌细胞，但对机体的抗癌能力和脏腑功能都有一定的负面影响，过多地应用这类抗癌药常会给病人带来副反应，因而在肿瘤治疗中必须适当选用，以保护和调动机体的自身抗癌能力。

具体应用扶正法治疗时，对肿瘤患者而言即是益气、健脾、养阴、补肾、益精、温阳等方法。益气健脾的中药有人参、生黄芪、党参、太子参、白术、茯苓等；养阴益精的中药有北沙参、南沙参、天冬、麦冬、百合、生地、玄参、黄精、山茱萸、女贞子、灵芝、绞股蓝等；温阳的中药有仙灵脾、仙茅、补骨脂、肉苁蓉、胡芦巴、骨碎补、菟丝子等。

20 世纪 70 年代刘嘉湘教授首先提出了扶正法治疗恶性肿瘤。20 世纪 80 年代许多学者研究扶正法治疗肿瘤，并对扶正法治疗肺癌等恶性肿瘤做了大量有益的临床与实验探讨。所谓扶正法治疗，即是对扶正与祛邪相结合治疗肿瘤这一治疗法则的概括。在临床上是以扶正为主，还是以祛邪为主，要根据每一个肿瘤患者的正气与邪气的盛衰状况，还要结合阶段性的变化，补与攻灵活自如，但具体的实践操作比较复杂。如攻邪太过，不仅不能抑制癌瘤病灶的生长，而且很有可能促进病灶的发展，甚或加速其转移；反之，如补益不适度，也不能调节肿瘤患者的正气，相反会耗伤其正气，如食欲降低、精神萎靡、乏力加重等，不能有效地控制病灶。就中晚期、晚期肿瘤治疗而言，应充分发挥中医药治疗的优势与特点，其立足点是稳定控制癌灶的发展，有效地改善患者生存状态，延长生存期。祛邪是为了扶正，扶正与祛邪相结合，其治疗的最终目的是为了扶正。总之，扶正与祛邪是相辅相成的两个方面。因此运用扶正祛邪的治则时，要认真仔细分析正邪力量的对比情况，分清主次，决定扶正或祛邪，或决定扶正祛邪的先后。一般情况下，扶正用于虚证，祛邪用于实证；若属虚实错杂证，则应扶正祛邪并用，但这种兼顾并不是扶正与祛邪各半，而是要分清虚实的主次缓急，以决定扶正祛邪的主次、先后。总之，应以"扶正不致留邪，祛邪不致伤正"为度。徐振晔教授对肿瘤的扶正培本治疗做了大量研究，发现了许多好苗头，临床疗效有所提高，对疗效机理提出了不少新观点，临床与实验研究也有较大的进展。但肿瘤虚证特异性指标的检测，肿瘤虚证动物模型的建立，亟待进一步研究探讨与不断完善。徐振晔教授认为，扶正与祛邪同样是治疗恶性肿瘤的重要环节。根据肿瘤患者年龄、基础疾病、疾病分期、西医治疗强度及疗效、末次治疗时间等，以及目前状况，慎思细酌，扶正与祛邪不同力度的施治。这对肿瘤临床医师要求比较高，徐教授认为如处理不当，中医药治疗也会促进肿瘤的生长和转移。

（三）整体与局部相结合治疗恶性肿瘤

人是一个有机的整体，肿瘤的发生发展是全身性疾病的局部表现，它的发生、发展、转移等都与机体内环境失衡有关。

在治疗恶性肿瘤时，对局部肿瘤病灶的控制非常重要，因为它的不断生长可以侵犯全身，侵噬周围的正常细胞，还随时可能转移扩散。所以能够控制局部病灶时，都应该及早地尽可能彻底地用手术、放疗等办法控制局部病灶。但是即使是早期肿瘤，已在局部做了广泛的根治性治疗，肿瘤细胞仍然可能经血液、淋巴液转移，或者局部浸润扩散。比如早期乳腺癌，即使已经及时做了根治术或扩大根治术，仍然有扩散的病例；食管癌术后或者根治剂量的放射治疗后复发转移的病例也不少。因此，在治疗局部肿瘤的同时必须注意全身的治疗。治疗时采用手术、放疗等局部治疗手段尽可能杀灭局部肿瘤，同时要采用全身性的治疗消除残留癌细胞，此时全身治疗不仅有化疗、靶向治疗等西医治疗手段可行，中医药的治疗也有助于提高免疫功能、增加机体抗癌能力、控制复发避免转移，从而达到治愈的目的。

因此，肿瘤属局部表现的全身性疾病，必须给予全身整体治疗以纠正患者的内环境紊乱，对晚期肺癌病人或已无法接受局部治疗的肺癌病人则应以全身整体治疗为主。徐教授认为，局部病变的发展若得不到抑制，最终将严重威胁生命。但如果一味专注于局部病灶的完全消失，滥用攻伐之法，就会严重损害机体的整体抗癌状态，反而有利于癌瘤的增长和扩散。所以，必须从整体方面加以调整治疗，做到局部与整体相结合，这是中医药对于恶性肿瘤的一个颇具鲜明特色的治疗方法。

（四）阴阳平衡法治疗恶性肿瘤

整体观念和辨证论治是中医治疗恶性肿瘤的两大基石，也是中医治癌精粹之所在。把握整体的目的就是要维护机体内环境的平衡，辨证的总纲乃是分清阴阳的偏盛偏衰。

恶性肿瘤的发生是由于机体阴阳失衡，正气渐虚，外邪乘虚而入，气化不利，导致气结、痰凝、血瘀、热毒搏结日久积滞而成。《诸病源候论·积聚候》曰："积聚者，由阴阳不和，脏腑虚弱，受之风邪，搏于脏腑之气所为也。"将积聚的产生归于阴阳不和、脏腑虚弱、感受外邪、内外合邪。恶性肿瘤是一种全身性疾病，是全身属虚、局部属实的病变，其特点在于因虚致实，又因实致虚，病因病理复杂，变化多端。在同一种病的变化过程中，患者所处的病理阶段不同，正邪力量对比和阴阳消长状况各异，治疗上应遵《素问·至真要大论》"谨察阴阳所在而调之，以平为期"。

调整阴阳治疗肿瘤以损其有余、补其不足为基本治则。此外，由于阴阳是辨证的总纲，恶性肿瘤的各种病理变化均可用阴阳失调来概括，故凡升降失调、寒热进退，以及营卫不和、心肾不交、气血津液不调等，无不属于阴阳失衡的表现。因此，以中医理论来分析，诸如解表攻里、升清降浊、寒热温清，以及调和营卫、调理气血等治法，亦均属于调整阴阳的范畴。徐教授在治癌的生涯中很早就认识到正确地辨证、及时纠正阴阳的盛衰是治疗肿瘤的关键，可改善机体内环境，使原来失衡的阴阳气血重新达到动态平衡，实现"阴平阳秘，精神乃治"。徐教授认为中医的这种学术观点与当今国际上以提高肿瘤患者生存率、改善生存质量为治疗目标的观念颇为相似。

机体内各种化学成分、离子、温度、酸碱度、渗透压等理化因素保持相对的稳定状态称为内环境稳态，它对应着人体的健康状态。内环境稳态不但是保证细胞、组织、器官功能正常运行的必要条件，也是维持各种生命活动的必要条件，稳态一旦被破坏，细胞及整个机体的功能将发生严重障碍，引起包括恶性肿瘤在内的一系列疾病。临床上中晚期恶性肿瘤患者常有体温波动、酸碱度失衡、电解质流失等一系列内环境紊乱的表现。可见人体健康需要内环境的稳定，内环境稳定又需要机体各组织脏器生理功能的正常行使。

中医认为，人体处于动态的内环境稳定之中，它是通过阴阳的对立、互根互用、消长转化来实现的。正如《医贯砭·阴阳论》所说："阴阳又各互为其根，阳根于阴，阴根于阳，无阳则阴无以生，无阴则阳无以化。"此外，内环境稳定并不意味着静止，而是指机体内五脏藏其精气，六腑传化消导，气血循其经脉悠然运行的动态平衡。当内外某些因素阻断了内环境的正常转运时，阴阳平衡就会被打破，体内的调节系统发生障碍，产生疾病；若阴阳失衡状态持续下去，则会导致"阴阳离决，精气乃绝"，这也是恶性肿瘤的最终阶段。所以若要维持机体的内环境稳定，防治恶性肿瘤等疾病，则必须调和阴阳，使机体达到阴阳平衡。

恶性肿瘤中医临床多见于中晚期，患者在求诊之前大都经过手术和放化疗。这时中医药的治疗原则应强调与各种治疗方法的有机结合，使之成为综合治疗中的一个重要手段和方法。

目前肿瘤的各种疗法都有各自的适应证和局限性，如手术的创伤、放化疗的毒副反应均可影响患者的正气，造成气血亏虚，津液损耗，概称为"失衡"。徐教授认为，在经过一段时间合理、有效的中医药治疗后，机体的气血、阴津、阳气可在一定程度上得以复原，具体表现为患者气短乏力、口干唇燥、畏寒怕冷、腰膝酸软等症状明显好转，舌质由红、红绛等转变为正常的淡红色，舌苔由厚腻、黄腻等恢复为正常的薄苔，此时患者处于另一个病理阶段，即已达到一个新的阴阳平衡状态。临床上这一阶段以影像设备进行复查，肿瘤病灶往往得到有效控制，甚至缩小，复发和转移的概率也会减少。阴阳平衡法实际上是对辨证与辨病结合、扶正与祛邪结合等治则的概括，是扶正法治疗恶性肿瘤理论的深化和延伸。早在20世纪90年代初，徐振晔教授就提出了阴阳平衡法治疗恶性肿瘤的理念，并专门著文加以论述。

现代医学对疾病的发生与治疗有"内环境稳定"的学说，中医阴阳平衡学说与其有相同之处。通过一些研究，有人认为阴阳平衡从中医宏观上看肺癌患者症状、脉象、舌象得以改善好转，从微观上看可能与机体免疫、癌基因和抑癌基因的调节以及肿瘤细胞凋亡的变化等很多复杂的机制有关，这些问题还有待于进一步地深入研究。

（五）调节情志法治疗恶性肿瘤

七情与脏腑、气血有着密切关系，七情太过或不及均可引起体内气血运行失常及脏腑功能失调，为引发肿瘤奠定了内在的基础。古代医家将一些类似于现代医学认识的肿瘤相关病证的发生与发展认为与精神因素、情志不遂有关，临床上多种肿瘤与情志关系密切。

绝大多数患者罹患肿瘤后会出现程度不同的抑郁、情绪低落、恐惧等情志失调的症状，从而进一步加重病情，降低免疫功能，影响治疗和康复。七情内伤不仅可以直接引起气血脏腑功能失调而致气滞血瘀，津停痰阻，日久而成瘤，而且由于七情内伤，又易致外邪（致癌因素）侵袭，通过"正虚"内外合邪，多因素综合作用而产生癌瘤。现代医学亦证明了肿瘤的发生与情志有关，忧郁、焦虑、失望和难以解脱的悲伤等不良情绪常常是癌症发生的"前奏"，情绪变化时间为 1～2 年。心理的紧张刺激会降低或抑制机体的免疫能力，诱发内分泌的失调。抑郁消极的情绪可使催乳素分泌过盛而致乳腺癌；紧张的环境刺激、恐惧和焦虑可影响巨噬细胞、淋巴细胞及免疫抗体的产生，造成免疫能力缺损而引起癌症。

在长期临床治癌的征程中，徐教授对此深有体会，除了肿瘤的分期、恶性程度不同以及治疗方法正确恰当与否，癌症病人的情志好坏常也起着比较重要的作用。一些甚至中晚期癌症病人，由于正确对待自己的疾病，睡眠质量、饮食等改善较多，并能配合医生诊治，往往生存时间长，生存质量好。其中不乏生存 10 余年，甚至 20 年以上者，有的被家人称为"钢铁战士"。

因此，情志因素的干预可以对肿瘤的发生和发展起到一定的防治作用，晚期癌症患者情志的调节和饮食调理，可通过心理调治，减轻患者的精神负担，并适当运用疏肝解郁之品，以期提高药物抗癌效果和生存质量。

（张铭）

四、善调中焦以治肺癌

徐振晔教授擅长肺癌的治疗，学验俱丰。他善用中医经典理论指导临床实践，理、法、方、药一以贯之。针对肺癌患者的病程和临床特征，形成了系列的经验方，并运用现代研究手段进行了深入的研究，取得了基础理论和临床疗效的重要成果。在此着重介绍徐振晔教授在肺癌临床诊疗中运用脾胃理论的经验。

（一）益气健脾养精，善调中焦

《素问·经脉别论》之"脾气散精，上归于肺"和《素问·咳论》"聚于胃，关于肺"是脾肺相关理论的渊源。生理上，从五行而言，土生金，脾与肺为母子关系；从经脉而言，手太阴肺脉起于中焦、还循胃口、上膈属肺。故水饮入胃，经脾胃运化，吸收水中精微，脾气升津，由肺脉方能上归于肺，再通过肺之宣降，若雾露之溉，布津于上下，滋润濡养于全身。虽然，《素问·经脉别论》重在谈水饮入胃后的正常输布，但正是因为脾与肺之间在水饮输布代谢中有着如此密切的联系，才为后来《素问·咳论》论脾与肺在咳嗽病变时的关系提供了依据。病理上，若脾胃失其运化，水饮入胃后，则水精不得吸收输布，致使水湿内聚成痰成饮，此时由脾上归于肺脉的就不是水中精气了，而是水湿痰饮之邪气。《素问·咳论》论咳嗽与肺胃的关系最为密切，将其概括为"聚于胃，关于肺"，准确而又精辟。清代姚止庵《素问经注节解》云"聚者壅也，关者闭也，言气壅闭于肺胃也"，揭示了"关于肺"之内涵，即肺之气道被闭，开合失司、肃降失权。肺道为何关闭？关闭它者又为何物？众所周知肺质疏松、形如蜂巢、清轻肃净、不容杂物，此杂物乃外邪、痰饮、瘀血、异物等类，现水湿痰饮由中焦循肺脉上迫于肺，如同杂物停于肺中，其焉能保持清肃？而致气道堵塞关闭，肺气难以通降，遂为咳嗽喘促。原文在"聚于胃，关于肺"之后还有一句话，"使人多涕唾，而面浮肿气逆也"，若不细细体察，往往易将其误解为咳嗽之病伴随的症状。实际上，它是对"聚于胃，关于肺"的补充说明。《内经》无"痰"字，经言"涕唾"即指痰而言，辅助"聚于胃"，寓水湿聚于胃之意于其中；"面浮肿气逆"则辅助"关于肺"，寓水湿痰饮迫肺、肺气上逆之意其中。对此，不能随文衍义，一带而过。

徐教授认为，这两句经文的重要意义在于它成为"脾为生痰之源，肺为贮痰之器"的理论基础，是肺病从脾胃论治的要旨。历代医家也多以此剖析痰湿咳嗽与肺脾的标本关系。金元时期刘河间云："咳嗽谓有痰有声，盖因伤于肺气，动于脾湿，咳而且嗽也。"清代沈金鳌云"有痰无声曰嗽……病在脾，脾藏痰，故痰出而嗽止"，并指出其治疗"因痰致嗽，重在痰，脾为主，速宜消痰"。

同时中晚期肺癌患者常表现为形体消瘦、神疲乏力、腰膝酸软、少气懒言、头晕耳鸣、气短而喘、自汗盗汗、畏寒肢冷，纳谷欠馨，大便溏或欠实，舌质淡或淡红，苔白腻或少苔，脉无力或细数，均为肾精不足、胃失摄纳、脾失运化。"形不足者，温之以气；精不足者，补之以味"；胃有"太仓""水谷之海"之称，机体精气气血津液的化生，都有赖于饮食中的营养物质，故胃有"水谷气血之海"之称；"脾与胃以膜相连"，脾胃同居中焦，脾胃为"后天之本"。可见，脾胃中焦对肺肾精气的化生有着十分重要的作用，徐教授注重通过健脾开胃的方法调节全身的精气功能与物质，达到治疗全身虚损的目的。

临床上，徐教授以益气健脾、善调中焦之法治疗恶性肿瘤的常用药物主要有黄芪、党参、白术、茯苓、山药、薏苡仁、扁豆、黄精、木香、川黄连、鸡内金、炒谷芽、炒麦芽等。并有以益气健脾为主、兼养精法组成的"肺岩宁2号"方，方中以黄芪、党参、白术、茯苓、黄精、灵芝、仙灵脾益气健脾为主，佐以养精固本，石见穿、石上柏、蛇六谷、干蟾皮清热解毒抑瘤，共奏益气健脾养精、抑瘤解毒之功。经临床实践与实验研究表明，对肿瘤细胞的增殖和转移具有抑制作用，具有改善症状、延长患者生存期、提高生存质量等作用。

徐教授认为，临床实践告诉我们无论何种疾病，在治疗过程中始终不能忘记和忽视胃气之存亡，所谓"有胃气则生，无胃气则亡"。即五脏的各种病变，错综复杂或者出现虚象，应该不要忘记从调理脾胃作为治疗的关注点，往往可以获得出奇制胜的疗效。而恶性肿瘤治疗过程中出现虚实夹杂的情况时，治疗束手无策，不妨从调理脾胃着手。所谓阴阳俱虚者，从中也。留得一分胃气，便有一分生机。如只注重于攻瘤，恐怕瘤未去而人已亡。徐教授根据中晚期肺癌患者的疾病特点，综合了培土生金和金水相生法研制"肺岩宁2号"方，对于脾胃的顾护成为组方的重要部分。

（二）脾胃为元气化源之本——益气健脾治疗恶性肿瘤

《灵枢·决气》论述了一气分六气，由于其性质、分布部位及作用不同，故分为精、气、津、液、血、脉六者。六气皆源于先天，赖后天水谷精微不断充养。六气同源而异名，相互依存，相互转化。"精脱者，耳聋；气脱者，目不明；津脱者，腠理开，汗大泄；液脱者，骨属屈伸不利，色夭，脑髓消，胫痠，耳数鸣；血脱者，色白，夭然不泽，其脉空虚，此其候也。"阐述了六气耗脱的证候特点。大多数化疗药物可引起不同程度的骨髓抑制，主要表现为外周血液中白细胞数下降，特别是以中性粒细胞下降为主。临床表现为头晕、乏力、面色苍白或萎黄、四肢酸痛、纳呆、心悸、失眠等症状，舌质淡或淡红，脉细或沉。徐教授认为，化疗药物的毒副反应涉及五脏六腑的多个脏器，而呈现六气欲脱征象。脾为后天之本，肾为先天之本，化疗药物对机体的损伤，穷必及于脾肾二脏，于肾则元气亏虚，于脾则胃气不昌，均为不佳之候，培补脾肾法可谓固本培原之举。

清代医家徐大椿《医学源流论》专立"元气存亡论"，阐述颇为深刻。他指出，保护元气为"医家第一活人要义"，在疾病情况下，"若元气不伤，虽病甚不死；元气或伤，虽病轻亦死""诊病决死生者，不视病之轻重，而视元气之存亡，则百不失一矣"。徐大椿继承和发展了张介宾的命门学说，认为元气源于先天，根于命门。宋代李杲在《脾胃论》中强调了脾胃在生化元气中的重要作用，认为脾胃为元气之本，"脾胃之气既伤，而元气亦不能充，而诸病之所由生也"。徐振晔教授认为，严格地说元气应该根于命门，生化于脾胃，附于气血，布于脏腑。在疾病及治疗过程中，保护人体之元气的确应该是"医家第一活人要义"。

徐教授认为，在治疗中重视补肾填精的同时，扶助脾胃之气乃当务之急，所谓"阴阳俱虚者，先治中气"。用黄芪、党参、白术、茯苓、甘草、大枣、炒谷芽、炒麦芽、陈皮、焦神曲等，健脾胃、启食欲，只要胃气来复，就有可能延长生命。如果一意攻伐，邪气未去，胃气已竭，恐难回天。"五谷与胃为大海"（《灵枢·决气》），脾胃为后天之本，强调胃与饮食水谷在生命活动中的重要性，为临床治疗六气亏损的病证从补益脾胃、资其化源角度着手提供了理论依据。

因此徐教授临证必问患者胃纳及二便情况，以诊查患者脾胃运化功能，虑及患者长期口服清热解毒、散结抗肿瘤类药物，恐有损伤脾胃之虞。并特别关注患者有无慢性消化系统疾患。若患者有萎缩性胃炎病史或有胃失和降之中焦痞满症状，则治以疏肝理气和中法，常选八月札、木香、香附、佛手等药物。若患者出现食道反流，以泛酸、恶心、口干、呕吐以及大便秘结为主要症状时，徐教授则善用泻心汤、小陷胸汤等经方，或根据患者症状投以香连丸或灵活配伍运用瓦楞子、蒲公英等。

【验案】

陈某，男，72岁，2009年3月30日初诊。

患者于2008年5月反复咳嗽，某专科医院纤支镜活检病理示：

小细胞癌伴组织挤压伤。2008年5月27日起行EP方案化疗4次（VP-16 100mg，第1～4天；DDP 120mg，第1天），患者于第3、4次化疗后出现骨髓抑制，三系降低，PLT:88×10^9/L，WBC:3.6×10^9/L，经促骨髓生成治疗后至正常。并于2008年8月针对左肺肿块＋纵隔区放疗1次。2009年3月26日复查胸部CT示：左上肺癌，左上肺少许慢性炎性改变，心包积液，左侧少量胸腔积液。

刻诊：乏力，咳嗽咯痰较剧，痰色黄、质黏稠，腹胀甚，偶有胸闷，胃纳欠佳，二便调，寐安。舌淡红苔薄白腻，脉弦滑。

中医辨证：肺脾气虚证。

西医诊断：支气管肺癌，原发性，中央型，左上肺小细胞癌 C-$T_4N_3M_0$ Ⅲ b 期。

治法：益气健脾，理气畅中。

方药：生黄芪30g，白术15g，茯苓15g，生薏苡仁30g，八月札15g，杏仁9g，鱼腥草30g，枳壳24g，木香9g，槟榔15g，陈皮9g，扁豆15g，猫人参30g，鸡内金12g，炒谷麦芽各30g。

二诊：患者坚持服用1月余，乏力较前好转，时有腰酸，腹胀好转，咳嗽咯痰量较前减少，胃纳转佳，时有大便溏泄，夜寐安。患者正气来复，治拟扶正与祛邪并举。方药：生黄芪30g，白术15g，茯苓15g，生薏苡仁30g，八月札15g，黄精30g，灵芝15g，怀山药30g，女贞子15g，山茱萸9g，仙灵脾15g，蜂房9g，杏仁9g，芦根15g，枇杷叶12g，猫人参30g，龙葵15g，干蟾皮9g，山慈菇9g，七叶一枝花15g，鸡内金12g。

患者以此方加减服用近2月，咳嗽咯痰较前明显缓解。2009年6月8日患者于胸科医院复查胸部CT平扫示：左上肺癌病灶较前片相仿，左上肺少许慢性炎性病变较前片略减少；心包积液较前片略减少；胸腔积液较前片相比，明显吸收。疗效稳定，理法得当，维持该方加减，门诊随访，患者生存近10年。

按：本案患者肺癌化疗后骨髓抑制，经过西医治疗后，指标有所恢复。徐教授认为，患者虽迭经放化疗治疗，癌肿得到有效控制，但元气已伤，正如李杲在《脾胃论》中所云"脾胃之气既伤，而元气亦不能充，而诸病之所由生也"，恐生变证，保护元气为当下要旨，故以四君子汤加减健脾补虚；而患者咳嗽、咯痰，痰湿内阻，亦为脾虚无以化湿所致，急以鱼腥草、杏仁止咳化痰平喘；柴胡、枳壳、陈皮、木香、槟榔调中焦之气机，取《丹溪心法》中"善治痰者，不治痰而治气"之义。数法并投，逐见其效。痰实尽去，病情趋缓，徐教授再治以扶正与祛邪并举，黄芪、黄精、白术、茯苓、怀山药、山茱萸、仙灵脾等益气养精，蜂房、山慈菇、干蟾皮、七叶一枝花清热解毒散结。徐教授常用龙葵、猫人参二味配合健脾化湿药治胸水，屡建奇功。

（王少墨、赵晓珍）

五、擅长舌诊，审视阴阳

徐振晔教授致力于中医肿瘤临床研究近四十余载，对肿瘤内科疾病研究颇深，尤以重舌诊辨治肺癌方面为专长，遣药精当，屡见良效。徐教授认为，脉象常有真假，而舌象最能及时客观地反映疾病的本质，通过观舌质可验证之阴阳虚实，审舌苔即知邪之寒热浅深，察苔之润燥又可知津液盈亏，为临床辨证用药提供依据。现将徐振晔教授察舌辨苔论治肺癌经验总结如下，以窥一斑。

（一）察舌质辨脏腑虚实

徐教授认为，舌质能够反映脏脏气血阴阳虚实和正气强弱。通过辨舌质有助于临床医师了解疾病的本质所在，从而明确治疗方向。肺癌患者舌质偏红或红、苔少或有裂纹，为肺阴虚，治以养阴清热、润肺消肿，用药常选用南沙参、北沙参、天冬、麦冬、玄参、百合等养肺阴，清虚热，生津液；舌质红或红绛、苔净或苔光，为肺肾阴虚，治以滋养肺肾之阴精、清热消肿，常在养肺阴药的基础上加用生地、山茱萸、炙鳖甲、炙山甲等药物滋养肾阴；舌淡胖或兼有齿印，必补益肺气，常首选且重用生黄芪；舌质淡暗或淡而不胖者，为脾虚湿困，药用党参、白术、白扁豆等益气健脾药物，且常配以温阳类的仙灵脾等，盖取其"脾阳根于肾阳"之意。

（二）观舌苔知邪之深浅

《辨舌指南》云："舌为心之外候，苔乃胃之明征，察舌能辨正之盛衰，验苔以识邪之出入。"舌苔禀胃气而生，虽责之于胃，然胃为水谷之海，五脏六腑皆受气于胃，可见脏腑的病变，病邪的深浅，可通过舌苔反映出来。徐教授在辨治肺癌时常通过望舌苔观察邪气的进退，判断患者病位深浅、病情进展及预后。如苔厚腻而黄者，提示邪重，治疗以祛邪为主，佐以健脾燥湿，选用黄芩、苍术、川黄连、木香等药物；若苔黄腻伴便秘患者，常用枳实、大黄等清利下焦，合石见穿、蜂房等抗肿瘤中药以达到祛邪的目的。舌苔的厚薄也可提示预后转归，如舌红绛少苔或无苔表示胃气已绝，预后差；如舌质由紫转淡红或晦黯转明润，舌苔由厚变薄，或由无苔变薄苔，说明病情有好转；反之为逆，应警惕肿瘤有无扩散、转移等。舌苔由白转黄变黑者，多是癌症由轻变重，由寒化热；如舌由润变燥，口干明显者，多是火毒内蕴，津液渐伤。

（三）重舌诊指导辨证

辨证论治是中医学的基本特征，反映了中医学个体化诊疗特色。《临证指南医案》云："医道在乎识证、立法、用方，此为三大关键……然三者之中，识证尤为紧要。"证是立法遣方用药的依据，法随证立，方依法制。中医舌诊是辨证不可缺少的客观依据，无论八纲、脏腑、六经、卫气营血等辨证方法，均以舌象作为重要的客观指标。《临证验舌法》有云："凡内外杂证，无一不呈其形，著其气于舌……据舌以分虚实，而虚实不爽焉；据舌以分脏腑，配主方，而脏腑不差，主方不误焉。"可见察舌对于辨证的重要指导意义。徐教授在肺癌的诊治中十分注重舌诊，在症情复杂，脉、症、舌出现矛盾时，舍脉从舌或者舍症从舌，切中病因病机抓住疾病主要矛盾以遣方用药。临床上肺阴虚患者舌质多偏红、苔少，徐教授通常应用北沙参、天冬、麦冬等养阴生津，肺肾阴虚患者舌质红或红绛，苔净或花剥，常以生地、山茱萸、玄参一类滋养肾阴的药物，但若患者伴大便溏薄则改用麦冬、石斛一类药物养阴，以防生地、山茱萸滋腻碍胃。临床上有些患者出现神疲乏力、口干等症状，而舌象表现为舌质淡或淡胖有齿痕，脉细，则辨证为脾肺气虚，并不单单因为口干脉细而加用养阴药物，徐教授正是在辨证中抓住舌诊，辨明证候本质，明确疾病主要矛盾，有的放矢，屡见良效。同时徐教授亦强调辨舌固然重要，但仍需四诊合参，全面分析，方能正确的辨证施治。

（四）临床运用

舌诊是中医诊法的特色之一，舌通过经络与五脏六腑相互联系，脏腑虚实、气血盛衰、津液盈亏、邪正消长等均可客观反映在舌象上。故察舌对临床辨证施治及判断疾病的转归预后均有十分重要的意义。目前临床上存在一种现象，一些西医师在中成药及中药针剂的使用方面证候不明。而舌诊是中医望诊的重要部分，在辅助辨证论治方面起着重要作用，徐教授认为若能通过掌握舌诊执简驭繁，明确辨证方向，为临床医师所应用，将利于正确指导中、西医师辨证以遣方用药。徐教授临证非常注重观察患者舌质舌苔，但并不拘于舌诊，而是四诊合参审证施治，因人制宜，理验俱丰，医术高超，临证经验堪为医者借鉴。

【验案】

案例1：王某，女，62岁，中医医生。2005年5月9日初诊。

主诉：神疲乏力伴气短1月余。

现病史：患者2005年3月至某区中心医院行胸CT示：右肺上叶癌，纵隔淋巴结肿大，双侧锁骨上淋巴结肿大。骨扫描示：多发性骨转移，分期为$C-T_2N_3M_1$ IV期，因患者拒行支气管镜检查，病理类型未明确。2005年5月9日求诊徐教授，要求中医药治疗。

刻诊：神疲乏力，气短，口干欲饮，午后潮热，夜间潮热尤甚。舌质偏红少苔少津，脉细。

中医辨证：肺肾阴虚。

治法：滋肾润肺，解毒散结。

方药：生地30g，山茱萸15g，知母15g，石见穿30g，七叶一枝花15g，干蟾皮9g，黄柏9g，生黄芪30g，黄精30g，北沙参30g，天冬15g，麦冬15g，鸡内金12g，炒麦芽30g，炒谷芽30g。14剂，水煎服，日1剂。

二诊：继守原方1月。患者症状改善，潮热除，乏力，腰背酸痛，时有嗳气，舌质淡红少苔，脉细。辨证属肺肾两虚，精气亏损。治拟益气养精，解毒散结。方药：党参15g，白术9g，茯苓15g，杏仁9g，黄芩9g，石见穿30g，七叶一枝花15g，干蟾皮9g，蜂房9g，石上柏30g，川连6g，木香9g，生黄芪30g，生地15g，川断30g，桑寄生30g，鸡内金12g。14剂，水煎服，日1剂。

此后，患者服用此方加减4年余，结合双磷酸盐治疗骨转移10个疗程，骨ECT复查骨转移灶全部消失，定期复查胸部CT，症情稳定，面色红润，基本如正常人。

按： 前贤四诊以望为先，而望以辨舌为要，以其"根于至深，发于最著，内外相应，转变甚速，最显而最可凭也"（清末姚国美）。肺为气之主而属金，肾为气之根而属水，金水相生，清升浊降，水道可通，气机可畅。患者病久伤正，肺虚不能输布津液以滋肾，肾阴不足，精气不能上滋于肺，久之而致肺肾阴虚，舌红少苔，而出现阴虚内热、阴液亏虚证候，对此滋肾润肺，使金水相生，治病求本，此之谓也。初诊方中以生地、山茱萸、知母、黄柏滋养肾阴清虚热，北沙参、天冬、麦冬清热生津，并加用石见穿、七叶一枝花、干蟾皮解毒散结。药后患者症情改善，病位仍在肺肾，患者年逾花甲，且病属晚期，正如张介宾曰"五脏之伤，穷必及肾"，患者出现腰背酸痛、乏力等症状，且有多发骨转移，在原方基础上加用川断、桑寄生补肝肾、强筋骨，以益气养精散结为治则，药证相符而收良效。

案例 2： 王某，男，74 岁，退休职工。2002 年 06 月 10 日初诊。

主诉：乏力伴双膝酸软半月。

现病史：患者 1995 年 7 月于某专科医院行左全肺切除术，术后病理示：腺鳞癌，低分化，侵及脏层胸膜，分期为 P-$T_3N_2M_0$ Ⅲa 期，术后未行化疗。2002 年 4 月复查结果提示双侧肾上腺转移，全身多发骨转移。2002 年 06 月 10 日于我科就诊，要求中医药治疗。

刻诊：乏力，双膝酸软，口干不欲饮，胃纳欠佳，小便调，大便干结，夜寐安。舌质淡红、苔薄白腻，脉细数。

中医辨证：肺肾两亏，邪毒内结。

治法：益气健脾，补肾填精，解毒散结。

方药：党参 15g，白术 9g，茯苓 15g，生薏苡仁 30g，八月札 15g，石见穿 30g，七叶一枝花 15g，露蜂房 9g，干蟾皮 9g，黄精

30g，生黄芪 40g，天冬 15g，北沙参 15g，绞股蓝 15g，灵芝 15g，火麻仁 30g，枳实 15g，杜仲 30g，怀牛膝 15g，鸡内金 12g，山楂 15g。14 剂，水煎服，日 1 剂。

按： 对于病情复杂的肺癌患者，如舌与症，或舌与脉出现矛盾时，徐教授往往舍症舍脉重苔舌，作为辨证时不可缺少的客观依据。如该肺癌患者因病久迁延，体质虚弱而表现为脉细数，出现神疲乏力、口干，但舌诊却见舌质淡红，则仍辨为肺脾气虚，采用益气健脾法治疗，并不因口干、脉细数而贸然加用养阴药。舌象是反映体内变化非常灵敏的指标，徐教授临证善于根据苔质的变化判断疾病的转归和预后。徐教授认为，舌苔随病邪而变化，可以反映邪毒的盛衰。《伤寒指掌》云："病之经络、脏腑、营卫、气血、阴阳、寒热、虚实，皆形于舌，故辨证以舌为主，而以脉症兼参之，此要法也。"本例患者就诊时已出现骨、肾上腺转移，舌质淡红、苔薄白腻，为邪盛，但正气尚存，因此，治疗当以祛邪为主，结合扶正方药，方中以七叶一枝花、干蟾皮、露蜂房、山慈菇等解毒散结，并以枳实、瓜蒌仁等通腑泄浊；同时采用杜仲、怀牛膝等温肾纳气，结合山茱萸等滋补肾阴一类中药，补阳以配阴，则柔得其主，阳得阴助而生化无穷。

（苏婉）

六、善用古方治疗癌症

中医古方是历代医家收集及积累的有效方剂，徐振晔教授善用古方治疗各种恶性肿瘤，尤其对恶性肿瘤的辨证施治有独到见解，并结合自身丰富的临床经验，提出了补肾生髓法治疗骨髓抑制、益气养精解毒散结法治疗中晚期恶性肿瘤等学术观点。

（一）古方在晚期肿瘤中的运用

徐教授认为，恶性肿瘤患者属年老体虚者居多，而肾藏精，为先天之本，年老体虚者进入"天癸"渐衰阶段，且久病及肾，导致肾精不足；肺为娇脏，为气之本，外感六淫之邪易犯肺而为病；脾主运化水谷精微，化生气血，为后天之本。化疗后癌毒仍留恋于体内，耗伤肾气，而致精气亏虚、邪毒留恋。临床表现为神疲乏力、气短懒言、腰膝酸软、畏寒肢冷、舌质淡红苔薄白、脉细无力等精气亏虚的证候。治疗宜益气养精、解毒散结。气虚明显者，以四君子汤加减，方中太子参易党参，意在平补气阴，补中兼清，加用黄芪、黄精，意在益气养精、补益脾肺；肾精亏虚明显者，以肾气丸、右归丸加减，常以生地易熟地，或生地、熟地并用，意在益精填髓；加用女贞子滋补肾阴，仙灵脾温补肾阳；偏肾阴亏虚者合用六味地黄丸、左归丸、知柏地黄丸化裁，善用山茱萸补肾益精、枸杞子滋补肾阴，熟地改生地。在辨证基础上，徐教授常加用清热解毒散结类药物以抗癌祛邪，善用石见穿、石上柏、白花蛇舌草、蛇六谷、干蟾皮、天葵子等。徐教授对于中晚期恶性肿瘤正气尚强的患者，会酌情加量应用解毒散结药物，如石见穿45g，石上柏45g，蛇六谷45g。在益气养精、解毒散结的同时，徐教授处处顾护脾胃，以防抗癌药物损伤脾胃之气，常用鸡内金、六神曲、谷芽、麦芽、怀山药等顾护脾胃。

针对兼证，徐教授也常常在主方基础上加用药味较少的古方。脾胃不调、脘腹胀满、胃脘嘈杂者，善用香连丸、保和丸加减；水饮犯肺者，运用葶苈大枣泻肺汤、苓桂术甘汤、己椒苈黄丸加减泻肺利水；夜寐不安者，选用酸枣仁汤加减安神助眠；咽干口燥、舌红、苔少、脉细弱者，加用生脉饮益气养阴、生津止渴；腹胀便溏，舌质淡红胖大边有齿痕，苔薄白或白腻，脉细弱者，加用四君子汤补气健脾；情志不畅，焦虑过度者，加用柴胡疏肝散、平胃散、左金丸等舒肝理气；咳嗽痰多者，善用千金苇茎汤化裁；胸水较多者，加用葶苈大枣泻肺汤、苓桂术甘汤、己椒苈黄丸化裁，又结合临床经验重用猫人参、龙葵泻肺降气、利水消肿。

（二）古方在化疗中的运用

徐振晔教授指出，恶性肿瘤化疗毒副反应的主要病机是肾精亏虚、气血不足兼湿热中阻，治疗应以益气养精、补肾生髓为主，常运用八珍汤、四君子汤、四物汤、黄连温胆汤加减。临证常以党参或太子参易人参，苍术易白术，熟地滋补肾阴，加用八月札理气，加黄芪、黄精、灵芝益气养精、补肾生髓，佐川连清热化湿，加鸡内金、谷芽、麦芽调和脾胃。

徐教授指出，党参补中益气、养血生津，性味甘、平，力较平和，不腻不燥，但对于患有糖尿病或血糖偏高患者，因虑党参具有一定升高血糖的作用，则应用太子参补益脾肺生津。太子参性味甘、苦，性平，偏凉，既能益气，又能养阴，补中兼清，为清补之品。以苍术易白术，是因苍术为湿阻中焦运脾之要药，气味辛温燥散，强胃健脾，发谷之气，能径入诸药，疏泄阳明之湿，通行敛涩。黄连选用姜川连，增温胃止呕之效，清中焦湿热，燥湿和胃止呕，又能解苍术过度温燥。加用黄芪，是因黄芪善补脾肺之气，有"补气之长"的美称，可大补脾胃之气以资化源；加用黄精，其既补益肾精，又润肺补脾肺气；加用灵芝可益精气，与黄芪、黄精合用，补肾生髓，益气养精，补中有攻，扶正祛邪。常用当归，因其味甘而重，故能补血，其气轻而辛，又能行血，补中有动，行中有补；常用川芎，因其活血行气；常用八月札，因其疏肝理气活血，意在理气不伤阴。轻度恶心者用竹茹、半夏清热理气止呕，枳实消痞除满；严重恶心呕吐者加用旋覆花、代赭石重镇降逆，再加鸡内金、谷芽、麦芽等调和脾胃之品顾护脾胃，资后天脾胃之源。

结合多年临床经验，徐教授在古方基础上，定制出抗瘤增效方，以益气养精、健脾化湿组方，方由生黄芪、灵芝、姜川连、制苍术等五味中药组成，达到标本兼顾，起到增强患者体质，提高化疗疗效，减轻化疗引起的毒副反应的效果。

（三）古方在放疗中的运用

徐教授指出，放疗按中医辨证为"热毒"，热毒灼伤肺叶，导致耗气伤津，气阴两虚，易出现四肢乏力、咳嗽、口干等症状，提出补气养阴润肺为主要治则，方用沙参麦冬汤、百合固金汤、生脉散化裁，选用南沙参、北沙参、天冬、麦冬、玉竹、玄参、贝母等甘润补肺之品，再结合黄芪、太子参益气，五味子敛肺生津，扁豆、八月札、鸡内金、谷芽、麦芽理气调和脾胃。

徐教授善用南、北沙参养阴生津、清肺止咳，天冬、麦冬滋阴降火生津，四药合用既能养肺阴，又能清燥热。若患者口干，用玉竹生津止渴；若咳嗽痰多者，加用贝母清热化痰，润肺止咳；黄芪、太子参大补脾肺之气，气阴双补；五味子酸温之气，既固津之外泄，又收敛耗散之肺气；添扁豆健脾益气培中，再结合调和脾胃之品，防止甘寒药物伤及脾胃。

（四）古方在脑转移肿瘤中的运用

恶性肿瘤患者晚期阶段，易发生脑转移，引起神志方面的障碍，也是影响生存的重要因素。徐教授认为，恶性肿瘤脑转移的主要病机是气虚血瘀，治宜益气活血、化瘀通络，常用补阳还五汤加减治疗恶性肿瘤脑转移。补阳还五汤由黄芪、当归尾、川芎、赤芍、桃仁、红花、地龙等组成，主治脑中风，是益气活血法的代表方。

方中重用黄芪取其大补脾肺之气，意在气旺则血行，瘀去则络通，并助诸药之力，通过补气推动血液运行，最终达到祛瘀通络之目的，作为君药；当归活血化瘀，化瘀而不伤正，为辅药；川芎助当归活血祛瘀，地龙活血通经，均为佐使药，在补气的基础上活血化瘀以通经络。纵观全方，标本兼顾，补气不壅滞，活血不伤正。临证之时，黄芪用量达60g，甚至更多，以至活血祛瘀通路。徐教授常用制蜈蚣取代方中桃仁、赤芍、红花等活血化瘀药，意在制蜈蚣为虫药，善走窜，更易达到祛风通络作用，结合川芎、当归，增加活血化瘀通络的效果。

（五）古方在骨转移中的运用

骨转移恶性肿瘤是临床最常见的肿瘤之一，骨转移的发生率为30%～40%，易发生病理性骨折等，严重影响患者生活质量。

徐教授认为，恶性肿瘤骨转移是癌毒播散于骨，导致骨质破坏，引起疼痛，究其根本则是肾精不足，肾主骨生髓，肾精不足，髓不能充斥于骨，易出现腰膝酸软，疼痛难忍，治以补肾生髓、通络止痛。肾精亏虚者，以肾气丸、右归丸加减，偏肾阴亏虚者合用六味地黄丸、左归丸、知柏地黄丸化裁，在此基础上，有瘀血者合用乌头汤、身痛逐瘀汤加减。徐教授取原方中制川乌再加制草乌通络止痛，芍药选白芍，缓急止痛，黄芪益气固表，重用桃仁，合当归、川芎、地龙活血祛瘀，气血调和，通则不痛，达到攻补兼施的治疗效果；有湿热者，症见暑湿阴雨天加重，活动后减轻，小便短赤，合用四妙丸加减，苍术、黄柏、薏苡仁清利下焦湿热，络石藤通络止痛，川牛膝通利筋脉，引药下行，再随证加用骨碎补补肾强骨，活血止痛，加用全蝎、蜈蚣等虫类药以攻毒散结、通络止痛，带动诸药以行药力。

徐教授在古方运用的基础上，结合自身临床经验，独创骨痛灵方治疗恶性肿瘤骨转移，方以骨碎补、制蜈蚣、仙灵脾、制川乌、制草乌等药味组成，具有补肾生髓、通络止痛的功效，达到恶性肿瘤扶正祛邪、标本兼治的基本原则。

【验案】

朱某，男，50岁。2013年10月17日初诊。

患者2013年4月因痰中带血体检发现右肺占位病变，于2013年4月18日行右肺下叶切除术，术后病理示：右肺下叶根部支气管鳞状细胞癌，低－中分化，4.3cm×4.5cm×4.0cm，支气管壁浸润，侵肺门、血管及心包；中下叶淋巴结 $1^+/1$ 枚见癌转移；心包脂肪（1.5cm×1.0cm×0.3cm）见癌累及。基因检测示 EGFR18 号外显子未见突变。随后行4次化疗，末次化疗时间2013年9月2日，化疗方案为 GP 方案，化疗后出现不同程度的骨髓抑制，疗效评价为稳定。未行放疗。诊断为支气管肺癌，原发性，周围型，右肺下叶鳞癌 $P-T_3N_1M_0$ Ⅲa 期。

刻下：腰膝酸软，乏力，偶有胸闷，咳嗽，口干欲饮，纳谷可，二便调，夜寐欠安，舌质红，苔少，脉细。证属气阴两虚，精血不足，邪毒留恋。

治法：益气养阴生津，补益精血，清热解毒散结。

方药：方用沙参麦冬汤加减：北沙参30g，天冬15g，麦冬15g，山茱萸15g，芦根30g，桃仁9g，石见穿30g，石上柏30g，蛇六谷30g，女贞子24g，制首乌15g，生黄芪30g，丹参24g，酸枣仁9g，夜交藤30g，八月札15g，川续断24g，鸡内金12g。

二诊（2013年11月18日）：患者乏力倦怠，夜寐转佳，仍宗原法，益气精血，养阴生津。前方去夜交藤，加白术15g、茯苓15g、干蟾皮6g，女贞子加量至30g。

继服此方，随症加减，病情稳定，至今未见复发转移。

按：恶性肿瘤Ⅲ期患者易发生复发转移，转移到脑、骨、肝，一旦转移严重影响患者的生活质量，缩短生存期。本患者初诊时，刚完成化疗，化疗伤及肺肾，导致气阴两虚，出现腰膝酸软、乏力、口干欲饮、夜寐欠安等症状。方中北沙参、天冬、麦冬养阴生津，山茱萸、女贞子、制首乌补益精血，川断补益肝肾，生黄芪益气扶正，石见穿、石上柏、蛇六谷清热解毒散结，芦根清热生津，桃仁、丹参活血祛瘀，酸枣仁、夜交藤宁心安神，八月札疏肝理气，鸡内金调和脾胃。二诊见仍乏力倦怠，加用白术、茯苓益气健脾，女贞子加量补肾养精，干蟾皮清热解毒，全方补肾养精，益气养阴健脾，清热解毒，肺、脾、肾并调。

（王立芳、金贵玉）

七、以通为用治疗晚期恶性肿瘤

恶性肿瘤的证候在中医学早期文献中就曾有过描述，如《内经》的"肠覃""石瘕"，《难经》的"积聚"，《诸病源候论的》的"癥瘕"等。中医对恶性肿瘤的病机认识，多为正气不足、热毒炽盛、痰湿壅滞、瘀血内结。中医学理论中升降出入是五脏六腑的根本，五脏六腑之病皆因气机升降出入的不平衡引起。对此，徐振晔教授明确提出恶性肿瘤的治疗"以通为用"，从"通"论治。不论是五脏还是六腑之病，治之皆以通为用，不拘泥于仅"六腑以通为用"的观点。

（一）痰瘀水湿互结是晚期恶性肿瘤的主要病因

中医肿瘤学认为，正气不足，痰瘀水湿及癌毒盘踞于体内，日久不得疏通，形成癥瘕积聚，即现代医学所说的恶性肿瘤。气血不足，气不行血行水，形成气滞、痰瘀水湿。患者素体禀弱，脏腑失调，日久导致气血不足，虚则气血运行无力，导致痰瘀交结，五脏六腑实则不通，后期虚实互见，但在某个阶段晚期肿瘤往往表现出实证为主，腹胀腹痛、大便秘结不下、小便黄赤，并伴有气短乏力、头晕口干，尤其腹腔肿瘤更易出现腹胀腹痛、嗳气呃逆、大便秘结等气滞血瘀水停不通的症状。故此时，徐教授针对病因病机，急则治其标，采用"通"法论治，切中病机，症状往往得以改善。

（二）"通"法是治疗恶性肿瘤的重要法则

气血痰瘀水湿等邪气久居体内不得疏通，是形成恶性肿瘤的根本原因。因此，治疗恶性肿瘤也应以"通"为用，通法为重要治法。徐教授临床上对恶性肿瘤的治疗，常用"通"法，主要包括理气散结、活血化瘀、解毒消肿、利水除湿等多种治法。临床治疗时针对不同的病因病机，采用不同的治法。《医学真传》说："通则不痛，理也。然通之法，各有不同。调气以和血，调血以和气，通也。虚则补之使通，寒者温之使通，无非通之法也。"徐教授认为，根据不同的情况采用不同的"通"法，对于伴有久病而虚者，常结合辨证论治，根据患者病情，灵活运用理气、活血、解毒等，适度调补。

1. 理气散结

恶性肿瘤病因复杂，病程缠绵，加之患者初患该病，常有焦虑、失眠等表现，"愁忧者，气闭塞而不行"。情志不遂，则肝木失于条达，肝体失于柔和，以致肝气横逆、郁结，常加重肿瘤患者的胀痛、胸闷、食欲不振、脘腹胀满、肠鸣腹痛等症状，治以理气散结，四磨汤、四逆散加减，常选用柴胡、枳壳、香附、佛手、乌药、青皮、苏梗等。徐教授认为久用疏散之品易伤气阴，故临床兼见血气亏虚者，须与养血益气润燥之品合用。

2. 活血化瘀

徐教授临床上重视恶性肿瘤的血瘀论，"通"以活血化瘀，通利血脉以消瘀滞。气血壅滞为腹盆腔疼痛发生的重要环节，该类患者的症状常见有腹胀痛，时有刺痛等症状，有上腹部、腰骶部、少腹部、会阴部等部位固定不移的胀痛，符合中医血瘀证"痛有定处"特点，主要为气滞血瘀和气虚夹瘀。现代生活工作节奏加快，压力增加，尤其脑力劳动者，更因辛辣烟酒、休息不足、久坐缺乏运动，形成腹盆腔充血，血液回流不畅，而形成气虚夹瘀。气虚则不帅血，血无主帅则留滞不畅，肺气无力升提，血不归肝而不得养，血不荣则痛。治疗上用通瘀活血养血之法，常用当归、赤芍、丹参、三七、皂角刺、炮甲片、泽兰、川芎、全蝎、蜈蚣等。

3. 解毒消肿

肿瘤系慢性疾患，久积成病，耗气伤津，且现代人恣食厚味，脾胃乃伤，运化失司而使阳明积热、胃热壅盛，蒸发水液，使精血津液浓稠，导致脉络不畅，经络阻隔，气血排泄不利，久必热腐成毒。徐教授对该证候的治疗，上焦病善用石见穿、石上柏、半枝莲、蛇六谷、蜂房、干蟾皮等；中焦病常选用红藤、野葡萄藤、藤藜根、白花蛇舌草、天龙等；下焦病喜用蜀羊泉、土茯苓、蛇莓、龙葵等解毒散结消肿之品。对于伴发腑实大便不通者，加泄腑为用，徐教授常选用制大黄，认为该药泄阳明腑实，如此腑通热清，起釜底抽薪之效，推陈致新，兼并祛瘀。

4. 利水除湿

恶性胸腹水是肿瘤患者常见的并发症之一，也是难治的疾患。中医学所言"血不利则为水"中的"水"，是指因"血不利"而使津液输布、代谢失常导致的病理状态，包括由血脉渗入体腔内的积液，如胸水、腹水、心包积液等。根据临床观察，癌性积液大多以实证为主，所以重在祛邪治标，不宜塞堵，应因势利导，疏通水道。徐教授据此研制悬饮宁方，以生白术、茯苓、桂枝、葶苈子、川椒目、猫人参等为主要药物。

（三）以"通"为用截断肿瘤复发转移的途径

现代医学认为，恶性肿瘤周围血管持续性地形成可能与预后差存在密切相关，也与肿瘤细胞的浸润与转移相关。手术、放化疗以及靶向药物的治疗，目的之一是抑制肿瘤血管的生成，阻断或延缓肿瘤的进程。在不同阶段，中药适时予以干预，截断肿瘤生长途径，防止复发与转移。现代研究认为，活血化瘀药物如丹参等具有改善微循环，抑制肿瘤血管再生作用。徐教授告诫，辨证施治及整体观念是中医理论两大基石，虚则补之，实则泻之，肿瘤患者症情虚实夹杂，在补虚泻实的同时，皆辅以通之之法，切中病因病机，常收到良好效果。

【验案】

窦某，女，66 岁，退休职工。2017 年 08 月 22 日初诊。

患者 2016 年 02 月 02 日于某综合性医院查胸部增强 CT 示：左肺上叶异影待查；肺癌可能。2016 年 2 月 17 日于某专科医院经纤维支气管镜检查、肺部组织活检、胸部 DX 和 ECT、肿瘤指标检查诊为左肺上叶非小细胞癌 C–$T_4N_1M_0$ Ⅲa 期，ECOG：1 分。行 GC 方案化疗 4 个疗程，末次 2016 年 7 月，疗效评价 SD。2016 年 8 月 23 日在龙华医院行肺占位 ^{125}I 粒子植入术，术后行 AP 方案化疗 4 个疗程，末次 2016 年 11 月 16 日。首诊时症见：时有恶心呕吐，中上腹胀满不适，嗳气，纳差，矢气多，大便欠畅、偏少，舌红苔少，脉弦细。治以理气化湿和胃，方药：杏仁 9g，芦根 30g，葶苈子 15g，枇杷叶 12g，川朴 9g，姜半夏 9g，陈皮 9g，木香 9g，川连 3g，苏梗 15g，佛手 15g，桃仁 9g，生白术 30g，茯苓 15g，女贞子 15g，阿胶 9g，瓜蒌仁 30g，生黄芪 30g，枸杞子 15g，鸡内金 12g，炒谷芽 15g，炒麦芽 15g。

服药半月后，上述症状改善，腹胀、恶心缓解，食欲改善，诉有时泛吐黏液，大便日行 1 次、成形，舌淡红苔少，脉弦细。治以益气养血，理气畅中，通腑泄浊。处方：党参 15g，白术 12g，茯苓 15g，杏仁 9g，芦根 30g，鱼腥草 30g，枇杷叶 12g，石见穿 30g，石上柏 30g，蛇六谷 30g，女贞子 15g，八月札 15g，佛手 15g，枳壳 15g，瓜蒌仁 30g，生黄芪 30g，阿胶 9g，木香 9g，川连 3g，大枣 5 枚，鸡内金 12g，炒谷麦芽（各）15g。

服药后患者自感很舒适，之后继续原治法调治，症情稳定。

按： 恶性肿瘤的病理基础是痰瘀水湿，疾病发展到一定的阶段，临床实证症状表现明显。但经放化疗后气血阴阳受损，痰瘀胶结日久影响气血的生化，虚证逐渐凸现。此外，该患者因长期劳作，气机紊乱，阴阳失衡，导致中焦气滞，肺气上逆，脏腑不通，出现恶心呕吐，中上腹胀满不适，嗳气，纳差，矢气多，大便欠畅、偏少，舌淡红苔少，脉弦细等症状。药方主要由杏朴汤、小陷胸汤加减组成，其中川连、半夏辛开苦降，木香、黄连清热和中，陈皮、川朴、瓜蒌仁畅中化湿和胃，鸡内金和炒谷、麦芽调和脾胃。全方理气为主，补泻并用，药性药量平和，以收缓效。

（严桂英、苏婉）

八、益气养精、抑癌解毒法治疗中晚期肺癌

肺癌发病多为中老年人，年龄越大，肾之精气越虚，越易发病。肺癌缠绵难愈，病程久延，中医认为久病入肾，肾中精气更

伤；癌毒久羁，外结内困。20世纪80年代，特别是90年代，随着新的化疗药物不断问世，应用化疗治疗肺癌越来越广泛，而肿瘤患者化疗后常常出现腰酸腿软、神疲乏力等精气亏损的症状。进入21世纪，靶向药物的治疗价值愈发被临床医生所重视，然而大部分患者在运用靶向治疗后都要面临耐药以及治疗费用过于高昂等问题。

有鉴于此，徐振晔教授以益气养精、抑癌解毒散结法创立肺岩宁方，重视补精以调节身体机能，又注意到肺癌形成是痰毒结聚，因此扶正与祛邪有机结合。徐教授认为，肾中精气激发协调五脏功能，在维持机能平衡中起重要作用，肾中精气内寓真阴真阳，是一身阴阳之根本，阴阳交融是肾中精气的特点，也是五脏功能协调的保证。因此运用益气养精法治疗肺癌，所以益肾固本、抗癌解毒成为治疗中晚期肺癌的重要法则。重视机体正气，强调益气养精，虽然扶正则积自消，但过补亦助邪，毕竟癌毒积久，须解毒散积，以扶正不助邪、消积不伤正，攻补结合，调整体内环境，促使阴平阳秘，防治癌毒扩散。正因为肺岩宁的组方抓住了这一病变发展的主要矛盾，因而在临床上取得较为满意的治疗效果。

（一）理论来源

1. 古籍经典渊源

肿瘤的形成是机体邪正斗争相互消长的一个长期过程，其发病大多与久病虚损、邪毒痰瘀凝结成癌等一系列病理改变相关。《素问·三部九候论》"虚者补之"和《素问·至真要大论》"损者益之"是益气养精法的立论法则。精气是构成人体的基本物质，肾中精气是机体生命活动之本。肾的阴虚或阳虚，实质上都是肾中精气不足的外在表现形式。中晚期肺癌患者，禀赋薄弱，脏腑失调，虚久不复，久病及肾，肾中精气损耗，阴阳失调。因而，徐振晔教授提出：调补肾中精气，"阴中求阳""阳中求阴"，应成为中晚期肺癌的重要治则。

痰浊凝聚、邪毒内结是肿瘤重要病因病机之一。"痰为气所激而上，气为痰所隔而滞，痰与气搏不能流通"，痰瘤因聚结成块，坚如木石。中医治疗原则为"坚者消之""结者散之"。肿瘤的形成，不论是由于气滞血瘀、痰凝湿聚，热毒内蕴或正气亏虚，久而久之均能痰积邪毒；邪毒与正气相搏，由于各人具体情况不同，可出现不同证候。但是，不论病情变化怎样错综复杂，邪毒结于体内都是肿瘤发生和发展的根本原因之一。《内经》云"治病则必求于本"，对于肺癌这一特殊疾病，"瘤毒"不仅是决定其发生发展的重要因素，而且也是决定其治法、用药和疗效的根本。故抑癌解毒散结当成为治疗中晚期肺癌的另一项重要治则。

因此，徐振晔教授认为肺癌的病因病机主要是精气亏虚、邪毒聚积所致的阴阳失调，扶正祛邪、标本兼治是治疗肺癌的基本原则。

2. 现代研究总结

随着研究的不断深入，目前以中医药联合化疗、放疗以及分子靶向治疗等方法治疗中晚期肺癌成为了临床主要的治疗手段。在改善单纯应用现代医学治疗引起的不良反应、提高患者的耐受性、延缓或防治耐药方面起到了非常重要的作用。然而，目前的临床研究缺乏大样本，前瞻性的随机临床试验研究以及有强而有力的临床数据和循证医学证据指导。此外，中医药在治疗肿瘤方面多以清热解毒、活血化瘀等方法为主，大量运用抗肿瘤药中药的同时可能产生忽略调理患者脾胃的情况，祛邪之力太过而使正气不复，失去了中医整体观念的根本原则。

3. 临床经验积累

根据长期的临床观察，中晚期肺癌发病以中老年人为多。随着化疗与靶向治疗等新技术在肺癌治疗中的应用越来越广泛，治疗后患者常出现神疲乏力、腰膝酸软、头晕耳鸣、记忆力下降等精气两亏证。徐教授认为，此时的病患以正虚邪实为主，治宜扶正祛邪，采用益气养精、抑癌解毒散结治法，在临床上用肺岩宁方加减，在重视补益精气以调节身体机能的同时，攻补结合，以补正不助邪、消积不伤正，阴平阳秘，防治癌毒扩散。在近30余年的临床研究中，证实肺岩宁对稳定原发病灶、抗侵袭转移有明确的疗效，同时能够显著改善患者的临床症状，从而提高肿瘤患者的生存质量。

（二）临床应用

徐振晔教授依据多年经验，以益气养精、抑癌解毒为法，创制肺岩宁方，主要由生黄芪、白术、黄精、仙灵脾、蜂房、干蟾皮、山慈菇等组成。

生黄芪为补气要药，《名医别录》谓之"补丈夫虚损，五劳羸瘦"。张元素《珍珠囊》指出："黄芪甘温纯阳，其用有五：补诸虚不足，一也；益元气，二也；壮脾胃，三也；去肌热，四也；排脓止痛，活血生血，内托阴疽，为疮家圣药，五也。"药理研究证明黄芪可增强 T 淋巴细胞的功能，使 CD4、CD4/CD8 明显提高，从而起到调节癌症患者的免疫功能的作用。

白术性温，甘、苦，归脾、胃经，有健脾补气的功效，现代医学研究表明，白术可显著增加化疗荷瘤鼠 T 细胞转化能力，改善化疗荷瘤鼠白细胞介素 2（IL-2）分泌水平，且可明显恢复免疫功能。亦有研究表明白术中的白术挥发油具有抗肿瘤作用。

黄精"补诸虚……填精髓"（《本草纲目》)，补肾益精，滋补肺、脾、肾之阴虚；仙灵脾即淫羊藿，"补命门，益精气，坚筋骨"（《本草备要》)，补肾壮阳；山茱萸"壮元气，秘精"（《雷公炮炙论》)，补精助阳。

山慈菇味甘、微辛，性寒。入肝、胃、肺经。其所含多糖物质能改变癌细胞的细胞膜生长特性，抑制肿瘤细胞生长周期，通过活化巨噬细胞直接杀伤肿瘤细胞，从而在抗肿瘤中发挥重要作用。蜂房具有解毒散结、消肿止痛之功效，多项研究表明，蜂房提取物对于肿瘤细胞具有抑制作用。干蟾皮辛、甘、温，有毒，具有解毒消痈之功效，现代研究证明其主要成分蟾蜍内酯类有抗肿瘤作用。

本方中黄芪与白术合用，共补肺、脾、肾之虚；辅以黄精、仙灵脾，寓"阴中求阳""阳中求阴"之义，阴阳并补；蜂房、干蟾皮、山慈菇攻毒消肿，散结抗癌。诸药合用，共奏益气养精、解毒散结之效，补而不助邪，攻而不伤正，攻补相宜，俾使肿瘤稳定甚或缩小，并抗转移。

【验案】

段某，男，56 岁。2015 年 3 月 25 日初诊。

患者 2014 年 6 月于外院体检时发现 CEA 升高，7 月 9 日 CEA：34.51。7 月 14 日患者至肿瘤专科医院，查 PET/CT：右肺多发结节，FDG 代谢异常增高，考虑 MT 可能建议进一步检查；右侧锁骨上、纵隔、右肺门多发肿大淋巴结，FDG 代谢异常增高。2014 年 7 月 24 患者于某专科医院行肺穿刺，病理报告示："右肺" 穿刺少量异型细胞，倾向腺癌。于 2014 年 7 月 28 日、8 月 30 日、9 月 30 日、10 月 25 日行 4 个疗程 AC 方案化疗，方案：力比泰 0.75，第 1 天；CBP 400mg，第 1 天。2014 年 11 月 28 日、12 月 28 日、2015 年 2 月 9 日行 3 个疗程 A 方案化疗维持治疗，方案：力比泰 0.75，第 1 天，化疗后无明显副作用。2015 年 2 月 9 日胸部 CT 示：右肺下叶为主结节条索影，右侧胸膜多发结节，左肺少许纤维条索，较 2014 年 11 月 27 日片变化不大。疗效评价 SD。

刻诊：神疲乏力，腰膝酸软，少咳无痰，纳欠佳，便调，寐安。舌淡红苔少，脉细。

中医诊断：肺积（精气亏虚）。

西医诊断：支气管肺癌，原发性，周围型，右肺腺癌 $C-T_4N_2M_x$ Ⅲ b 期。

治法：益气养精，抑癌解毒。

方药：肺岩宁颗粒，1 包，每日 2 次口服。

患者坚持口服肺岩宁颗粒至今已有 3 年余，2016 年 12 月 5 日于某专科医院复查胸部 CT 平扫：右肺下叶阴影，与前 CT 片大致相仿，两肺慢性炎症，两侧轻度胸膜增厚。目前症情稳定。

按： 患者为晚期肺癌，经过 4 次 AC 方案化疗，并行 3 次后续维持化疗。化疗作为目前恶性肿瘤临床综合治疗的重要手段之一，虽然可以杀伤患者体内残余肿瘤细胞，提高疗效，改善预后，但由于长期、反复的化疗所产生的如消化道反应、骨髓抑制、神经毒性、肝肾功能损害、心脏毒性、脱发等毒副作用，也在一定程度上损伤了患者的免疫功能，即人体的正气。徐教授认为，根据《内经》"天癸"理论、五行"金水相生"理论及张景岳"精气"理论，并结合患者发病年龄、治疗经过、临床症状，此期患者多辨证为精气两亏证，应用肺岩宁方益气养精、抑癌解毒，扶正祛邪相结合，每多获效。

（邓海滨、周航）

九、益气健脾、抑癌解毒法治疗中晚期肺癌

目前，在已确诊的非小细胞肺癌（NSCLC）患者中，绝大多数的Ⅲ、Ⅳ期患者选择放、化疗作为首选的治疗方案，其在肺癌的综合治疗中占有重要的位置。然而放、化疗在杀伤肿瘤细胞的同时，带来的一系列副作用也是不容忽视的。药物对细胞的杀伤缺乏选

择，在消灭肿瘤细胞的同时，常常会产生胃肠道、造血功能等方面的不良反应。这些不良反应诸如乏力、恶心呕吐等症状，常常使患者对化疗产生抵触情绪，另一方面，由于耐药性的产生，使机体对化疗药物的敏感性降低，阻碍化疗周期的完成，影响整体疗效；此外，患者免疫功能长期处于低水平状态，可能会为肿瘤的复发和转移埋下隐患。

中晚期肺癌适逢中医所指"女子七七""男子八八"的"天癸竭"阶段。所以徐教授认为，肺癌患者本身存在肾气不足、肾精亏耗的体质基础；加之放、化疗损伤脾胃，脾胃运化失司，四肢不荣，而见神疲乏力、纳谷不馨；"脾胃为水谷之海"，脾胃受损，则中焦运化不利，胃失和降，而见纳呆口苦、恶心呕吐。根据中医辨证，此属肺脾气虚证。徐振晔教授由此立法，治拟益气健脾、抑癌解毒，创制肺岩宁2号方，重在补益肺脾，兼顾补益肾气。

（一）理论来源

1. 古籍经典渊源

《难经·十四难》认为"形不足者，温之以气；精不足者，补之以味"，此为益气健脾法治疗晚期肺癌直接的理论依据。脾气为后天之本，是气血生化之源。放、化疗期间，肺癌患者可伴随生理功能的损伤，其毒副反应的主要病机是精气亏虚、脾胃失调。手术、放化疗之后及晚期肺癌患者，脾胃功能受损，多有恶心、纳呆、大便时溏时干等表现，如不及时纠正，人体得不到水谷充养致正气不能抗邪，邪气弥漫，邪毒流窜经络，形成远处转移，同时患者后天乏源，气少精亏，体质下降，症状明显，加速病情恶化，即李东垣在《脾胃论·脾胃盛衰论》中所说"百病皆由脾胃衰而生也"。亦有《素问·六元正纪大论》"大积大聚，其可犯也，衰其大半而止"之训。因此，徐振晔教授特别重视脾胃功能的调理，慎用攻伐峻猛之药，从而达到扶正而不留邪、祛邪而不伤正的目的。

2. 现代研究总结

20 世纪 90 年代后，化疗广泛用于中晚期肺癌的治疗，但研究表明运用化疗治疗仅使中位生存时间延长 1～2 个月；进入 21 世纪以来，分子靶向治疗地位也越来越重要，然而同化疗一样，由于其药物的毒副作用，不可能无止境地进行治疗。在生存质量被愈发重视的今天，如何解决晚期肺癌治疗完成后的维持治疗问题、提高患者生存质量是目前肿瘤学者关心的问题之一。

3. 临床经验积累

根据长期的临床观察，中晚期肺癌患者在进行了放化疗之后，常伴有腰膝酸软、神疲乏力、纳谷不馨、纳呆口苦、恶心呕吐等症状。徐振晔教授通过总结临床经验，结合中医经典研究，研制了以补益肺脾、解毒散结为原则的肺岩宁 2 号方。大量研究结果表明，患者在化疗完成后长期服用该方，不仅能提高生活质量，而且可显著改善免疫功能、降低肿瘤抗原、延长生存期，为中西医结合治疗晚期肺癌提供了一种新的方法。

（二）临床应用

肺岩宁 2 号方主要由党参、白术、茯苓、石见穿、石上柏、蛇六谷、黄精、灵芝、桃仁、生黄芪等组成。方中选用四君子汤之主药（党参、白术、茯苓）益气健脾，药味皆为平和之品，温而不燥，补而不峻，故名四君子汤，适度施力，从了"君子致中和"的古意。生黄芪、黄精、灵芝皆为肺岩宁 2 号方中之主药，旨在益气养精，补益肺脾二脏，兼顾益肾精。石见穿、石上柏、蛇六谷清热解毒，散结抗癌。方义妙在桃仁一味，为活血化瘀之品，《神农本草经》："主瘀血，血闭癥瘕，邪气，杀小虫。"《名医别录》："止咳逆上气，消心下坚，除卒暴击血，破癥瘕，通脉，止痛。"现代药理证实桃仁具有抗肿瘤作用。桃仁中苦杏仁苷的水解产物氢氰酸和苯甲醛对癌细胞有协同破坏作用，苦杏仁苷能帮助体内胰蛋白酶消化癌细胞的透明样黏蛋白被膜，使白细胞能够接近癌细胞，以致吞噬癌细胞，其水解产物氢氰酸及苯甲醛的进一步代谢产物，分别对改善患者的贫血及缓和肿瘤患者的疼痛亦有一定的作用。由于晚期肺癌患者常常伴随血液高凝状态，中医认为与脾气亏虚推动无力有关。故徐教授在益气健脾同时适当伍以活血化瘀药，以使气旺则血行。由于血能载气，则气赖血之运载而达全身。

【验案】

苏某，男，56岁。2014年11月12日初诊。

患者2014年8月起无明显诱因下出现咳嗽，无发热，无胸闷胸痛。2014年8月28日于当地医院行胸部CT示右肺占位。2014年9月4日于某医院行PET/CT示：右肺多发肿块，考虑右肺癌伴肺内播散，右侧少量胸腔积液，右侧锁骨下及纵隔淋巴结转移。2014年9月5日于该院行肺穿刺，病理提示非小细胞肺癌，CEA82.5ng/mL，随于该院行颈部、纵隔及右肺多发病灶 γ 刀治疗，剂量：35Gy/14Fx。2014年11月10日患者复查胸部CT提示：右肺多发肿块，右肺中叶病灶较前略有缩小，右侧少量胸腔积液，纵隔淋巴结肿大。头颅MRI未见明显异常。

刻诊：咳嗽，少痰，咽部不适，如物梗阻，纳呆口苦，大便日行3～4次，质溏薄，夜寐安。舌淡胖苔白腻，脉濡。

中医诊断：肺积（肺脾气虚）。

西医诊断：支气管肺癌，原发性，周围型，右肺非小细胞肺癌 C-$T_4N_3M_1$（胸膜）Ⅳ期。

治法：益气健脾，抑癌解毒。

方药：肺岩宁2号方加杏仁9g，芦根30g，枇杷叶12g，鱼腥草 30g，紫菀 15g，山茱萸 15g，白扁豆 15g，山慈菇 15g，鸡内金 12g。

服药 2 周后，患者咳嗽缓解，仍有痰，大便每日 2 次，成形，纳呆口苦好转。证治同前，处方如下：肺岩宁 2 号方加杏仁 9g，芦根 30g，枇杷叶 12g，鱼腥草 30g，紫菀 18g，款冬 15g，山茱萸 15g，白扁豆 30g，八月札 15g，山慈菇 12g，鸡内金 12g。

其后患者坚持口服肺岩宁 2 号方加减，2015 年 6 月 10 日于某医院做胸部 CT 示：右肺 MT 并下叶部分阻塞性炎症及不张，右肺内及右侧胸膜转移，右侧少至中量胸腔积液，右肺尖小肺大泡；左肺上叶下舌段微小结节；左肺上叶下舌段及下叶外基底段少许炎症右肺门淋巴结肿大。与以往 CT 检查比较，右肺炎症较前明显，余相仿。

按： 肺癌患者，癌毒停聚于肺，影响肺之宣发肃降，日久导致肺气亏虚。肺与脾是子与母的关系，脾为肺之母，肺为脾之子。母病及子，子病亦可犯母。肺气亏虚，导致脾气亦虚。加之患者经历 γ 刀等治疗，正气益亏，肺脾两虚，故见咳嗽咯痰、纳呆口苦、便多质溏。治当益气健脾、抑癌解毒为主，兼顾肾气。予以肺岩宁 2 号方，加杏仁、芦根、枇杷叶、鱼腥草、紫菀止咳化痰，白扁豆化湿健脾，山慈菇软坚散结，山茱萸补益肾气，鸡内金和胃。二诊在诸症缓解的基础上，加款冬化痰，白扁豆加量以实大便，八月札化痰软坚兼顾。患者得以带瘤稳定生存。

（邓海滨、周航）

十、中医药分阶段结合化疗治疗非小细胞肺癌

由于众多肺癌患者确诊时已是中晚期，失去了手术机会。内科

治疗、放射治疗、化学治疗、靶向治疗是目前治疗非小细胞肺癌的主要支柱。其中，化学治疗是中晚期肺癌治疗的主要手段，然而化疗药物的毒副反应限制了其作用。尽管化疗药物不断更新，化疗方案不断优化组合，但其疗效尚欠满意，生存时间并未因此明显提高。中医学强调辨病与辨证、扶正与祛邪、局部与整体调节平衡的原则，通过多方面多靶点的调节，保护和调动机体自身的抗癌能力，修复和重建机体的阴阳平衡，而达到延长生存期的目的，在晚期肺癌患者的治疗中扮演着越来越重要的地位。

徐振晔教授在30多年的肿瘤临床治疗与研究过程中，秉承中医学的理论精华，结合长期的临证实践，在国内首先提出了中医药分阶段结合化疗治疗肺癌的学术观点和治疗方案，引起中医肿瘤学术界的重视。他强调肺癌手术后及早介入中医药的治疗，将可能残存的肿瘤细胞扼杀在"萌芽"状态，为防治复发和转移设下第一道"屏障"，分阶段反复调整机体阴阳平衡，益气养精为主，结合解毒散结法治疗，使肿瘤患者长期生存。这种治疗的方法取得的效果远比单用扶正或祛邪的方法效果好，而且还能避免祛邪时易于损伤正气的某些副作用，以提高远期疗效。

（一）理论来源

1. 古籍经典渊源

《内经》指出"大积大聚，可犯也，衰其大半而止"，说明治疗肿瘤疾病要始终保护正气，伐不宜过度，应扶正达邪。明代李中梓《医宗必读》提出分阶段的治疗原则更具有现实意义："初者，邪初起，气尚强，气尚浅，任受攻；中者，病渐久，邪气较深，气较弱，受且攻且补；末者，魔经久，气侵凌，气消残，任受补。"肺癌的形成过程是机体内部邪正斗争相互消长的过程，发病大多由于机体之正气亏损，后外邪乘虚侵入，痰瘀凝结成癌等一系列病理变化的结果，如《内经》所说"正气存内，邪不可干""邪之所凑，其气必虚"。

徐振晔教授据此提出肿瘤治疗过程中"扶正"与"祛邪"相结合的原则，根据化疗的不同时期，辨证论治，在化疗期间，注重扶正与清热化湿并用，起到增效解毒的作用。在化疗后扶正与祛邪长期并用，防治肿瘤的生长和转移。发挥中医药与化疗药物的综合作用，减轻化疗药物的毒副作用，进一步提高疗效。

2. 现代研究总结

在过去30年，关于中晚期非小细胞肺癌的治疗已然取得了一系列进展，目前临床用于中晚期非小细胞肺癌的治疗方法主要有化疗、放疗、分子靶向治疗、免疫治疗、介入治疗和中医药治疗等方法。目前第三代新药联合铂类两药化疗方案是治疗晚期 NSCLC 的标准方案，但疗效达到一个平台期，患者似乎很难再从化疗中进一步获益。关于最佳化疗药物及化疗周期数的标准仍未统一。对于化疗药物、放疗剂量及化疗周期的调整，未显著延长患者生存时间，3 年生存率仅 15%～25%。肺癌分子靶向利用肺癌肿瘤细胞和正常细胞在分子生物学和基因组学上的差异，特异性的作用于肿瘤细胞的特定靶点，分子生物水平来逆转或遏制肿瘤细胞的恶性生物行为，促使肿瘤细胞凋亡，直接或间接抑制肿瘤细胞的生长，从而达到治疗目的。然而大多数患者在最初接受靶向治疗有效而病情缓解约 10～13 个月后会出现病情再度恶化，产生了获得性耐药。此外放射治疗所引发的放射性肺炎、放射性食管炎，粒子植入治疗所引起的局部出血、放射性粒子脱落、迁移放射性损伤及气胸等均为治疗中不容忽视的问题。

3. 临床经验积累

由于癌症病人在化疗期间伴随着化疗药物对机体生理功能的损伤，毒副反应的主要病机为精气亏损、气血损伤及脾胃失调等，因此化疗期间的治疗原则以扶正为主，益气养精、补气养血、健脾和胃。出现湿热证时可酌情增加清热化湿和胃之剂，通过中医扶正为主即补益精气、健脾和胃、清热化湿法治疗，有效地防治这些毒副反应，增强抗癌能力，改善患者体质，促进机体恢复阴阳平衡。通常采用扶正为主兼以祛邪的抗瘤增效方。

化疗结束后，机体功能逐渐恢复，体内癌细胞也逐渐活跃，肿瘤开始恢复生长。癌细胞在体内的存在生长是肿瘤性疾病病情发展恶化的根本原因，由于肿瘤细胞代谢迅速、侵袭转移的特征，掠夺正常细胞的营养供应，不断地损伤机体正气，致人体正气亏虚，出现肿瘤逐渐生长、机体逐渐衰弱、病情趋于恶化的临床表现。就肺癌而言，表现为神疲乏力、形体消瘦、腰膝酸软、少气懒言、头晕耳鸣、气短而喘或痰中带血、口干咽燥或自汗盗汗等症状。徐振晔教授认为肺癌的病因病机主要是邪毒聚积、精气亏虚所致的阴阳失调。扶正祛邪、标本兼治是治疗肺癌的基本原则。肺癌晚期，邪实正虚为主，宜祛邪扶正，用益气养精、解毒散结治法。化疗后应把抗癌扶正的原则贯穿肺癌治疗的全过程。尤其对晚期癌症患者，治疗时一方面用大量益气养精补肾中药扶正，另一方面用抗癌解毒中药祛邪，常采用肺岩宁方。这种治疗的方法取得的效果远比单用扶正或祛邪的方法效果好，且还能避免祛邪时易于损伤正气的某些副作用，从而提高远期疗效。

治疗恶性肿瘤，要看到肿瘤病灶对机体损害所引起的各种正气亏虚的表现，要认识到疾病的根本在于癌组织的恶性发展，此应当扶正与祛邪相结合。治疗时，根据恶性肿瘤的发展过程、化疗药物的代谢作用、邪正斗争的具体情况，一方面消除病邪及病灶，另一方面要重视保护和提高人体抗病能力，调动患者机体内在的抗癌能力。因此，中医药分阶段与西医化疗相结合治疗肺癌，取得了较为理想的效果。

（二）临床应用

在长期的临床治疗中，观察到中晚期恶性肿瘤患者化疗后，主要表现为神疲乏力、气短懒言、腰酸腿软、头晕目眩、耳鸣、舌红少苔、脉细无力等症状，证多属精气亏虚之证；而且临床观察也发现部分恶性肿瘤患者化疗期间伴随恶心呕吐、纳谷不佳、苔白腻等湿热阻滞中焦的证候。故以益气养精为主，兼运脾清热化湿为治则制定抗瘤增效方。

抗瘤增效方主要是由生黄芪、黄精、灵芝、姜川连、制苍术五味中药组成。生黄芪性甘、微温，《本草求真》谓"入肺补气，入表实卫，为补气诸药之最，是以有耆之称"；现代医学认为，黄芪具有升高白细胞、提高免疫系统功能并有抑制肿瘤生长的作用。黄精，性味甘平，《本草纲目》称之有"补诸虚，止寒热，填精髓"之功效，补肾益精，滋补肺脾；现代研究发现，黄精可以增强机体对肿瘤细胞的免疫力，并能够刺激淋巴细胞转化为杀瘤细胞，这与中医学认为其具有扶正与抗癌兼顾的功效相契合。生黄芪补益肺脾，黄精补益肺肾，二药合用，共奏益气养精、抗癌散结之效，同为君药。灵芝，能够滋补强壮，益气血，补精髓，同时兼有止咳化痰之效力。《本草纲目》记载"赤芝，益心气，补中，增智慧，不忘""紫芝，利关节，保神，益精气，坚筋骨，好颜色"。方中灵芝为臣，与君药黄芪、黄精同用，在补肾生髓、益气养精扶正的同时，寓补于攻，兼祛其邪。制苍术、姜川连合用共为佐使药，系运脾化湿之要药，朱丹溪曰："苍术治湿，上、中、下皆有可用……故苍术为足阳明经药，气味辛烈，强胃健脾，发谷之气，能径入诸药，疏泄阳明之湿，通行敛涩。"张景岳《本草正》："苍术，其性温散，故能发汗宽中，调胃进食。"姜川连可以清化中焦湿热，和胃止呕，《名医别录》谓其"主治五脏冷热，久下泄澼，脓血，止消渴、大惊、除水，利骨，调胃，厚肠，益胆，治口疮"。根据临床经验发现，姜川连对化疗引起的脾胃失和能够起到运脾化湿和胃的功效，脾为后天之本，肾为先天之本，通过补后天而益先天。对方中君臣之药起到调和运化的效果，以助正气在体内运行，使得补益中药进一步发挥作用的同时又不因滋腻阻碍脾胃，影响药物的吸收，这是抗瘤增效方有别于其他化疗期间往往单用补益之品的治疗法则而具备的独到之处。

肺岩宁方的药理研究证明其有益气养精、解毒散结之效，能提高免疫系统功能，有抑杀癌细胞作用。攻补兼施，肿瘤稳定缩小，减少扩散转移。采用 C57BL/6 小鼠，接种 Lewis 肺癌细胞株，随机分为对照组、化疗组、肺岩宁组、肺岩宁＋化疗组，观察 21 天，结果发现肺岩宁组和肺岩宁＋化疗组抑瘤率分别为 39.21% 和 43.59%，肿瘤转移明显低于单纯化疗组，肿瘤微血管密度（MVD）和肿瘤血管内皮生成因子（VEGF）均明显低于对照组和单纯化疗组，证明了肺岩宁方抗肿瘤生长转移的作用。在中药肺岩宁方治疗中晚期非小细胞肺癌 130 例临床研究中，肺岩宁方组出现转移或复发的病人共有 9 人，复发转移率为 26.7%；肺岩宁＋化疗组出现转移或复发的病人共 13 人，复发转移率为 23.2%；单纯化疗组出现转移或复发的病人共 15 人，复发转移率为 41.7%。许多Ⅳ期患者病灶得到控制，生活质量改善，生存期明显延长。表明了中药肺岩宁方抗肺癌生长转移的良好作用。

【验案】

方某，男，69 岁。2015 年 5 月 5 日初诊。

患者因咳痰带血于 2015 年 1 月 24 日在某医院行 PET–CT 示右肺上叶结节影、2.1cm，考虑为周围型肺癌。某专科医院行支气管镜检查示右 B（1+2）支见菜花样新生物阻塞管口，活检病理示鳞癌。肺功能示通气功能提示气道阻塞。

中医诊断：肺积（精气亏虚）。

西医诊断：支气管肺癌，原发性，周围型，右肺上叶鳞癌 C–$T_{1b}N_3M_{1a}$（对肺）Ⅳ期。

2015年1月28日起于我科行NP方案化疗4个疗程（盖诺40mg，第1天、第8天；DDP40mg，第1～3天），末次化疗2015年4月28日。2015年6月28日开始服用肺岩宁颗粒。2015年6月30日胸部CT示右肺上叶后段肺MT，1.8cm。2015年8月25日复查胸部CT可见右肺上叶后段肺MT比较前片明显缩小。

按：徐教授在国内首先提出了中医药分阶段结合化疗治疗肺癌的学术观点和治疗方案，引起中医肿瘤学术界的重视。化疗期间益气养精扶正为主，同时兼清热化湿和胃为佐，予以抗瘤增效方；化疗结束后在益气养精的基础上，加入抑癌解毒中药，有效地防治肿瘤复发与转移，延长患者的生存期，提高患者的生活质量。

（邓海滨、周航）

十一、益气养精、补肾生髓法防治化疗后骨髓抑制

骨髓抑制是恶性肿瘤化疗最常见的毒副反应，主要表现为白细胞减少，常由此导致感染，以及化疗延迟或终止，影响肿瘤的有效治疗。20世纪80年代，治疗骨髓抑制主要依靠输血与激素治疗，临床疗效不尽如人意，且副作用明显，血源亦较紧张。90年代集落刺激因子（CSF）的应用虽然使得骨髓能在短时间内增生，外周白细胞迅速回升，但骨髓造血是个复杂的过程，CSF作为单一的细胞因子，仅能部分解决化疗所造成的骨髓抑制，加上其本身所具有的发热、寒战等副作用，且"反跳"明显，治疗费用的偏高，临床应

用存在诸多问题。尤为值得关注的是：越来越多的研究显示 CSF 在刺激骨髓造血的同时也有可能促进了肿瘤的生长和转移，其安全性已日渐受到重视。

徐振晔教授于 20 世纪 80 年代中期创立益气养精、补肾生髓法防治化疗后骨髓抑制，当时肿瘤化疗已广泛开展，但缺乏有效防治肿瘤化疗骨髓抑制的药物，徐振晔教授通过总结临床经验，结合中医经典研究，研制了以补肾生髓为原则的黄精五味升白方，通过临床经验积累、实验研究佐证，优化定方为双黄升白方，1996 年制成院内制剂，经过 20 余年的临床与实验研究，取得了良好的临床疗效，并对中医药治疗肿瘤骨髓抑制的作用机制与理论进行了不断地研究探讨。

（一）理论来源

1. 古籍经典渊源

中医学很早就认识到肾、髓与血液的生成密切相关，肾之盛衰与骨髓造血的功能有紧密的联系。中医"髓"的范畴包括骨髓。肾与髓的化生、封藏的紧密相关。《素问·解精微论》云"髓者，骨之充也"，《素问·五运行大论》亦云"肾生骨髓"。髓乃肾中精气所化，藏于骨中。只有肾精充足，方能"骨髓坚固，气血皆从"。肾为先天之本，主骨生髓、藏精蓄命门，内寓真阴真阳，是生命的本元。肾阳为全身阳气之根，促进机体的运动、温煦、化气和兴奋功能；肾阴为全身阴液之本，对五脏起到滋润和濡养作用。精血同源，肾精充实则气血旺盛；肾髓居骨中，故肾精充足则骨髓生化有源，生血旺盛；反之，精亏气血生化乏源则成精气两亏之证。

徐振晔教授结合多年治疗肿瘤经验后指出：肿瘤化疗所致骨髓抑制的患者多有内虚在先，复被化疗药邪伤正，或久病伤元，最终形成正虚邪衰的状态。根据肿瘤化疗后骨髓抑制患者多有神疲乏力、腰膝酸软、脉象虚软等证候表现，徐教授提出，肿瘤患者化疗后的骨髓抑制状态属于中医学的"虚劳""血虚"范畴，其证以精气两亏、气阴（血）两虚最为常见。

2. 现代研究总结

20世纪80年代以来，随着化疗的运用与推广，中医学者对骨髓抑制的中医药治疗进行了不断地研究与探索，有关学者对如何运用中医中药防治化疗骨髓抑制做了许多努力，除了升高白细胞，通过中药治疗后的肿瘤放化疗骨髓抑制患者与肿瘤相关的临床症状多有明显好转，这较西药具有明显的优势。然而，中药治疗肿瘤化疗骨髓抑制的研究尚不够全面，尽管文献检索提示中药在改善骨髓造血功能的同时对肿瘤生长具有一定的抑制作用，但缺乏系统的研究。且多数中医药治疗骨髓抑制以健脾养血为原则，认为健运脾胃是治疗化疗骨髓抑制之本。常用古方如八珍汤、龟鹿二仙汤、当归补血汤等，取得了一定的疗效，但均以治疗轻度骨髓抑制为主，对于中重度骨髓抑制的治疗鲜有报道，对于肿瘤的影响更缺乏观察。部分补益类中药甚至有促进肿瘤生长的作用。中医药治疗肿瘤化疗骨髓抑制的理论有待突破，疗效有待提高。

3. 临床经验积累

在长期的临床观察中徐振晔教授注意到骨髓抑制患者多表现为神疲乏力、腰膝酸软、脉象虚软等精气两亏证。针对此证，徐教授采用补肾生髓法治疗放化疗导致的骨髓抑制，取得了良好的疗效，20世纪80年代中期研制创立了黄精五味升白方，经不断实践研究，定方为双黄升白方，经过药学、毒理、药理实验，研制成了以补肾生髓为组方原则的双黄升白颗粒（原名双黄升白冲剂），并针对临床疗效、作用机制、有效成分进行了近30年的深入研究。

（二）临床应用

双黄升白方是徐振晔、金长娟主任医师根据多年临床经验，以补肾生髓、益气养精为组方原则，根据放化疗骨髓抑制血虚证的病机和转归研制而成。方选黄精、生黄芪、天花粉、骨碎补、女贞子、仙灵脾六味药物组成。

黄精性味甘平，入脾、肺、肾经，始载于《名医别录》，具益气养阴、补肾益精血、"安五脏"之功。《本草正义》谓其颇类熟地，补血补阴乃其专长。现代中药药理学研究发现，黄精多糖可明显拮抗 CTX 所致小鼠外周血白细胞的减少，有促进小鼠骨髓有核细胞数增殖的趋势，并且对辐射损伤小鼠的造血功能具有明显的保护作用。

黄芪味甘微温，入脾、肺经，《神农本草经》载其为"补虚"上品，《日华子本草》谓其能"助气壮筋骨，长肉补血"，可治一切气衰血虚之证。现代药理研究发现，黄芪注射液能上调抗凋亡蛋白 Bcl-XL，减轻骨髓抑制模型小鼠骨髓有核细胞的凋亡，对造血系统具有保护和促进作用；适合浓度的黄芪多糖在体外对人骨髓 CFU-GM 和 CFU-E 的生成具有促进作用；能拮抗丝裂霉素 C 引起的小鼠骨髓造血祖细胞的生成减少，是治疗肿瘤化疗骨髓抑制的有效药物。

女贞子性味甘苦、凉，入肝、肾经，《本草纲目》载其"强阴，健腰膝，变白发，明目"；《本草经疏》曰"女贞实禀天地圣阴之气……应是甘寒凉血药，气薄味厚，入足少阴经……精不足者，补之以味。益肾本寒……此药气味俱阴，正入肾，除热补精之品"，具滋补肝肾、明目乌发、健腰膝、壮筋骨之功。现代药理研究发现，女贞子可拮抗放、化疗所致的白细胞减少，其化学成分之一齐墩果酸具有升白功效，女贞子水煎液具有促进 IL-1 分泌和小鼠骨髓细胞增殖的作用。

仙灵脾性温，味辛、甘，入肝、肾经，《本草纲目》称其能"益精气、坚筋骨、实腰膝、强心力"，具补肾阳、强筋骨之功。现代药理发现，淫羊藿多糖可加强细胞 DNA 合成；提高叠氮胸苷抑制小鼠的造血和免疫功能；淫羊藿苷对小鼠脾细胞增殖及集落刺激因子活性具有促进作用。

骨碎补，性味苦温，入肝、肾经，始载于《本草拾遗》，具有补肝肾、强筋骨的功效。双黄升白方取其补肝益肾、坚固骨髓之义。

天花粉，性味苦、甘、酸、凉，入肺、胃经，具清热生津、消肿排脓之功。双黄升白方取其清热生津之义，可助清除放、化疗邪毒火热之性。现代药理研究发现，天花粉具有抗肿瘤作用，天花粉蛋白是抗肿瘤的有效成分。推测双黄升白方通过调控肿瘤细胞周期的抑瘤作用可能与天花粉抗肿瘤的药理作用有关。

全方六药合用，动静结合，气血相生，谨守"放、化疗之毒易伤精耗气"的病机。方中黄精"补诸虚……填精髓"，擅长养阴填精，生黄芪性味甘温，擅长补气，两者共为君药；女贞子滋阴养血，骨碎补强髓坚骨，二药并用增强黄精、生黄芪之力，同为臣药；天花粉养阴生津，可减轻生黄芪、骨碎补的温燥之性，为佐药；仙灵脾"补命门，益精气"，引诸药入肾经以补阴阳益精气，为使药。诸药并用，共奏益气养阴、补肾生髓之功。

【验案】

狄某，男，45 岁，教师。2000 年 5 月 10 日初诊。

主诉：化疗后白细胞降低。

现病史：患者 2000 年 2 月体检发现左肺占位病变，胸部 CT 检查发现"左肺占位，右肺小结节"，气管镜检查找到腺癌细胞。于外院行 NP 方案（长春瑞滨＋顺铂）化疗 2 个疗程，化疗后出现神疲乏力、腰膝酸软，白细胞最低 1.0×10^9/L，曾注射集落刺激因子升高白细胞，注射后周身酸痛明显。2000 年 4 月 25 日就诊于我科，因考虑患者化疗后病灶较前减小，疗效较好，遂于 2000 年 4 月 29 日复行 NP 方案化疗 1 个疗程，2000 年 5 月 10 日复查血常规白细胞 1.9×10^9/L，中性粒细胞 0.8×10^9/L，患者拒绝应用集落刺激因子升高白细胞，要求中药治疗。

刻诊：神疲乏力，腰膝酸软，恶心不适，纳差，大便 2 日未行，小便调，夜寐安。舌淡苔白稍腻，脉细。

辨证：肾精亏虚，脾胃不和。

治法：补肾生髓，和胃止呕。

方药：①双黄升白颗粒（主要由黄芪、黄精、女贞子、骨碎补、天花粉等组成）每次 30g，每日 2 次口服。②橘皮竹茹汤加减：橘皮 9g，姜竹茹 9g，制半夏 9g，茯苓 12g，瓜蒌子 30g，鸡内金 12g，炒谷麦芽（各）15g。5 剂，水煎服，每日 1 剂。

二诊（2000 年 5 月 15 日）：精神较前明显转佳，腰膝酸软较前减轻，纳食增加，大便通畅，舌苔仍白腻。复查血常规示白细胞 4.9×10^9/L，中性粒细胞 3.2×10^9/L。双黄升白颗粒减半应用，汤剂加苍术 9g 健脾化湿。

随访半年，患者复行化疗 3 个疗程，化疗期间坚持服用双黄升白颗粒，白细胞最低 3.2×10^9/L，中性粒细胞 2.0×10^9/L，加量应用后白细胞均于 1 周内恢复正常，且化疗后神疲乏力、腰膝酸软等症明显减轻。

按：双黄升白颗粒主要用于治疗肿瘤化疗骨髓抑制，是徐振晔教授治疗肿瘤化疗骨髓抑制的经验方药，组方以补肾生髓为主。骨髓属于中医"髓"的范畴，肾的盛衰直接影响着血的虚实。《内经》指出"盖髓者，肾精所生，精足则髓足""骨髓坚固，气血皆从"；《诸病源候论》指出"肾藏精，精者，血之所成也"；《类经》指出"肾之精液入心化赤而为血"。因而，肾精充足，然后才能"气血皆从"；反之，肾精不足，骨髓枯竭，则气血生化乏源。因而，在骨髓抑制的治疗中，补血为治其标，更重要的是补肾生髓以治其本。

临床上肿瘤化疗骨髓抑制患者多见腰膝酸软、神疲乏力、脉象虚软等肾精不足之证，因而双黄升白颗粒组方重在补肾填精生髓。本例患者腰膝酸软、神疲乏力等肾精亏虚之证明显，且伴有恶心不适、大便不畅、舌苔白腻等脾胃不和等表现，因而以双黄升白颗粒补肾生髓、以橘皮竹茹汤加减健脾和胃后症状明显减轻，实验室检查亦恢复正常。

（王立芳、金贵玉、罗琴琴）

十二、补肾通络、破瘀止痛、抑癌解毒法治疗骨转移疼痛

骨转移疼痛是目前肺癌骨转移患者临床最为常见的并发症。骨转移疼痛不仅让患者身体上遭受疼痛的折磨，也给患者带来焦虑、恐惧甚至绝望等负面情绪，严重干扰了患者的正常生活，也降低了患者的生活质量。因此，缓解骨转移疼痛，是提高骨转移疼痛患者生存质量的关键。

尽管目前临床常用的三阶梯止痛疗法以及放射治疗、放射核素治疗等手段能使大部分骨转移疼痛患者的疼痛得到较好的缓解和控制，但其各自所引起的（毒）副作用也让不少患者望而却步。如何获得最好的止痛效果又避免因治疗所带来的不良反应，是癌痛领域

亟待解决的难题。作为祖国传统医学，中医药无成瘾性、无耐药性，在治疗骨转移疼痛方面有其独特优势。从整体观念出发辨证论治，中药不仅可以有效缓解疼痛，改善患者的总体健康状态，与口服止痛药以及放疗等方法联合应用还可以减轻其毒副作用，其临床运用得到越来越多的关注。

（一）理论来源

1. 古籍经典渊源

徐振晔教授指出，骨转移为现代医学名词，根据临床表现可归属于中医学"骨疽""骨瘤""骨蚀""骨痹"等范畴。如《灵枢·刺节真邪论》云："骨疼而肉枯，内伤骨为骨蚀，为昔瘤，以手按之坚，有所结，深中骨，气因于骨，骨与气并，日以益大，则为骨疽。"《外科证治全书》记载"贴骨瘤，贴骨而生，极疼痛"。

疼痛根据病因病机主要归属为"不通则痛"和"不荣则痛"。"不通则痛"主要包括寒邪、湿邪、毒邪等阻滞脉络，气血不畅而出现"不通则痛"。如《外科精义》中所述"盖缓疽、石疽，皆寒气所作。深伏于骨髓之间，有肿与皮肉相似，若疼而坚硬如石，故谓之石疽"。《灵枢·阴阳二十五人》中言"感于寒湿，则善痹，骨痹……故骨痹不已"，以及《仙传外科集验方》云"所为骨疽，皆起于肾毒，亦以其根于此也"。"不荣则痛"古籍记录常见的主要是肾虚而至骨髓不充、骨失濡养而出现疼痛。如《外科枢要》曰"若劳伤肾水，不能荣骨而为肿瘤……名为骨瘤"，《外科正宗·瘿瘤论》云"肾主骨，恣欲伤肾，肾火郁遏，骨无荣养而为肿，曰骨瘤"。徐教授指出，骨转移患者多为老年患者，正气多有不足，因而更多见的是"不荣则痛"，即肾精亏虚而至络脉不通，而肾为"先天之本"，有赖后天的滋养，《灵枢·绝气》亦曰"谷入气满，淖泽注于骨，骨属屈伸"，因此后天之脾胃不足，在骨转移疼痛的发生中起着一定的作用。总而言之，骨转移疼痛的发生是机体本虚标实的综合结果。一是气滞、血瘀、痰浊、水湿、热毒等标实久稽于骨骼脉络，阻碍气血运行，导致脉络瘀阻，不通则痛；二是癌病日久，久病及肾，耗伤人体正气，气血虚弱，筋骨失其濡养则"不荣则痛"。

2. 现代研究总结

现代研究显示，肿瘤局部结构紊乱、低氧、酸性的淤滞微环境是产生疼痛的基础。恶性肿瘤患者容易产生血栓和微循环障碍；瘀血内阻也是癌症患者产生疼痛的重要原因；溶骨性病理改变是产生骨转移疼痛的基础。骨转移疼痛的发生涉及骨转移的局部骨髓微环境的变化，痛觉传导途径中外周痛觉感受器的敏化和中枢神经元，以及胶质细胞过度活化等复杂的组织和神经病理变化。

就治疗而言，目前临床中骨转移疼痛的治疗仍然是以遵循世界卫生组织（WHO）倡导的三阶梯止痛法为主，该方案中的核心——阿片类药物是治疗中重度疼痛以及爆发痛的第二、三阶梯的主要药物，包括曲马多、美沙酮、氢吗啡酮、吗啡、氢考酮、芬太尼等。尽管阿片类镇痛效果确切，但其中弱阿片类药物如奇曼丁（曲马多缓释片）、强痛定等，具有"天花板效应"，即使与非甾体类药物制成的复合剂该效应仍存在。尽管强阿片类药物没有"天花板效应"，但长期或过量使用可能会出现嗜睡、便秘、耐受以及成瘾等副作用，若短期内大剂量使用可能会出现昏迷、呼吸抑制等危险情况，可见，患者对于阿片类药物的敏感性存在着较大的个体差异，因此医师（或联合药师）需要对患者的总体病情充分和准确评估后才能确定用药方案及剂量。作为骨保护药物的双磷酸盐，目前广泛应用于各种恶性肿瘤骨转移的常规治疗中，包括帕米膦酸钠、伊班膦酸钠和唑来膦酸，后者作为第三代双磷酸药理作用最强，副作用最小。但研究显示此类药物仅能减缓但并不能完全阻止骨破坏的发生发展，因此骨转移疼痛、骨折、高钙血症和脊髓压迫等骨相关事件仍可能发生。且临床研究也表明，除了发热、疲劳、恶心呕吐、腹泻、便秘等副作用外，还有发生肾功能损害、颌骨坏死等严重不良反应的风险。因此，临床中还需要寻找治疗骨转移疼痛高疗效又低副作用的药物或者方法。

中医药治疗骨转移疼痛主要以补肾健骨、活血通络、化痰散结、抗癌解毒为法。常用的药物有：仙灵脾、骨碎补、桑寄生、牛膝、熟地、杜仲、续断、制川乌、制草乌、制蜈蚣、地龙、延胡索、没药、川芎、透骨草、三七、桃仁、山慈菇、神曲、皂角刺、白芥子、大贝、生牡蛎等。药理学研究显示，具有清热解毒、活血化瘀功效的中草药中均发现了镇痛活性成分，如生物碱、黄酮类化合物和甾醇等。这些活性成分主要通过抑制机体致痛性化学物质分泌、降低痛觉感受器的敏感性和活化阈值、抑制痛觉信号的传导等机制发挥镇痛作用。

因此，徐振晔教授强调肾精亏虚、骨失所养是骨转移疼痛产生的重要因素，治疗宜补肾健骨、活血通络。

3. 临床经验积累

徐教授在40余年长期的肿瘤临床研究中，对于骨转移疼痛的治疗颇有心得。研究肺癌骨转移患者发现，大多数患者除了疼痛症状外，还兼有乏力、头晕、耳鸣、腰酸等肾虚之象，以及痛处固定不移、舌质暗红、偶有瘀斑、脉细弦等气滞血瘀的表现。《素问·阴阳应象大论》曰"肾生骨髓，在体为骨""肾藏精，精生髓"，即肾脏精气的滋养和推动是骨骼生长发育以及修复的基础。而癌病久延不愈，虚损日久则可致气血亏虚和肾精不足，即"久病及肾"；又脉络失于气血的充盈濡养，久则可致脉络瘀滞，即"久病入络"。结合肺癌骨转移患者上述的临床表现以及"肾主骨""久病及肾"和"久病入络"的中医理论，徐教授认为骨转移疼痛的发生是机体以肾精亏虚为本，痰瘀、寒湿、癌毒为标的本虚标实的综合结果。肾精亏虚，精血不足，骨失所养则"不荣则痛"；癌病日久，气滞血瘀，寒湿外侵，痰瘀、寒湿、癌毒互结，而"久病入络"，络脉纵横网络，痰瘀癌毒流窜，瘀阻脉络则"不通则痛"。基于此病机，徐教授提出补肾强骨、活血化瘀、通络止痛的治则治疗骨转移疼痛。在此治则的指导下，结合多年的临床用药经验，徐教授总结出了疗效确切、用药精炼的小复方——骨痛灵方。本方仅六味药物组成：仙灵脾，骨碎补，制蜈蚣，制川乌和制草乌等，灵活运用于临床各种肿瘤骨转移疼痛的治疗，并获得了确切的疗效。

骨痛灵方中，骨碎补配制蜈蚣补肾活血通络止痛为君药。骨碎补具有活血止痛、续筋接骨、温补肾阳、强筋健骨的作用，作为骨科要药，骨碎补药用历史悠久，《开宝本草》记载其"味苦，温，无毒。主破血，止血，补伤折"。现代药理学研究发现，骨碎补中的有效成分柚皮苷通过抑制 NF-KB 通路、提高 BMP-2 蛋白表达和抑制 RANKL 的表达等作用调节骨代谢平衡。体内外实验均显示骨碎补对破骨细胞具有抑制作用：骨碎补总黄酮可能通过调节破骨细胞 RANKL/OPG 平衡和 MAPK 信号通路，抑制骨溶解；柚皮苷可以下调破骨细胞分化过程中的 RANK、TRAP 和 MMP9 的表达而抑制破骨细胞的增殖分化和骨吸收功能。此外，骨碎补对于成骨细胞具有促进作用：骨碎补水提液和醇提液可以促进小鼠成骨细胞株 MC-3T3-E1 细胞的增殖和分化，并促进细胞骨钙素合成和分泌；骨碎补总黄酮还可促进大鼠成骨细胞雄激素受体（AR）mRNA 表达，发挥拟雄激素效应，从而促进骨生成。此外，研究还显示骨碎补水提液、醇提液与柚皮苷对人骨髓间充质干细胞（hMSCs）有保护作用，并促进增殖和其向成骨细胞分化。

蜈蚣始载于《神农本草经》，性味辛温、有毒，归肝经。制蜈蚣为血肉有情之品，具有通络止痛、息风止痉、解毒散结的功效。近代医家张锡纯曾言"蜈蚣走窜力最速，内而脏腑，外而经络，凡气血凝聚之处皆能开之"。陈红琳等研究显示，无论是药典规定的少棘巨蜈蚣还是民间多用的墨江蜈蚣和多棘蜈蚣，它们都有显著的抗炎镇痛作用。杨永华等检测发现，蜈蚣醇提物和水提物均有明显的解痉消炎和镇痛作用。邹吉利首次从蜈蚣中分离纯化出一个分子量约为 13KD 的偏弱酸性的多肽单体，并通过醋酸扭体法验证了其有效的镇痛作用。临床中蜈蚣不仅广泛用于心脑血管疾病、骨关节病、感染性疾病以及偏头痛等多种疼痛的治疗，还可以用于抗肿瘤的治疗。

仙灵脾在本方中为臣药，归肝、肾经，具有补肾阳、强筋骨的功效。研究显示，仙灵脾可能通过上调 Cbfa1、BMP2 和 BMP4mRNA 的表达而促进促进成骨细胞增殖分化；此外它还能诱导大鼠骨髓间充质干细胞以及间充质干细胞株 C3H10T1/2 向成骨细胞分化，后者可能与 p38 的激活和 ERK 蛋白的抑制有关。在骨质疏松症的研究中发现，仙灵脾的有效成分淫羊藿苷促进成骨细胞的增殖和分化的同时，还抑制破骨细胞的骨吸收。此外，大量实验研究显示仙灵脾具有抑制破骨细胞的分化成熟的作用，其分子机制涉及破骨细胞内 Ca^{2+} 的代谢，RANKL/OPG 轴的平衡，NFκB 的活化，p38 和 JNK 信号传导通路，以及 ERK 的磷酸化等。此外，作为一味补益药，仙灵脾还可以显著提高肿瘤患者的免疫力。

制川乌和制草乌具有温经祛湿、散寒止痛作用，在本方中为佐药。《金匮要略心典》曰"寒湿之邪，非麻黄、乌头不能去"。实验研究发现，草乌生药制剂以及乌头碱和次乌头碱均能缓解小鼠热板法引起的疼痛反应，减少小鼠电刺后的摆尾次数，发挥显著的镇痛作用。研究者观察小鼠的扭体潜伏期和热板痛阈值，发现川乌可以通过减轻小鼠的炎症反应而缓解疼痛。大量临床研究显示，在风寒湿痹、关节疼痛的治疗中，制川乌和制草乌联合其他中药的临床疗效确切。

由此可见，骨痛灵方中的仙灵脾、骨碎补、制蜈蚣、制川乌、制草乌等，在理论上、实验研究以及临床研究中均显示了止痛的功效。全方用药精简，通过温肾、健骨、活血、通络，标本兼治，治疗骨转移疼痛。

（二）临床应用

1. 明辨邪正虚实

徐教授认为骨转移瘤的形成不仅是表象的邪实，更多是内在的正虚。从脏腑论，以肾虚为主。肾藏精，主骨生髓，肾虚则骨骼空虚，病邪乘虚而入。癌症患者多为老年人（＞65岁），随着年龄的增长，肾气逐渐衰竭，即年高肾衰。其次癌症患者多长期经受病痛和治疗的折磨，机体五脏六腑皆受损耗，久则累及肾阴肾阳，即久病及肾。从气血阴阳论，癌症患者以气血亏虚为主，在患病过程中或因放化疗等治疗攻伐太过，损及脾阳，脾胃气虚；或因情绪抑郁，肝气不疏，肝木乘脾，脾失健运，导致气血生化乏权，气血亏虚，精失所化，髓失所养，骨骼空虚则病邪居之。临床上，气血亏虚患者多是脾虚又兼有肝郁。可见，正虚（肾虚）及气血亏虚是发生骨转移的基础。

邪实，一方面指因脏腑功能受损或治疗副作用而出现的气滞、血瘀、痰浊、热毒等，如脾失健运，水湿不化，津液不布，聚湿成痰，痰随气行，阻于筋骨；放疗在杀伤肿瘤细胞的同时，难以避免会对周围正常组织造成灼伤性损伤，重则可称之为热毒。另一方面指因虚致实。肿瘤患者病期绵长，经久不愈，久病不仅耗伤脏腑精气，且"久病在络，气血皆窒"，即精气亏虚而致络脉气血瘀闭之实。由此，对于骨转移中常见的骨癌痛症状给出了合理的解释：正虚（肾虚），气血亏虚，筋脉失养而"不荣则痛"；邪实即气滞血瘀、痰浊热毒，致络脉瘀闭而"不通则痛"。

2. 辨证施治，总结经方

根据恶性肿瘤骨转移的基本病机，徐振晔教授指出以扶正祛邪立法，即益气养血和补肾壮骨扶正固本，与解毒抗癌、散结消肿、活血通络和化痰去浊等祛邪抑瘤并举，标本兼顾。在辨证基础上，针对临床中各种恶性肿瘤骨转移的常见症状骨癌痛，总结出了疗效确切的经验方——骨痛灵方，组成：仙灵脾15g，骨碎补9g，制蜈蚣2g，制川乌9g，制草乌9g，煅自然铜9g。具有温肾健骨、活血通络和止痛之效。临床随机对照研究表明，该方配合唑来膦酸较单用唑来膦酸具有更好的临床疗效。《本草经疏》曰："自然铜乃入血行血、续筋接骨之要药也。"选用煅自然铜既起到活血通络止痛的作用，又有养骨之意，一药多效，既扶正又祛邪。骨碎补功同其名，具有补肝肾强筋骨、续伤镇痛的作用。骨碎补与自然铜相须为用，增强强筋壮骨之效。乌头味辛、苦，性热，大毒，选用制川乌、制草乌，取其温阳通络止痛之效，配合煅自然铜的活血止痛，镇痛效果更为显著，其用量为9g，同煅自然铜，量小而避其不良反应，便于长期服用。考虑久病入络，沉疴难起，酌情加用虫类搜剔药——制蜈蚣，引药深入以除伏邪。纵观全方，仙灵脾和制蜈蚣补肾通络，攻补兼用，且攻而不过；煅自然铜和骨碎补强筋壮骨，直指病所，量小而效显；煅自然铜合用制川乌、制草乌，活血与温阳并举，以达通络止痛之效。全方六味，用药精简，用量精准，共奏温肾健骨、活血通络止痛之功。

3. 辨证和辨病相结合

徐振晔教授在临床诊疗过程中除辨证论治外，尤为注重辨病而治，对于各种恶性肿瘤骨转移患者，通过辨证和辨病相结合，在经验方骨痛灵方的基础上，灵活用药。徐教授认为肺癌骨转移患者多见肺脾肾亏虚之象，临床以脾肺气虚、肺肾亏虚等证型常见。据培土生金和金水相生之理，辨证予以健脾补肺和补肺益肾法治疗。故骨转移癌痛患者的组方中，多在经验方的基础上加用白术、茯苓、党参、山茱萸、黄精等，配合解毒抗癌药干蟾皮、蛇六谷、石上柏等治疗肺癌骨转移病，即辨病论治。对于乳腺癌骨转移的患者，徐教授认为，"女子以肝为先天"，除了肝藏血，充盈冲任外，女性患者易因情志失调而肝气郁结。肝郁而气失疏泄则脾胃运化失常，气血生化无源，久则肝肾亏虚，因此乳腺癌骨转移患者临床常见肝郁气滞、肝肾亏虚等证型，辨证予以疏肝理气、补益肝肾的八月札、香附、绿萼梅、女贞子、枸杞子、何首乌等，配伍白花蛇舌草、石见穿、蛇六谷等解毒散结、抗癌消癥。徐教授认为前列腺癌骨转移患者多见肾气亏虚，因此在治疗上辨证予补肾益精的仙灵脾、山茱萸、熟地、益智仁等，配合经验方的同时予以白花蛇舌草、山慈菇、土茯苓等软坚散结、解毒抗癌。

总之，徐教授治疗恶性肿瘤骨转移以辨病和辨证相结合而论治，用药考究，扶正的同时不忘祛除癌邪。患者不仅能在短期内感受到活血通络止痛的疗效，在长期服药中也能获益于正气的增强，癌肿增长得以抑制。此外，徐教授考虑到抗癌止痛药物涩苦难服，易伤脾胃，在组方配伍中常加用鸡内金、焦山楂等固护胃气，以助药物吸收，故收效尚佳。

【验案】

患某，女，71岁。2015年5月17日初诊。

患者2014年5月胸部CT检查示：右下肺中央型肺癌可能伴阻塞性炎症，纵隔肺门部分淋巴结增大，两肺多发转移可能。2014年10月经E-BUS胸部穿刺病理提示肺腺癌。随后行化疗2次后，胸部 CT 疗效评估稳定。2015 年 5 月起自觉后背部时有疼痛，胸椎 MRI 示 T7 ～ T10 弥漫性椎体信号欠均匀。进行多次胸椎病灶放疗后，行唑来膦酸治疗，每 4 周 1 次。患者仍时有后背部疼痛，疼痛可以忍受，但严重影响患者生活质量，为避免服用止痛药，遂求治于中医。

刻诊：乏力，行久则气喘明显，时有干咳，后背部时有疼痛，痛处固定，口干，腰酸，胃纳一般，二便调，夜寐安，舌暗红苔少，脉细。

辨证：肺肾亏虚，兼气滞血瘀。

治法：益气养精、解毒抗癌，兼活血通络止痛。

方药：黄芪 30g，北沙参 15g，天冬 12g，麦冬 12g，山茱萸 15g，生地 15g，熟地 15g，仙灵脾 15g，制蜈蚣 2g，制川乌 9g，制草乌 9g，煅自然铜 9g，杏仁 9g，芦根 15g，枇杷叶 12g，蛇六谷 30g，石上柏 30g，干蟾皮 6g，八月札 12g，鸡内金 12g，炒谷麦芽（各）15g。

患者服用 7 剂后疼痛症状明显缓解，气喘咳嗽减少。随后继续在本方基础上加减运用至今，近半年来患者疼痛症状鲜有发生，病情稳定。方中黄芪、北沙参、天冬、麦冬益气养阴、滋养肺脾；仙灵脾、山茱萸、生地、熟地温肾填精、阴阳双补，再配伍理气之八月札，补而不滞，且八月札也具有抗癌作用；制蜈蚣、川乌、草乌、煅自然铜活血通络止痛；杏仁、芦根和枇杷叶润肺止咳，为徐教授的常用药对；干蟾皮、蛇六谷和石上柏解毒消肿抗癌、寒温并用；加用顾护胃气、助药运化的鸡内金和炒谷芽、炒麦芽，全方扶正祛邪并举，共达益气养精、解毒抗癌、活血化瘀止痛的功效。

（王立芳、罗琴琴、金贵玉）

十三、益气化瘀、补肾通络、抑癌解毒法治疗脑肿瘤

在恶性肿瘤的自然病程中，有20%～40%的患者会出现脑转移病灶。而脑转移病灶最常见的来源是肺癌（40%～50%）。近年来由于越来越多新的治疗方法尤其是精准治疗的兴起，肿瘤患者生存期及生活质量都得到了很大的提高，但是由于中枢神经系统解剖及生理上的特殊性，各种治疗手段难以达到理想的效果。未经治疗的肺癌脑转移患者的中位生存期为1～2个月，经过治疗也仅有6个月左右。目前针对肺癌脑转移患者的主要治疗手段是放疗、全身性化疗及手术。靶向药物的广泛应用也一定程度改善了脑转移患者的预后。然而，肺癌脑转移患者总体预后仍难以令人满意。近年中医药在肺癌脑转移的中西医结合治疗中发挥了独特的优势，在抑制肿瘤生长、改善临床症状、减轻放疗副反应、改善患者生活质量和延长患者生存期等多方面均起到了重要作用。

（一）理论来源

1. 古籍经典渊源

肺癌脑转移患者临床多见，欲解决转移以后的脑肿瘤，必须先熟知肺癌的发病机制。肺癌属中医"肺积""息贲""肺痈""肺疽""肺岩"等范畴。癌瘤发生与正气亏虚、感受外邪、饮食不节、起居不节、情志所伤以及自然环境因素等密切相关。历代医家对此已有精辟的论述，《医宗必读》曰"积之成也，正气不足，而后邪气踞之"；《景岳全书·积聚》云"凡脾肾不足及虚弱失调之人多有积聚之病"；《灵枢·百病始生》曰"积之始生，得寒乃生，厥乃成积也"。指出积病的开始，是受寒邪的侵犯而产生的；饮食不

节及饮食不洁也是肺癌发生的重要原因之一，张子和曰"积之始成也……伤酸苦甘辛咸之味，或停温凉寒热之饮"；起居不节亦与癌肿的发病相关，《灵枢·百病始生》曰"起居不节，用力过度，则络脉伤……则血溢于肠外，肠外有寒，汁沫与血相搏，则并合凝聚不得散而积成矣"；情志所伤也是癌瘤发生的重要原因，张子和曰"积之始成也，或因暴怒喜悲思恐之气"；自然环境与肿瘤发病密切，《素问·阴阳应象大论》云"天气通于肺"，日益严重的大气污染及烟毒首先侵害肺本脏是导致肺癌病的原因之一。

中医理论认为，肺主气，司呼吸，调节着气的升降出入运动。《素问·至真要大论》云"诸气膹郁，皆属于肺"，故肺气易于郁滞。肺朝百脉，行气血的功能有赖于宗气的作用，宗气走息道以司呼吸，贯心脉以行气血。因此肺本脏的病变容易导致气滞和血瘀。气滞和血瘀日久是肺本脏癌瘤发生及进展的重要因素之一。痰湿留驻日久，变生痰毒，是导致肺本脏癌瘤发生及转移的重要因素。由此可见，肺癌的病机可概括为：局部属实，整体属虚，因虚致实。本脏之精气亏损于前，又因为饮食起居不节，所吸浊气过多导致寒邪、痰湿、瘀血、气滞于内，癌毒发作而成痼疾。

2. 现代研究总结

肺癌脑转移的途径主要是经血液循环转移。癌细胞经肺静脉进入体循环，再经颈动脉或椎底动脉上行到脑组织后形成转移灶。肺癌脑转移发生率较高，这是因为在肺血管与椎静脉之间有吻合支，肺癌的癌细胞栓子进入静脉后可经体循环直接进入颅内，而其他部位癌肿的癌细胞栓子必须先经过肺毛细血管方可进入体循环到达脑部，所以肺癌最易发生脑转移。肺癌脑转移的症状及体征可呈多样化，可表现为颅内高压症状，出现剧烈头痛、呕吐等，或表现为癫痫发作。临床上对肺癌脑转移的治疗，现代医学主要采取手术、放疗治疗，但常因复发而预后较差。因很少有药物能通过血脑屏障进入脑组织，故化疗疗效有限。据近年文献记载，脑转移瘤未做治疗者中位生存期只有1个月，全脑放疗中位生存期为3～6个月；外科手术治疗中位生存期仅仅为5个月。专家评述认为，非小细胞肺癌的中枢神经系统受累是肺癌诊断和治疗中的一个重要问题，与患者的生存期和生活质量密切相关。患者相应的症状体征和诊断治疗均不相同。

患者化疗的效果一般较差，既往以放射治疗为主，近期出现的分子靶向治疗、抗血管生成药物和免疫检测点抑制剂在非小细胞肺癌脑转移受累的治疗中表现出一定的疗效。综合来看，首先要根据患者的症状体征准确及时地进行诊断；放疗仍然是治疗的基石，在治疗过程中始终应该考虑，合适情况下尽早加入；分子靶向药物有效的前提是有治疗的靶点，因此分子靶点检测是治疗的基础；抗血管生成药物可以提高治疗的疗效，可以减轻血管的渗出，缓解患者的症状；免疫检测点抑制剂仍需要进一步积累经验。

3. 临床经验积累

徐振晔教授在前述医学积累的基础上，提出肺癌基础病机为精气亏虚、正虚邪侵；肾、脾分主人身先、后天之精气，同时脾为肺之母，肾为肺之子，故两脏又与肺密切相关；肺癌患者或因先天不足，或因后天失养，导致肾、脾两脏精气亏虚，进而累及肺中精气。与此同时，肺、脾、肾三脏又主人身中水液代谢，故三脏功能失调致使水液代谢异常，化生痰湿。邪毒、痰湿里应外合，乘精气亏虚而入，彼此交结于肺内，故发展为肺癌。当此之时，一方面需要培本固源，预防肺脏精气的亏损；另一方面需要防止五脏亏损，互相影响，变生他证，尤其是要在临床中重视痰瘀等病理产物在脑转移中的作用。

在肺癌脑转移方面，中医学也有许多值得注意的观点。关于肺癌脑转移的病因病机：张代钊教授强调，"清气不升……浊气不降"在脑转移发生中起着重要作用；郁仁存教授认为，肿瘤的复发与转移主要与患者机体内环境的改变、出现"内虚"即腑脏功能减退、气血阴阳失调等有关；朴炳奎教授认为，脑髓虽为肾所生，但神志却为心所主，故脑转移亦常考虑由心神功能异常引起；孙桂芝教授认为，脑转移瘤的发生与风邪所伤有关；李佩文教授强调，脑转移的发生与脾胃虚衰而导致"清阳不升，浊阴不降"有着密切联系。均在一定程度上指导了中医的临床实践，取得了相应成绩。

荟萃百家之长，总结前人和同道的认识，徐振晔教授提出：精气亏虚，正虚邪侵，是肺癌脑转移的重要机理。《灵枢·经脉》曰："人始生，先成精，精成而脑髓生。"中医理论认为脑为"髓海"，其位高，其体空，其气清，生理功能有赖肺之宣降。同时脑髓为肾精所生，若肾精不足，则脑髓失养，而后邪气踞之，精气未复，则患者脑转移反复难除。治疗以益气化瘀、补肾通络、抑癌解毒为基本大法，同时兼顾患者症状主诉，灵活加减变化方药，则是中医药治疗肺癌脑转移的重要途径之一。

（二）临床应用

在前述理论的指导下，徐振晔教授带领的团队提出益气化瘀、补肾通络、抑癌解毒法治疗脑肿瘤的学术观点。围绕临床最为常见的肺癌导致的脑转移开展了一系列的应用，对肺癌脑转移的治疗开展了积极的研究。有单纯运用中医药治疗者，也有与手术、放疗、化疗药物联合治疗者，均取得了可喜的成绩。已有的结果显示，中医药辨证施治能提高肺癌脑转移的治疗率，减轻症状，延长生存期，中药治疗毒副作用少，易为患者所接受，具有一定的优势。少数病人经中药治疗后，症状消失而呈现了相当明显的效果。

【验案】

案例 1：朱某，女，58 岁。1996 年 10 月 12 日初诊。

主诉：左上肺肿块，脑转移姑息手术切除，γ 刀治疗后 21 年余，乏力 1 月。

患者 1996 年因咳嗽不愈，查胸片发现左肺占位病变，排除手术禁忌于 1996 年 9 月 4 日在某专科医院行左上肺癌切除术。术后病理示腺癌，同时有淋巴结转移（报告亡佚，具体不详）。术后行辅助化疗 4 次（方案剂量已不可考）。化疗结束后于 1996 年 10 月 17 在上海某专科医院行胸部放疗，后定期随访。1997 年复查头颅 MRI 提示颅内转移，于当年 4 月 17 日在某专科医院行头颅 γ 刀治疗，经治疗后颅内病灶消失。而后数年内定期复查随访，病情稳定。至 2006 年 12 月发现颅内新发病灶，遂再次行 γ 刀治疗，经治疗后颅内病灶未见明显缓解，故 2007 年 1 月 7 日在某综合医院行颅内肿瘤切除术。2011 年 7 月再次出现颅内转移灶，在上海某专科医院行头部放疗，经放疗后病灶部分缓解，持续密切观察随访至 2014 年 3 月 13 日于上海某医院行右额顶叶颅内占位切除术，术后病理示转移性腺癌，基因检测 18 号、19 号、20 号、21 号外显子未见突变。术后患者长期门诊随访，2015 年 3 月 24 日右颞叶病灶较前进展，查 PET/CT 考虑该病灶仍有肿瘤活性，并发现左肺下叶结节，故于当年 7 月、11 月入我科行甘露醇治疗脑水肿，同时结合中药抗肿瘤治疗；治疗中、治疗后复查头颅 MRI 病灶均持续进展，肺部病灶稳定。2016 年 1 月 8 日在上海某专科医院基因检测示：ALK+，K-ras 基因 12 号、13 号密码子未见突变。当年 2 月 18 日起患者自行服用克唑替尼 250mg，每日 2 次治疗，3 ～ 9 月期间复查颅内病灶范围持续缩小，后病情稳定。2016 年 9 月 18 日末次复查头颅 MRI 增强：右侧额顶叶术后改变，右侧额顶叶团片影，考虑转移瘤伴出血，右枕叶小片软化灶，所见情况较前片大致相仿。

该患者自发病起持续中药治疗（方药随病人症状加减变化调整），病程已达 21 年余。

刻下：四肢乏力，左侧肢体活动欠利，时有四肢抽搐，咳嗽咳痰时有，痰色白量少质中等，大便日行 2 ～ 3 次，皮肤干燥瘙痒，寐安。舌淡苔白，脉细。

中医诊断：肺癌病（精气亏虚）。

西医诊断：支气管肺癌，原发性，周围型，左上叶腺癌，根治术后脑转移 γ 刀手术后 R–$T_4N_0M_1$（脑）Ⅳ期。

治法：益气养精，抑癌解毒。

方药：生黄芪 60g，当归 9g，地龙 30g，川芎 15g，丹参 30g，生南星 15g，夏枯草 15g，生牡蛎 30g，羚羊角粉 0.6g，补骨脂 15g，仙灵脾 15g，菟丝子 30g，桂枝 9g，薏苡仁 30g，陈皮 9g，姜半夏 9g，白蒺藜 30g，鸡内金 12g，白扁豆 20g。7 剂。

1 周后左侧肢体功能略有好转，抽搐发作减少。于上方中加入制蜈蚣 2 条、鸡血藤 30g，丹参用量加大至 60g，继服 1 个月，左上肢功能基本恢复正常，头晕头痛偶作，未见抽搐发作。后患者在我院门诊长期应用中药治疗，诸恙尽除，脸色红润，工作家务一如常人。后长期口服益气养精，抑癌解毒中药加减治疗。方药：太子参 15g，白术 12g，茯苓 15g，石见穿 30g，石上柏 30g，蛇六谷 30g，天葵子 30g，山慈菇 15g，女贞子 15g，白芍 15g，川芎 15g，熟地 24g，生黄芪 50g，陈皮 9g，川连 3g，黄精 30g，灵芝 30g，鸡内金 12g，丹参 30g，炒谷芽 15g，炒麦芽 15g，泽泻 30g。

医嘱：中药浓煎，每日 1 剂，忌食辛辣刺激及生冷寒凉之品。诊疗期间依据症状加减用之。

按：该例患者在放化疗之外，20 余年间坚持中医药的治疗，虽然脑部几经转移，甚至肿块仍有一定的进展，但仍能够有效地维护"阴平阳密"的状态，带瘤生存时间长，其中的机理值得进一步探讨。一方面从个例角度明确了"益气化瘀、补肾通络、抑癌解毒"的有效性，另一反面也从中西医结合的角度提示我们二者不可偏废。是不是一定要将肿块"消失"才是治愈？是不是一定要"斩草除根"对患者才是最有利的治疗方案？值得注意的是，现代医学放疗、化疗、靶向治疗对人体病机的影响也不可忽视。大便日行 2～3 次，皮肤干燥瘙痒等，均为靶向药物治疗常见的毒副反应，放疗等引起的胃肠道的副反应等也是影响患者生活质量的常见问题，从中医理论来看这是对后天精气的极大损伤。这一案例也提示我们，值得我们思考并审视带瘤生存的现实性和患者利益的最大化。也许这样才是适合患者的最好治疗方案。

案例 2：唐某，男，45 岁。1988 年 1 月 28 日初诊。

患者因脑胶质瘤于 1987 年 10 月 31 日于上海某医院手术切除，病理报告右颞顶部星形细胞瘤Ⅱ级。1987 年 11 月 24 日复查：右颞顶部术后改变，仍可见混杂密度影，以低密度区为主。诊断：右颞顶部星形细胞瘤术后，不除外仍有少量残留体组织。来我院肿瘤门诊诊治，患者自诉头顶隐痛，乏力倦态，时有盗汗，口干，舌苔少、质淡，脉细眩。证属阴虚阳亢于上，脑络阻滞。治拟养阴抑肝，软坚散结通络法，处方：生地 30g，玄参 15g，当归 9g，藁本 9g，白蒺藜 12g，生薏苡仁 30g，王不留行 15g，夏枯草 15g，海藻 12g，牡蛎 30g，蛇六谷 30g，天龙 3 条，石见穿 30g，僵蚕 9g，生山楂 15g。7 剂。

1988 年 3 月 1 日：上海某医院 CT 复查：右颞部术后改变，仍见混杂密度影，以低密度为主，与前片比较，病灶有所缩小。

二诊：患者药合度，稍有目糊，上方加枸杞子 15g。7 剂。

三诊：患者头晕少减，口角麻。上方王不留行改 24g，加生南星 15g。14 剂。

四诊：症同上述，上方生南星改 30g，加地龙 15g。14 剂。

患者续服中药半年后，自觉症情缓和好转，舌苔少质淡，脉细。改方：生地 30g，玄参 30g，枸杞子 15g，夏枯草 15g，牡蛎 30g，蛇六谷 60g，生南星 45g，天葵子 30g，王不留行 30g，炙地鳖虫 9g，七叶一枝花 20g，麦冬 12g，生山楂 15g。另服用本院自制蝎蜈胶囊，5 粒 / 次，每日 3 次。

患者长期服用中药，但表现性格暴躁，生活无规律，日夜搓麻将。1997 年 6 月 25 日来诊：MRI：右颞顶叶胶质瘤术后，局部复发可能大，抽搐常见，头胀头痛，头晕时作。改方：生地 30g，熟地 30g，玄参 30g，枸杞子 15g，蛇六谷 60g，天葵子 30g，七叶一枝花 15g，生南星 45g，山慈菇 30g，蜈蚣 3g 条，当归 9g，地龙 15g，女贞子 30g，白芍 30g，甘草 9g，肉苁蓉 15g，菟丝子 15g，生黄芪 45g，鸡内金 9g。另口服 MeCCNU200mg 和奋乃静 4mg，每日晚 8 时顿服。

1999 年 7 月 15 日来门诊诊治，脑胶质瘤术后 12 年，一直坚持服用中药治疗，近来抽搐减少，仍有右侧头痛，脉弦，苔少，质淡。治疗益气化瘀通络，处方：生黄芪 50g，白术 15g，茯苓 15g，地龙 15g，天葵子 30g，蛇六谷 30g，天龙 9g，生南星 15g，蜈蚣 3 条，夏枯草 15g，牡蛎 30g，钩藤 15g（后下），陈皮 9g，鸡内金 12g。

2001 年 1 月 13 日来诊（家属代诊）：头颅 MRI：右颞顶部手术区及周围脑实质内又见多发大小不等明显强化结节，大小在 0.2 ～ 2.0cm，病灶周围可见水肿。考虑复发和转移。诉有阵发性抽搐，畏寒怕冷，大便溏薄。处方：熟地 30g，黄精 30g，山茱萸 12g，天龙 9g，天葵子 30g，蛇六谷 30g，生南星 30g，夏枯草 15g，生牡蛎 30g，山慈菇 15g，地龙 15g，蜈蚣 3 条，僵蚕 12g，补骨脂 15g，仙灵脾 15g，白芍 30g，甘草 9g，怀山药 30g，生黄芪 60g，钩藤 15g，焦山楂 15g，焦神曲 15g。

2000 年 12 月 14 日：自诉抽搐减少，乏力明显，上方生黄芪改90g，续方治疗。症缓解。

按：脑胶质瘤是最常见的颅内恶性原发性脑肿瘤，其占脑部恶性肿瘤的 80%。浸润性生长是胶质瘤的特性，因此肿瘤组织边界不清，使得通过手术方式完全切除病变组织显得十分困难，因此胶质瘤切除后极易再次复发。徐振晔教授认为，脑胶质瘤的成因不外乎先天精气不足和后天失养，遗传因素、早产、思虑过劳、情志所伤等因素可导致先后天之本亏虚、脏腑功能失调，肾精亏虚，痰浊内停，痰瘀化毒，肝风内动。在治疗过程中，扶正兼顾祛邪，以熟地、黄精、山茱萸补肾益精，天龙、地龙、蜈蚣等药材为走经入血之佳品；加之全蝎、蛇六谷、夏枯草、牡蛎、山慈菇等增强通导能力；生黄芪益气健脾化痰，钩藤、白芍等养肝祛风。全方合用，祛邪不伤正，扶正不恋邪，益气养精，化痰通络，养肝祛风。病人获得佳效，生活质量提高，生存时间延长，体现了中医药治疗脑胶质瘤的优势。

（赵晓珍）

十四、泻肺健脾、解毒利水法治疗癌性胸水

恶性胸腔积液指恶性肿瘤胸膜转移或原发于胸膜本身的恶性肿瘤所致的胸腔积液，是晚期恶性肿瘤的常见并发症之一。如果大量胸腔积液不及时处理，可产生胸闷、气促、咳嗽、胸痛等症状，严重者危及生命。因此，有效控制恶性胸腔积液对于改善肿瘤患者症状、提高生活质量、延长生存期具有重要的临床意义。治疗可分为全身治疗和局部治疗两种。全身治疗主要针对引起恶性胸腔积液的

原发疾病，如肺癌、乳腺癌、恶性淋巴瘤等，通过靶向治疗、全身化疗等可以部分控制；局部治疗主要是通过胸腔穿刺引流，并给予局部用药，如博来霉素、顺铂、重组人血管内皮抑制素、白介素–2、榄香烯注射液、香菇多糖等，有一定疗效，但积液局部暂时控制后容易反复。徐振晔教授经过多年临床实践与实验研究，在国医大师刘嘉湘教授治疗癌性积液经验方悬饮宁方基础上，采用泻肺健脾、解毒利水法治疗恶性胸腔积液取得较好疗效。

（一）理论来源

1. 古籍经典渊源

恶性胸腔积液属于中医学之悬饮，《金匮要略·痰饮咳嗽病脉证并治》曰："饮后水流在胁下，咳唾引痛，谓之悬饮。"症见患侧胁下胀满，咳嗽或唾涎时两胁引痛，甚则转身或呼吸牵引作痛等。一般治疗用攻逐水饮之法，方用十枣汤、葶苈大枣泻肺汤、己椒苈黄丸等。徐振晔教授根据多年临床经验，结合本病临床特征，认为该病关键病机特点为脾虚饮停胸胁，治疗予泻肺健脾、解毒利水，方用悬饮宁加减，药用生白术、茯苓、葶苈子、桂枝、川椒目、猫人参等。

2. 现代研究总结

恶性胸腔积液的治疗，除了积极治疗引起积液的原发肿瘤外，局部治疗主要是胸腔穿刺引流，积液控制后胸腔内注入化疗药物、靶向药物、生物制剂或中药注射剂等，如博来霉素、顺铂、奈达铂、洛铂、贝伐珠单抗、恩度、重组人血管内皮抑素、金葡素注射液、羟基喜树碱、岩舒注射液、鸦胆子油乳注射液、艾迪注射液、康莱特注射液、华蟾素注射液、斑蝥酸钠维生素 B_6 注射液等，或者 2 种药物联用，如 A 型链球菌制剂与顺铂联合、羟基喜树碱联合岩舒注射液、顺铂加免疫核糖核酸、顺铂联合重组人白介素–2、恩度联合顺铂、复方苦参注射液联合奈达铂、华蟾素联合重组人血管内皮抑素、贝伐珠单抗联合顺铂、恩度联合奈达铂、康莱特加顺铂等均有一定疗效，中药外敷、中药穴位敷贴也有一定效果，中药内服疗效确切，特别是胸膜腔内分隔状胸水，抽吸已很困难，但仍影响到患者的呼吸功能，中医药可有独到的疗效。悬饮宁方加减临床观察有明显控制胸腔积液的作用，实验研究发现悬饮宁有明显延长S180腹水瘤小鼠生存期、改善生存状态的作用；悬饮宁还可以改变S180腹水瘤小鼠排列疏松的腹膜间皮细胞，从而控制腹水瘤小鼠癌性积液生长。

（二）临床应用

癌性胸腔积液患者多正虚邪盛，往往不可恣意攻下，徐振晔教授善用泻肺健脾、解毒利水法控制胸水屡获良效，常用方为悬饮宁方加减，药用生白术、茯苓、葶苈子、桂枝、川椒目、猫人参、龙葵等。苓桂术甘汤温阳化饮利水，葶苈子泻肺利水，川椒目、猫人参、龙葵理气解毒利水，共奏泻肺健脾、解毒利水之效。

生白术苦、甘、温，归脾、胃经。《药鉴》言其"利水道、有除湿之功，强脾胃，有进食之效"。生白术具有明显而持久的利尿作用，实验研究证明其对各种动物如大鼠、兔、狗都有作用。白术不仅增加水的排泄，也促进电解质特别是钠的排出，并且钠的排泄还胜于水的排泄。它也不影响垂体后叶激素的抗利尿作用。

茯苓甘、淡、平，归心、脾、肾经。《神农本草经》云："味甘，平。主胸胁逆气。"《中西汇通医经精义》云："茯苓气薄，为阳中之阴，所以利小便。"《本草经集注》云："止消渴唾，大腹淋沥，膈中痰水，水肿淋结。"现代药理研究本品醇浸剂有明显利尿作用，能增加尿中钾、钠、氯等电解质排出。

葶苈子苦、辛、大寒，归肺、膀胱经。《本草正义》云："苦降辛散，而性寒凉，故能破滞开结，定逆止喘，利水消肿。"现代药理研究发现本品醇提取物有强心作用，还有广谱的抗菌作用。

桂枝辛、甘、温，归肺、心、膀胱经。《本经疏证》云："凡药须究其体用，桂枝能利关节，温经通脉……盖其用之之道有六：曰和营，曰通阳，曰利水，曰下气，曰行痰，曰补中。其功之最大，施之最广，无如桂枝汤，则和营其首功也。"实验研究发现用含桂枝的五苓散 0.25g/kg 给麻醉犬静脉注射，可使犬尿量明显增加，单用桂枝静注（0.029g/kg）利尿作用比其他四药单用显著，故认为桂枝是五苓散中主要利尿成分之一。

川椒目苦、寒，归肺、肾、膀胱经。《唐本草》云："主水，腹胀满，利小便。"降气平喘作用的实验研究表明：椒目有拮抗组胺和直接舒张支气管平滑肌的作用，椒目 90% 醇提物对氨水引咳的小鼠、枸橼酸致咳的豚鼠均有明显的镇咳作用。

猫人参苦、涩、凉，归肝经。《浙江民间常用草药》云："清热解毒，主痈、疖、白带、脓肿。"本品具有抗肿瘤的作用，临床主要用于治疗肺癌、原发性肝癌、消化道肿瘤，用于治疗癌性胸腹水有一定疗效。实验研究发现猫人参提取物对 S180、A549 瘤细胞具有一定体内抑制作用，挥发油成分具有体外抑菌效果。

龙葵苦，寒，有小毒，归肝、胃经。《本草正义》云："龙葵，可服可敷，以清热通利为用，故并治跌仆血瘀，尤为外科退热消肿之良品也。"《现代实用中药》言其"利尿消炎"。实验研究提示龙葵煎剂 10g/kg 腹腔注射，可提高小鼠体内自然杀伤细胞的活性。对金黄色葡萄球菌、痢疾杆菌、伤寒杆菌、变形杆菌、大肠杆菌、绿脓杆菌、猪霍乱杆菌均有一定的抑菌作用。

【验案】

宜某，女，48 岁。2016 年 5 月 4 日初诊。

主诉：左肺鳞癌术后 1 年余，伴干咳、胸闷、气短 2 周。

患者 2014 年 4 月 1 日术后病理示：左肺根部鳞癌，3cm×2cm× 2cm，中 - 低分化，伴坏死，纵隔淋巴结转移 5/8（具体不详），P-$T_{1b}N_2M_0$ Ⅲa 期，术后外院中药汤剂辨证治疗，未行放化疗。2016 年 4 月 26 日 B 超：胸腔中等量积液，胸腔穿刺抽液 800mL，涂片见异型细胞，未行胸腔化疗。

刻诊：乏力，干咳，胸闷、气短，左侧卧舒适，纳可，二便调，烘热、盗汗，怕冷，夜寐安。舌淡红、苔薄白，脉细。

辨证：气阴两虚、饮停胸胁。

治法：泻肺健脾、解毒利水、调阴阳。

方药：四君子汤合悬饮宁方加减：太子参 15g，生白术 30g，茯苓 15g，北沙参 15g，生黄芪 40g，芦根 30g，杏仁 9g，枇杷叶 12g，葶苈子 15g，桂枝 6g，川椒目 15g，猫人参 30g，龙葵 30g，桃仁 9g，石见穿 30g，石上柏 30g，蛇六谷 30g，泽泻 30g，知母 15g，碧桃干 30g，鸡内金 12g。14 剂，水煎服，日 1 剂，分早、晚饭后热服。

复诊（2016 年 8 月 10 日）：服药后诸症好转，门诊续治，复查 B 超胸水 30mm。刻下：咳嗽，少痰，胸背隐痛，口苦，胃脘不适，大便溏薄，舌暗红苔少，脉细。证属气阴两虚、饮停胸胁，治以益气养阴、解毒散结，方用四君子汤加减：太子参 15g，生白术 30g，茯苓 15g，北沙参 15g，生黄芪 40g，芦根 30g，杏仁 9g，枇杷叶 9g，石见穿 30g，石上柏 30g，猫人参 30g，木香 9g，川连 6g，川芎 12g，佛手 9g，白扁豆 30g，鸡内金 12g。14 剂，水煎服，日 1 剂，分早、晚饭后热服。

按：徐振晔教授应用悬饮宁方加减控制恶性胸腔积液疗效明显，方中生黄芪、生白术、茯苓、葶苈子、桂枝、川椒目、猫人参、龙葵健脾温阳、解毒利水，芦根、杏仁、枇杷叶清肺化痰、止咳平喘，石见穿、石上柏、蛇六谷为治疗肺癌解毒散结常用药。初诊用泽泻加强利水，知母、碧桃干滋阴清热敛汗；复诊根据病情变化予香连丸清热理气止痛，川芎活血止痛，佛手、白扁豆理气健脾止泻，鸡内金健胃消食。全方泻肺健脾利水、解毒散结，标本兼顾、扶正祛邪以平为期。方中生白术，《药性论》曰："味甘辛，逐皮间风水结肿。"现代药理提示它对小鼠S180腹水瘤抑制率为22.8%～32.1%，生白术达到一定剂量时，其排液作用明显增强，本方重用生白术；葶苈子泻肺利水，剂量大时可高达50g，两药攻补兼施为君药。猫人参清热解毒且具有强壮扶正功用为臣药；茯苓渗湿利水，川椒目降逆平喘、行气利水，桂枝温阳化饮为佐药。

（龚亚斌）

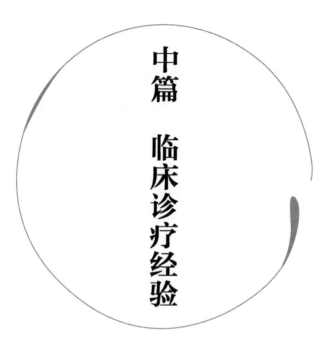

中篇　临床诊疗经验

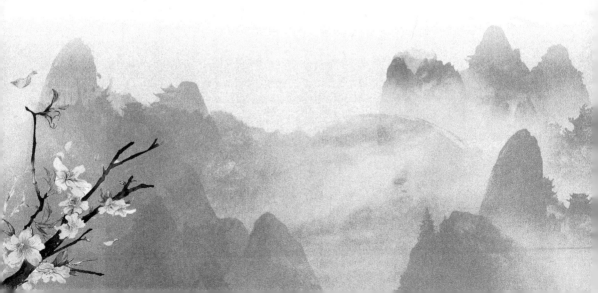

中篇　神祇之古经魁

一、肺癌

肺癌又称原发性支气管肺癌，是由于正气内虚、邪毒外侵引起的，以痰浊内聚、气滞血瘀、蕴结于肺，以致肺失宣发与肃降为基本病机，以咳嗽、咯血、胸痛、发热、气急为主要临床表现的一种恶性疾病。

本病属于中医学的"肺积""息贲""痞癖""咳嗽""咯血""胸痛""积聚""癥瘕"等范畴。历代医家对本病早有相关论述，如：

《素问·玉机真脏论》说："大骨枯槁，大肉陷下，胸中气满，喘息不便，内痛引肩项，身热脱肉破䐃。"其描述与肺癌晚期症状相类似。

《难经·论五脏积病》说："肺之积名曰息贲……久不已，令人洒淅寒热，喘咳，发肺壅。"《济生方·癥瘕积聚门》说："息贲之状，在右胁下，大如覆杯，喘息奔溢，是为肺积。诊其脉浮而毛，其色白，其病气逆背痛，少气喜忘，目瞑肤寒，皮中时痛，或如虱缘，或如针刺。"描述了"肺积""息贲"的症状。

《素问·奇病论》说："病胁下满气上逆……病名曰息积，此不妨于食。"《灵枢·邪气脏腑病形》说："肺脉……微急为肺寒热，怠惰，咳唾血，引腰背胸。"这些描述与肺癌的主要临床表现均有类似之处。

金元时期李东垣治疗肺积的息贲丸，所治之证颇似肺癌症状。

明代张景岳《景岳全书·虚损》说："劳嗽，声哑，声不能出或喘息气促者，此肺脏败也，必死。"这同晚期肺癌的临床表现相同，并明确指出预后不良。

古代医家对肺癌的病因病机亦有较为深刻直观的认知。如：

《医宗必读·积聚》之"积之成者，正气不足，而后邪气踞之"，指出正气内虚、脏腑阴阳失调是罹患肺癌的主要病理基础。

《医彻·杂症》说："若久嗽不已，则脏腑精华，肌肉血脉，俱为耗伤，消竭于痰，此之脱气、脱血，何多逊矣，独不观久嗽者，始而色瘁，继而肉消，继而骨痿，皆津液不能敷布乃至此，夫岂容渺视哉！"指出肺癌久病患者，肺气耗损而成不足，久病加之体衰，气血亏损，复而肿块邪毒耗气伤血，津液不布，终致素体亏耗，疾病加重，循环往复，衰竭而亡。

清代顾松园认为"烟为辛热之魁"，指出长期吸烟，热灼津液，阴液内耗，致肺阴不足，久则气阴亏虚，加之烟毒之气内蕴，羁留肺窍，阻塞气道，而致痰湿瘀血凝结，形成瘤块。

《诸病源候论·咳嗽病诸候·久咳嗽脓血候》说："肺感于寒，微者，则成咳嗽，咳嗽极甚，伤于经络，血液蕴结，故有脓血，气血俱伤，故连滞积久，其血黯瘀，与脓相杂而出。"说明肺为娇脏，易受外邪侵袭，致使肺气肃降失司，病久则肺气郁滞不宣，进而血瘀不行，毒瘀互结，气血两伤，久而形成肿块。

《杂病源流犀烛·积聚癥瘕痃癖痞源流》所提到的"邪积胸中，阻塞气道，气不宣通，为痰，为食，为血，皆得与正相搏，邪既胜，正不得而制之，遂结成形而有块"，则说明了肺中积块的产生与正虚邪侵、气机不通、痰血搏结有关，并且该书中还提到了"养正积自除"的论断，对于后世研究肺癌的发病和治疗，均具有重要的启迪意义。

徐振晔教授总结了历代医家对肺癌的论述，结合多年来对肺癌患者治疗的临床经验，指出肺癌是由于正气虚损，阴阳失调，邪毒乘虚入肺，邪滞于肺，导致肺脏功能失调，肺气膹郁，宣降失司，气机不利，血行瘀滞，津液失于输布，津聚为痰，痰凝气滞，瘀阻络脉，于是瘀毒胶结，日久形成肺部积块。因此，肺癌是因虚而得病，因虚而致实，是一种全身属虚、局部属实的疾病。肺癌的虚以肺肾两虚、肺脾两虚、气阴两虚为多见，实则不外乎气滞、血瘀、痰凝、毒聚之病理变化。其病位在肺，但因脾主运化水湿，肾主水之蒸化，故与脾、肾关系密切。

1. 气阴两虚型

主症：口干咽燥，五心烦热，潮热、盗汗，咳嗽少痰，或痰中带血，伴有乏力倦怠，舌质红或红绛，少苔或光剥无苔，脉细或细略数。

主症分析：肺为娇脏，不耐寒热，更不耐燥，性喜清肃柔润。癌毒攻肺，耗伤肺阴，咽喉失于濡润，故见口干咽燥；肺肾之阴相互资生，肺阴虚可损及肾阴，肾阴虚亦不能上滋肺阴，肺肾阴虚，虚火内炽，则见五心烦热、潮热；阴虚阳浮，虚热扰营，逼液外泄，则为盗汗；虚热内灼，肺失润降，气机上逆，宣降失司，故见咳嗽；虚火灼金为痰，肺损络伤，则痰少或痰中带血。舌质红或红绛、少苔或光剥无苔，脉细数均为肺肾阴虚之征。

治法：养阴生津，解毒消肿。

方药：南沙参 30g，北沙参 30g，天冬 12g，麦冬 12g，玄参 30g，百合 15g，山茱萸 15g，杏仁 9g，山海螺 30g，八月札 15g，山慈菇 15g，七叶一枝花 15g，石见穿 30g，干蟾皮 9g，生黄芪 30g，鸡内金 12g。

方义及加减：南北沙参、天麦冬、玄参、百合、山茱萸养肺肾之阴、清虚热、生津液，山慈菇、七叶一枝花、石见穿、干蟾皮清热解毒、消肿散结，杏仁、山海螺止咳化痰，八月札、鸡内金理气和胃。本方可酌加蜂房 9g、夏枯草 15g、生牡蛎 30g、瓜蒌皮 15g。若五心烦热、潮热剧者，可加生地 15～30g、知母 9g、地骨皮 15～30g；若阵咳，痰中带血，烦躁不安者，可加柴胡 9g、黛蛤散 30g、钩藤 9g（后下）。若伤阴严重，明显耗伤肾阴者，又可加炙鳖

中篇 临床诊疗经验

甲 9g、炙龟甲 9g。若伴有乏力气短者，可加太子参 15～30g，或生黄芪 15～30g。

【验案】

黄某，男，73 岁。2014 年 5 月 28 日初诊。

患者因体检发现左肺占位病变，于 2014 年 3 月 18 日至某综合医院查胸部增强 CT：左肺上叶肿块，右肺上叶数枚强化结节灶，考虑肺癌肺内转移可能大，纵隔内部分淋巴结肿大，另纵隔及右侧肺门部分淋巴结钙化，其余两肺多发炎症后遗灶，动脉硬化，附见胆囊结石。2014 年 4 月 16 日行左肺上叶切除术，术后病理报告：左肺上叶低分化鳞癌，伴神经内分泌分化（肿块 6.0cm×5.5cm×2.5cm、1.5cm×1.5cm×1.5cm），肿块表面部分胸膜缺损，支气管切缘未见癌累及，肺门淋巴结未见癌转移（0/6），送检第 5、6、7、10 组淋巴结均未见癌转移（0/1、0/1、0/1、0/3），送检胸壁结节见鳞癌（5cm×4cm×3cm）；免疫组化：CK+，TTF-1−，P63+，P40−，CK5/6+，SY−，CHG+，Ki-67（30%+）。术后分期为 P-$T_3N_0M_{1a}$ Ⅳ期。术后至今患者声音嘶哑。患者于 2014 年 5 月 12 日起在肿瘤专科医院行胸部放疗，目前放射治疗中。

刻诊：咳剧，痰色黄量少质黏，口干多饮，乏力，纳差，便艰，寐可。舌暗红无苔，脉细数。

中医诊断：肺积（肺肾阴虚）。

西医诊断：支气管肺癌，原发性，周围型，左肺上叶切除术后鳞癌伴神经内分泌分化 P-$T_3N_0M_{1a}$ Ⅳ期。

治法：养阴生津，清肺化痰。

方药：南沙参 30g，北沙参 30g，天冬 12g，麦冬 12g，百合 15g，杏仁 9g，芦根 30g，鱼腥草 30g，野荞麦根 30g，冬瓜子 30g，生薏苡仁 30g，桃仁 9g，瓜蒌仁 30g，制大黄 9g，八月札 15g，生黄芪 50g，生白术 15g，茯苓 15g，炒谷芽 15g，炒麦芽 15g。

二诊：服药 2 周后，患者咳缓，黄痰减少，大便渐畅。怕热，头晕，气急时作。舌红苔少，脉细数。证治同前，处方调整：南沙参 30g，北沙参 30g，天冬 12g，麦冬 12g，山茱萸 15g，杏仁 9g，芦根 30g，鱼腥草 30g，枇杷叶 12g，石见穿 30g，石上柏 30g，白花蛇舌草 30g，瓜蒌仁 30g，制大黄 9g，八月札 15g，生黄芪 50g，生地 30g，知母 15g，女贞子 15g，鸡内金 12g。

继服 1 周，患者咳缓痰减，怕热气急均缓解，饮食二便正常。2014 年 7 月 28 日患者于某综合医院复查胸部 CT 示：左肺术后改变，右肺上叶强化结节灶较前相仿，肺癌肺内转移可能，纵隔内部分淋巴结肿大，另纵隔及右侧肺门部分淋巴结钙化，动脉硬化，附见胆囊结石。复查示疗效稳定，理法得当，维持该方加减，门诊随访，患者生存至今。

按：该患者为晚期肺癌术后，前来就诊时正处于外院胸部放射治疗阶段。放射治疗是癌症治疗中的一项重要方法，是除了手术、化学治疗之外最常规的一种有效的治疗方法。但是因放射线使人体产生各种局部乃至全身的反应，如鼻咽癌患者因为唾液腺被烧伤，放疗后患者会口干舌燥，此外，还有耳鸣、头痛、胃口不佳、恶心、呕吐、白细胞降低等症状。严重者甚至被迫中断放疗，影响治疗效果。中医认为，放射线是热毒，放疗后机体内热毒过盛、津液受损，热毒最易伤阴。放疗导致的机体损害称为火邪热毒，因此养阴清热是放疗后中医治疗的大原则。肺为娇脏，属金，火克金，故热毒易伤肺阴，出现咳嗽、咯吐黄黏痰等症状。肺与肾金水同源，肺阴亏虚，肾水易亏，肾阴亏虚，则见虚火潮热。肺与大肠相表里，大肠为传化物而运糟粕，肺热下移大肠，导致肠道燥热，而见排便困难。在放疗末期或放疗后，还常常会出现眩晕疲乏、嗜睡口淡、食欲减退等脾肾亏虚之象，故治疗时还可适量加入健脾益气、补肾添髓之品。

观方中南北沙参、天麦冬养阴清肺，百合、杏仁、芦根、鱼腥草、野荞麦根、冬瓜子养阴清热化痰止咳，生薏苡仁利湿健脾，桃仁活血，瓜蒌仁、制大黄清热通便，八月札理气散结，生黄芪、生白术、茯苓益气健脾，鸡内金、谷麦芽消食和胃。二诊中加入山茱萸、生地、知母、女贞子滋肾阴、清虚热，共奏养阴生津、止咳化痰之功。

2. 肺肾两虚型（精气亏虚）

主症： 气急气喘，神疲乏力，腰酸腿软，头晕耳鸣，口干少饮，纳谷不佳，或伴有自汗盗汗，舌质淡或淡红、苔少，脉细无力。

主症分析： 肺主气，肾藏精，肺肾两虚，则精气两亏。肺为气之主、肾为气之根，肺肾两虚，则摄纳无权，气浮于上，导致气急气喘；肾精亏虚，生髓无力，不能上充于脑，髓海失养，则神疲乏力，头晕耳鸣；肾主骨，腰为肾之府，肾精亏虚，则腰酸腿软；肾精不足，脾胃失养，运化失司，则食欲不振，纳谷不馨；精不化气，津不上承则口干少饮；精气亏虚，固表无力则自汗盗汗。舌质淡或淡红，苔少，脉细无力，均为肺肾两虚之象。

治法： 益气养精，补肺益肾，抑癌解毒。

方药： 生黄芪 30g，白术 9g，黄精 30g，仙灵脾 15g，山茱萸 9g，山慈菇 15g，蛇六谷 30g，蜂房 9g，女贞子 15g，灵芝 15g，八月札 9g，生薏苡仁 30g，鸡内金 9g。

方义及加减： 生黄芪、黄精、白术、灵芝益气养精，仙灵脾、山茱萸、女贞子补益肾气，山慈菇、蛇六谷、蜂房、生薏苡仁抑癌解毒、软坚散结，八月札、鸡内金调和诸药。本方可酌加干蟾皮 9g、白花蛇舌草 30g。若头晕明显，可加制首乌 15g、枸杞子 15g、熟地 15g。若口干渴，可加北沙参 15～30g、麦冬 15g。若胸腹作胀，可加绿萼梅 9g、枳壳 15g。咳嗽痰血者，可加仙鹤草 30g、侧柏叶 30g、竹节三七 9g。咳嗽痰多，苔薄白者，可加陈皮 9g、制半夏 9g、黄芩 12g、川贝母 9g、象贝母 9g。口苦纳少，可加川连 6g。

【验案】

案例 1： 宋某，男，74 岁。2003 年 7 月 7 日初诊。

患者 2002 年 2 月因咳嗽、发热在当地医院摄胸片示右侧胸腔积液，行胸穿抽出淡黄色胸水约 300mL，胸水内找到异型细胞。2002 年 6 月患者至上海某综合医院诊治，摄胸片示：右肺门影增大，疑为肺癌，右侧少量胸腔积液。2002 年 10 月在该院行胸腔穿刺，胸水内找到腺癌细胞。患者于 2002 年 11 月至 2003 年 6 月间行 GP 方案化疗 7 次。此次为寻求中医治疗，来我院门诊。

刻诊：面色少华，咳嗽阵作，腰膝酸软，稍疲乏，动则汗出，微恶寒，纳差，二便平，舌质淡暗、苔薄，脉沉细。

中医诊断：肺积（肺肾两虚）。

西医诊断：支气管肺癌，原发性，中央型，右肺腺癌，肺门淋巴结转移，右胸膜转移，右侧胸水，C-$T_2N_1M_1$ Ⅳ 期。

治法：益气养精，补肺益肾，抑癌解毒。

方药：生黄芪 40g，白术 9g，黄精 30g，仙灵脾 15g，山茱萸 9g，山慈菇 15g，蜂房 9g，蛇六谷 30g，女贞子 15g，灵芝 20g，八月札 9g，生薏苡仁 30g，杜仲 24g，杏仁 9g，芦根 30g，鱼腥草 30g，枇杷叶 12g，桃仁 9g，葶苈子 15g，桂枝 9g，鸡内金 12g。

至 2003 年 7 月 21 日，咳嗽缓解。间续服上方至今，如遇便溏，加白扁豆 15g；口干，舌质偏红苔少，加北沙参 15g、天冬 15g、麦冬 15g。存活 12 年余。

按： 本例患者确诊时已发现有胸膜、肺门淋巴结转移，且是腺癌，故机体防御能力差，极易发生远处转移，但经益气养精、补肺益肾、抑癌解毒中药治疗，病情稳定。徐教授认为，预防复发转移，不宜过度应用抗癌中药，否则更损伤精气，阴阳失衡，易发生复发转移。扶正即可以祛邪，而适度的抗癌又可帮助精气的恢复，调整阴阳平衡。在扶正与抗癌这一矛盾之中，徐教授更强调补益精气、补肺益肾，通过提高机体自身的防御能力，达到抗肿瘤复发转移的目的。通过 10 年之久的临床与实验研究，中位生存期、5 年及 7 年生存率处于领先地位。本方实验研究证实具有多靶点抗肿瘤生长和转移的作用。

案例 2：张某，男，69 岁，上海市劳模。1988 年 5 月初诊。

1988 年 3 月患者因咳嗽、气急、气促等症状，外院查 X 射线示：左上肺近肺门处 4.6cm×5.3cm 大小与纵隔融合团块状阴影；检查痰液脱落细胞为鳞状细胞癌，诊断为肺鳞癌 C-$T_2N_2M_0$ Ⅲa 期。外院建议放疗治疗，患者拒绝，来诊求助于中医治疗。患者有长期吸烟史，肺功能重度减退。

刻诊：咳嗽、气急气促，动则更甚，大便调。舌苔薄、腻质淡胖，脉滑。

中医诊断：肺积（肺、脾、肾三脏亏损，痰毒结肺）。

西医诊断：支气管肺癌，原发性，中央型，左肺鳞癌 C-$T_2N_2M_0$ Ⅲa 期。

治法：益气健脾，温阳固本，化痰消积。

方药：党参 15g，白术 12g，茯苓 15g，杏仁 9g，鱼腥草 30g，葶苈 30g，枇杷叶 12g，桃仁 9g，生薏苡仁 30g，石见穿 30g，石上柏 30g，蛇六谷 30g，蜂房 9g，陈皮 9g，生黄芪 30g，仙灵脾 15g，紫石英 15g，鸡内金 12g。水煎服，日 1 剂。

服药 14 剂，诸症稍减，乏力倦怠，纳谷稍热，舌脉同前。上方加黄精 30g、地龙 15g。水煎服，日 1 剂。

后每 2～4 周来门诊复诊，以上方为基本方加减治疗 6 个月后，肿瘤明显缩小达 78%。

继以调整处方：党参 15g，白术 12g，茯苓 15g，杏仁 9g，鱼腥草 30g，地龙 15g，枇杷叶 12g，石见穿 30g，石上柏 30g，蛇六谷 30g，蜂房 9g，生薏苡仁 30g，制半夏 9g，生黄芪 30g，黄精 30g，仙灵脾 15g，补骨脂 15g，紫石英 15g，鸡内金 12g。守方调治 5 年余。

患者单纯应用中医药治疗，生存 5 年余，后因重度肺部感染，心肺功能衰竭而故。

按：徐振晔教授在肺癌的临证辨治过程中，以益气养精、解毒散结为核心思想，注重以肺为标、脾肾为本的脏腑辨证理念，并贯穿于肺癌诊治的整体过程中。本案为典型的老年肺癌晚期患者，长期吸烟，根本已伤，已出现了气急喘促、动则喘甚的下元虚损、气不归根的危症，故基本病机以虚为主；病位在肺，但病根于脾肾；病性属虚，兼有痰湿、癌毒内结，相兼为病，是老年晚期肺癌的典型病机。用药重点在于益气健脾、补肾养精，培土滋水以生金，同时配伍清热化痰、解毒散结药物，以防痰毒进一步耗伤正气，致病势缠绵，殃及他脏。

3. 肺脾两虚型

主症：神疲乏力，纳谷不馨，脘腹痞胀，大便溏薄或不实，咳嗽痰多，胸闷气短，甚则气喘痰鸣，舌质淡或淡胖，或伴有齿印，苔白腻或滑腻，脉滑。

主症分析：脾为后天之本，主运化转输。脾运健旺，气血生化有源，精微四布，湿痰不生。痰毒胶结于内致脾失健运，水谷精微不能布散，肢体失养，则神疲乏力；脾失运化，消化吸收迟滞，故纳谷不馨；脾运失职，浊气不降，则脘腹痞胀；清气不升，则大便溏薄或不实。脾为生痰之源，脾气亏虚，水湿不行，聚湿为痰，上

中篇 临床诊疗经验

117

渍于肺，或肺失清肃，聚湿成痰，阻滞肺系，肺气上逆，故咳嗽痰多；痰湿气逆，肺气不利，则为胸闷，甚则气喘痰鸣。气血不荣则舌质淡，痰湿中阻则舌质淡胖伴有齿印，苔白腻、脉滑均为肺脾气虚、痰湿邪毒内阻之证。

治法：益气健脾，化痰解毒。

方药：党参 15g，白术 12g，茯苓 15g，桃仁 9g，石见穿 30g，石上柏 30g，蛇六谷 30g，杏仁 9g，瓜蒌皮 15g，竹沥半夏 9g，生薏苡仁 15g，夏枯草 15g，山慈菇 15g，生黄芪 30g，黄精 30g，灵芝 15g，仙灵脾 15g，白扁豆 15g，鸡内金 12g。

方义及加减：党参、白术、茯苓、生黄芪、黄精、灵芝、仙灵脾、白扁豆益气健脾补肾，扶助正气；杏仁、瓜蒌皮、竹沥半夏、生薏苡仁健脾化痰；夏枯草、山慈菇软坚散结；石见穿、石上柏、蛇六谷清热解毒；桃仁活血化瘀，以使血能载气，则气赖血之运载而达全身。本方可酌加干蟾皮 9g、生南星 15～30g。痰黄者，可加鱼腥草 30g、黄芩 15～20g、金银花 15～30g；痰多者，可加海浮石 30g、海蛤壳 30g、白前 12g、橘红 6g、葶苈子 15g；若咳甚，可加紫菀 15g、百部 12g、炙枇杷叶 9g；若舌苔厚腻，可加制苍术 9g、厚朴 9g；脘腹胀甚者，可加八月札 15g、枳壳 15～24g。

【验案】

顾某，女，58 岁。1998 年 6 月 10 日初诊。

患者 1997 年 11 月因左肺腺癌（TBB 活检病理证实）、两肺多发转移在上海某医院胸外科行 NP 方案化疗 6 个疗程。1998 年化疗结束，复查胸部 CT 示两肺弥散性小结节灶。此次因乏力、纳差严重来我院徐教授门诊求中医治疗。

刻诊：咳嗽痰多，伴有气急胸闷，乏力倦怠，纳谷欠馨，胃脘少痞胀，舌苔薄白腻、质淡红，脉弦滑。

中医诊断：肺积（肺脾两虚）。

西医诊断：支气管肺癌，原发性，中央型，左肺腺癌，两肺转移 $C-T_2N_1M_1$ IV期。

治法：益气健脾，化痰解毒，佐以理气畅中和胃。

方药：党参15g，白术12g，茯苓15g，杏仁9g，芦根30g，桃仁9g，枇杷叶12g，石见穿30g，石上柏30g，蛇六谷30g，干蟾皮9g，陈皮9g，木香9g，川连3g，生黄芪30g，黄精30g，灵芝15g，鸡内金12g，炒谷芽15g，炒麦芽15g。

二诊：上方连续服用1个月，药后乏力较前改善，纳差以及胃脘痞胀等症状亦有所缓解，咳嗽仍有，痰量较前减少，质黏稠，色黄白相间。患者症情平稳，治守原法，方药同前。后以此为基本方临证加减，期间偶见大便溏泄，加生薏苡仁30g、制苍术9g后症情好转，继服原方加味治疗。患者基本上两月左右来院诊治。目前健康生存达20年之久。

按：患者初诊时有明显的乏力、食欲减退，舌红质淡、苔薄白腻，脉弦滑。脾乃后天之本，主运化，脾运健旺，气血生化有源，精微四布，湿痰不生。患者因化疗后以及疾病本身的痰毒胶结致脾失健运，水谷精微不能布散，肢体失养，则乏力倦怠；脾失运化，消化吸收迟滞，故纳谷不馨。脾为生痰之源，肺为贮痰之器，脾气亏虚，水湿不运，聚湿成痰，肺失清肃亦可聚湿成痰，致肺气上逆，故咳嗽咯痰。气血不荣则舌质淡，痰湿中阻则苔白腻。四诊合参即可辨证为肺脾气虚。予治拟益气健脾兼养精，化痰解毒，理气畅中和胃，症状改善，病情平稳。

（邓海滨、周航、张琦君）

二、乳腺癌

乳腺癌属中医学"乳岩""乳痞""乳石痈"等范畴。

自魏晋南北朝起，中医治疗乳房病记载逐渐增多。隋代巢元方《诸病源候论》中首次描述了乳石痈的形态，《卷三十二·痈疽病诸候上·石痈候》载有"不痛者……其肿块确实，至劳有根，核皮相亲，不甚热，微痛"。乳石痈的临床特点是乳房肿块坚硬如石，不化脓，尤其是将乳岩的肿块和皮肤粘连的临床特点，用"核皮相亲"做了确切而又概括的描述，至今仍有重要的诊断意义。同时，书中还指出脏腑亏虚、功能失调、气血运行失常，或者先天不足、脏腑虚损，均是导致乳腺癌发生的重要病理机制。巢氏曰："积聚者，由阴阳不和，脏腑虚弱，受于风邪，搏于脏腑之气所为也。"

唐代孙思邈《备急千金要方》记载"妇人、女子乳头生小浅热疮，痒搔之黄汁出，浸淫为长百种治不差者，动经年月"，其所载的乳头湿疹样癌，比国外认识早 1200～1300 年。

宋代《圣济总录》对冲任与乳房的关系提出了极其重要的论述，说："妇人以冲任为本，若失于将理，冲任不和，阳明经热，或风邪所客，则气壅不散，结聚乳间，或硬或肿，疼痛有核。"指出冲任不调是乳房发病的基础。

元代朱丹溪《丹溪心法》中提出"乳房，阳明所经；乳头，厥阴所属"的著名论断，对于认识乳房疾病的病理机制、临床证候和辨证施治起着重要的作用。因为乳房是肝胃经脉所过之处，所以其发病总是与肝胃二经相关，因而也应当从肝胃二经论治。

明代陈实功《外科正宗》专立了乳房疾病章节，详尽阐述了乳房的经络生理、病因病机和辨证论治。陈氏曰："夫乳病者，乳房阳明胃经所司，乳头厥阴肝经所属。"书中还详细描述了乳岩的病因及诊治，"忧郁伤肝，思虑伤脾，积想在心，所愿不得志者，致经络痞涩，聚结成核，初如豆大，渐若棋子，半年一年，二载三载，不疼不痒，渐渐而大……渐渐溃烂，深者如岩穴，突者如泛莲，疼痛连心，出血而臭，其时五脏俱衰，四大不救，名曰乳岩。凡犯此者，百人百必死，如此症知觉若早，只可清肝解郁汤或益气养荣汤。"陈氏不仅认识到乳岩的发病与情志密切相关，还认识到此病的恶性程度，提出了要尽早诊断，尽早治疗。

清代高锦庭《疡科心得集·辨乳癖乳痰乳岩论》中指出，此病"良有肝气不舒，郁积而成"，主张用逍遥散疏肝解郁治疗。

清代吴谦《医宗金鉴·外科心法要诀》在描述乳岩时说，"乳岩初结核隐疼，肝脾两损气郁凝，核无寒热身寒热"，指出本病的病因主要在于"七情"，责之于肝脾，到了晚期，则预后不良。

清代余听鸿《外证医案汇编》中指出："乳症，皆云肝脾郁积，则为癖核。"余氏又云："鄙见治乳症，不出一气字之矣。正气虚则为岩……痰气凝结为癖为核。"余氏不但在病因病机方面认为乳房疾病的关键在于一个"气"字，而且在乳病的治疗原则上，其仍强调道："若治乳从一气字着笔，无论虚实新人，温凉攻补，各方之中，挟理气疏络之品，使其乳络疏通……自然壅者易通，郁者易达，结者易散，坚者易软。"强调了疏通气机在乳房病治疗中的重要意义。

清代马培之的《马培之外科医案》指出乳岩由郁火而得，治疗应以清热泻火、凉血解毒为治则，乳岩用药忌温燥，对后世很有影响。《马培之外科医案》所论"乳头为肝肾二经之冲"和《外证医案汇编》所论"乳中结核，虽云肝病，其病在肾"，二者均提出肾在各种乳病的发病学上的重要地位。

徐教授总结了历代医家对乳腺癌的论述，指出乳岩虽病在乳，却又不止于乳房，与肝、脾、肾、冲任的关系密切。七情郁结，饮食所伤，肾气不足以及冲任失调，以致肝脾受损，脏腑失和，气机阻滞，瘀血内停，阻于乳络，日久而成乳癖乳岩。其中情志因素对乳腺癌的发病尤为关键，正如《外科正宗》所云"忧郁伤肝，思虑伤脾，积想在心，所愿不得志者，致经络痞涩，聚结成核"。又鉴于相当部分乳腺癌患者手术后服用内分泌药物治疗，以及年龄在50岁左右更年期综合征，表现出烘热时作、手足心热、烦躁不安等阴虚内热的症状。徐教授临床上将乳腺癌分成阴虚内热、脾气亏虚、肝肾亏虚、气滞血瘀四型进行辨证论治。

1. 阴虚内热型

主症：潮热盗汗，五心烦热，咽干颧红，腰膝痠痛，眩晕耳鸣，失眠多梦，咽喉疼痛，牙龈肿胀，大便秘结，小便短赤，经少经闭，或见崩漏。舌红少津，脉细数。

主症分析：肾阴亏虚，虚热内生，故见潮热盗汗，五心烦热，咽干颧红；肾阴不足，髓减骨弱，骨骼失养，故腰膝痠痛；脑为髓海，脑海失充，则眩晕耳鸣；心肾为水火既济之脏，肾水亏虚，水火失济则心火偏亢，至心神不宁，而见失眠多梦；津不上润，虚火上炎。则咽喉疼痛，牙龈肿胀；阴虚液耗，无以下溉，则大便秘结，小便短赤；妇女以血为用，阴亏则经血来源不足，故经量减少，甚至闭经；阴虚则阳亢，虚热迫血可至崩漏。舌红少津，脉细数均为阴虚内热之证。

治法：滋阴清热，解毒散结。

方药：知柏地黄丸（《医宗金鉴》）加减：生地 15g，山茱萸 12g，知母 9g，黄柏 9g，制香附 9g，八月札 15g，石见穿 30g，蛇六谷 30g，蜂房 9g，生黄芪 30g。

方义及加减：方中生地养阴生津、滋补肝肾；山茱萸温补肝肾、收涩精气；知母、黄柏清泻相火而保真阴；即古人所谓"壮水之主，以制阳光"之法；生黄芪益气托毒；予制香附疏肝理气，予八月札调理气机，使诸药灵动；予石见穿、蜂房、蛇六谷清热解毒，软坚散结。方中各药合用，补中有泻，温中有凉，涩中有渗，用之滋补不留邪，祛邪不伤正。失眠者，加酸枣仁 15g、五味子 6g 养心安神；大便秘结难下者，加火麻仁 30g、肉苁蓉 30g 润肠通便；盗汗量多者，加碧桃干 30g、浮小麦 30g 收涩止汗。

【验案】

陈某，女，57 岁。2011 年 4 月 16 日初诊。

患者 2011 年 2 月因左乳浸润性导管癌［后于 2011 年 3 月 30 日穿刺活检病理证实。其中 ER（+++），PR（+），Ki67+，约 5%］全身多发骨转移，左侧锁骨上、腋下及纵隔淋巴结转移，于上海某医院行乳腺病灶、骨转移病灶 γ 刀治疗，3 月 30 日结束。

刻诊：口干多饮，潮热夜甚，脾气急躁，泛酸欲吐，胃脘嘈杂，伴见怕冷，神疲乏力，纳谷馨，大便调。舌苔少质淡红，脉细。

中医诊断：乳岩（阴虚火旺）。

西医诊断：乳腺癌，原发性，左乳浸润性导管癌，多发骨转移 C-T$_x$N$_2$M$_1$ Ⅳ期。

治法：滋阴泻火，解毒散结，佐以疏肝理气和胃。

方药：知柏地黄汤加减：生地 15g，山茱萸 9g，柴胡 15g，八月札 15g，石见穿 30g，蛇六谷 30g，夏枯草 15g，木香 9g，姜川连 6g，知母 15g，黄柏 6g，牡丹皮 12g，地骨皮 24g，姜半夏 9g，生黄芪 30g，碧桃干 30g，仙灵脾 12g，白蒺藜 20g，鸡内金 9g。

二诊及后续治疗摘要：患者按上述治疗大法口服中药近 3 个月后于 2011 年 6 月 24 日在上海某医院复查 PET/CT 提示左乳结节 FDG 代谢较前降低，多发淋巴结转移基本消退，肿瘤活性受抑，骨转移灶较前好转，左肺小结节。随后方子调整加入生牡蛎软坚散结，继续治疗。其间 2011 年 7 月患者出现大便次数多，治疗大法从滋阴泻火调整为健脾益气去生地、玄参、山茱萸滋阴碍脾之品，改用党参、白术、茯苓、山药、白扁豆健脾益气止泻；出现夜寐欠安时加麦冬、五味子、酸枣仁养阴安神。抗癌软坚散结药同前。2012 年 3 月 5 日复查 PET/CT 提示左乳原发病灶消退，骨转移仅左髂骨 FDG 代谢略高，肿瘤活性受抑，新见右锁骨上、纵隔、双肺门多发肿大淋巴结 FDG 轻度增高。2012 年 12 月 4 日 PET/CT 提示 L4、L5 及左髂骨翼放射性浓聚，胸椎多处及双侧多根肋骨小灶性放射性摄取略高。全身多处骨转移，放射性摄取增高。拟用前治疗大法 1 年 3 个月余，其间患者出现肩胛酸痛加入地鳖虫、防风、秦艽祛风除湿通络止痛。咳嗽有痰加杏仁、芦根、枇杷叶理气化痰。2013 年 7 月 13 日复查 CT 提示两肺散在小结节。2013 年 7 月 29 日复查 PET/CT 提示：肿瘤活性受抑（SUV2.0）；原右上肺结节消退；右侧锁骨上、纵隔及两肺淋巴结缩小，右侧锁骨上，纵隔及两肺淋巴结缩小减退消退。2013 年 10 月开始口服依西美坦。2014 年 9 月 24 日复查 PET/CT 提示全身未见明显 FDG 代谢异常，全身骨骼多处成骨性改变，未见明显 FDG 代谢异常。从患病至今病情稳定。患者 2014 年 9 月 28 日突发瘫痪，MRI 提示胸 5 椎体附件肿瘤，腰 5 水平椎管内肿瘤胸 1、5、10 椎管内病变。2014 年 10 月 13 日行骨科后路胸椎肿瘤及椎管内肿瘤切除重建内固定术。

2014 年 11 月 15 日来诊，刻诊：胸部束带感，肢冷无法步行，左脚功能明显障碍，抽搐疼痛，口干欲饮，纳可，二便正常，舌淡苔少，脉细。证属肝肾阴虚、瘤毒阻络，治拟滋补肝肾、益气解毒、通络止痛。方药：生地30g，熟地30g，当归12g，地龙15g，石见穿30g，蛇六谷30g，骨碎补30g，仙灵脾15g，川牛膝9g，制蜈蚣3g，自然铜9g，制川乌9g，制草乌9g，黄芪50g，白芍24g，炙甘草9g，桂枝9g，鸡内金12g，北沙参15g。方中生熟地滋补肝肾；桂枝、骨碎补、仙灵脾补肾温阳益肾强骨；地龙、川牛膝、制蜈蚣、自然铜、制川乌、制草乌息风镇痉，攻毒散结，活血化瘀，温经通络止痛。白芍、甘草养血敛阴，缓急止痛；生黄芪、当归益气补血通络；石见穿、蛇六谷清热解毒抗瘤；鸡内金护胃助消化，同时亦有抗癌作用；北沙参养阴。诸药合用扶正与抗瘤结合，标本兼治。

2014年11月27日起行希罗达口服治疗。中药治疗大法同前。2015年8月患者已经每天可慢走半小时。

2016年5月7日来诊，刻诊：食欲不振，脊背痛，左腿痛，手足冷，舌淡苔薄，脉细。证属脾气虚弱、癌毒阻络，治拟健脾益气、益气解毒、通络止痛。方药：太子参15g，白术12g，茯苓15g，黄连3g，八月札12g，石见穿30g，蛇六谷30g，红豆杉6g，仙灵脾15g，骨碎补15g，制川乌12g，制草乌12g，制蜈蚣3g，黄芪50g，知母9g，桂枝9g，川芎12g，生地15g，熟地15g，当归9g，川牛膝15g，瓜蒌子15g，鸡内金12g，炒谷芽15g，炒麦芽15g。方中四君子汤、鸡内金、炒谷麦芽健脾益气；石见穿、蛇六谷、红豆杉解毒抗瘤；桂枝、川芎温通四肢；余药同前法补肾强骨，益气通络止痛。

2017年6月10日患者来诊告知每天可缓慢行走2小时，随后该治疗大法贯穿至今，患者从患病带瘤生存至今已达6年余，目前病情稳定。

按： 患者是老年女性，肾精亏虚，肾主骨生髓，肾虚则髓海无以生，癌瘤容易乘虚而入侵犯到骨，故确诊时就已经出现骨转移。首诊时患者肾阴不足，津液之源不能上承于口，故口干多饮；阴液不足，虚火内燔则潮热夜甚；水不涵木，阴不制阳，肝阳上亢则脾气急躁；肝火过旺，肝气犯胃，影响脾胃的正常运化功能而出现泛酸欲吐，胃脘嘈杂。癌瘤日久以及患者行放疗均对人体正气有不同程度的损伤，正气虚，气不养神故神疲乏力。阴虚血少则脉细、舌淡红苔少。四诊合参辨证为阴虚火旺，予治拟滋阴泻火、疏肝理气和胃，佐以益气抗瘤减毒。患者服中药3个月余后复查左乳结节FDG代谢较前降低，多发淋巴结转移基本消退，肿瘤活性受抑，骨转移灶较前好转。患者因全身骨转移出现瘫痪时，重用滋补肝肾益肾壮骨，以及虫类药蜈蚣、地龙息风镇痉、攻毒散结通络止痛。自然铜、制川草乌、川牛膝温经散瘀止痛。当患者出现食欲不振时，治法以益气健脾为基本治则，同时益气解毒、通络止痛。全程所用方药随证的变化而灵活调整，体现了中医的整体观念和辨证论治特色，病症结合，扶正抗邪，攻补兼施。由此可见运用中医辨证思维治疗乳腺癌骨转移晚期患者同样可以达到延长患者的生存期和提高生活质量的目的。

2. 脾气亏虚型

主症： 食欲不振，食后腹胀，面色萎黄，神疲懒言，体倦乏力，精神萎靡，形体消瘦，痰多清稀，大便溏薄或排便无力，小便清长。舌质淡，舌体胖大，边有齿痕，舌苔薄，脉细弱。

主症分析： 脾气亏虚，则受纳运化失常，故见食欲不振，食后脾气益困，故见食后腹胀；脾胃为后天之本，气血生化之源，脾气亏虚，则气血生化乏源，而见面色萎黄、神疲懒言；脾主肌肉四肢，脾气虚弱，肢体失去气血的濡养和温煦，故见体倦乏力、精神萎靡、形体消瘦；脾气亏虚，运化失健，水湿内生，故见痰多清稀，大便溏薄或排便无力，小便清长；舌质淡，舌体胖大，边有齿痕，舌苔薄，脉细弱均为脾气亏虚之证。

治法：益气健脾，解毒散结。

方药：四君子汤（《太平惠民和剂局方》）或补中益气汤（《脾胃论》）加减：生黄芪30g，党参9g，白术9g，茯苓15g，生薏苡仁15g，八月札15g，石见穿30g，蛇六谷30g，蜂房9g，仙灵脾15g，女贞子15g，鸡内金12g，炒谷芽30g，炒麦芽30g。

方义及加减：方中重用生黄芪补中益气，调补脾胃，不仅可增强机体免疫功能，还可抗癌、抑癌；予党参、白术、茯苓、生薏苡仁健脾祛湿，助黄芪益气健脾运脾，扶助气血，顾护后天，使气血生化有源，五脏六腑皆受之；予仙灵脾、女贞子补益肾气，调摄冲任，固摄先天，以实后天；予八月札调理气机，使诸药灵动；予石见穿、蛇六谷、蜂房清热解毒、软坚散结，扶正培本基础上兼顾祛邪，使邪去而正安；予鸡内金、炒谷芽、炒麦芽健脾助运，共为佐药。全方攻补兼施，平衡先后天，选药精当，疗效确切。若见便溏不止，加怀山药30g、扁豆30g、芡实15g、焦山楂15g、焦神曲15g健脾止泻；若见怕冷、腰膝酸软加菟丝子15g、黄精15g、怀牛膝15g补益肝肾。

【验案】

金某，女，50岁。2013年12月20日初诊。

患者2012年10月30日在浙江当地医院钼靶示：右侧乳腺结节伴钙化，双侧乳腺增生病。2012年11月2日在某医学院附属医院行全麻下右乳癌单纯乳房切除术＋右腋窝前哨淋巴结活检术，病理：①送检"腋窝前哨"淋巴结（0/13）未见癌转移；②"右"乳浸润性导管癌（直径1.2cm）；③另送"右"乳肿块为导管癌（0.5cm×0.5cm）；④送检"下"切缘见乳腺导管内癌；⑤送检"上、内、外、基底"切缘未见癌浸润。术后于2012年11月14日、12月10日，2013年1月20日、2月11日行CEF方案化疗4次（CTX0.8，5-fu0.75，表柔比星130mg）。2013年6月20日上海某综合医院胸部CT：两肺多发病灶，考虑右乳术后肺癌。2013年6月22日PET/CT：右乳腺癌治疗后，双肺结节（左肺明显）FDG代谢异常增高，考虑抗炎治疗后密切随访，必要时临床活检病理除外肿瘤性病变，余全身（包括脑）PET显像未见FDG代谢明显异常增高灶。2013年7月3日行多西他赛140mg化疗1次，疗效评定PD。2013年11月24日胸部CT：右侧乳腺癌术后，两肺多发转移性肿瘤，左肺轻度感染。2013年11月19日患者出现咯血，在当地医院行抗炎止血治疗后缓解。近1周来患者自觉乏力，为进一步中医药抗肿瘤求诊我院。

刻诊：体倦乏力，食欲不振，纳后腹胀，偶有潮热，舌淡，苔薄白，脉细。

中医诊断：乳岩（脾气亏虚）。

西医诊断：右乳浸润性导管癌术后，两肺转移。

治法：益气健脾，解毒散结。

方药：生芪30g，党参15g，白术12g，茯苓15g，柴胡9g，制香附9g，石见穿30g，蛇六谷30g，白花蛇舌草30g，知母15g，黄柏9g，仙灵脾15g，黄精30g，灵芝15g，鸡内金12g，炒谷芽30g、炒麦芽30g。14剂。

复诊（2014年1月3日）：患者诉药后乏力减轻，无腹胀不适，潮热汗出，舌淡红，苔薄白，脉细。原方加牡丹皮9g、地骨皮

12g、桃仁 9g。

三诊（2014年2月21日）：患者诉药后胃纳转馨，乏力减轻，仍有潮热，汗出减少，右侧胸痛，左肩酸楚，舌淡红，苔薄白，脉细。原方去仙灵脾、炒谷麦芽，地骨皮改15g，加生地15g、丹参24g。

四诊（2014年2月28日）：患者诉稍有乏力，潮热较前减轻，纳可，便调，寐安，舌淡红，苔薄白，脉细。2014年2月24日在我院进行胸部CT：右乳术后，两肺多发转移，较前相仿，左肺散在支气管扩张及感染。原方加山慈菇15g。

五诊（2015年1月11日）：患者诉稍乏力，余无明显不适，舌淡红，苔薄白，脉细。2014年11月11日我院胸部CT：右乳术后，两肺多发转移。左肺散在支气管扩张及感染。附见：肝脏斑点钙化灶，左肾囊肿。原方加干蟾皮9g。

2017年4月20日随访，患者一直坚持服用中药，症情稳定，稍觉乏力，生活自如。2017年4月13日我院胸部CT：右乳术后缺如；左乳外下象限中层可疑结节；两肺多发结节；右肺中上叶及左肺多发支扩继感；双侧部分后肋骨质密度异常；与2016年8月26日片比较，左上肺转移结节稍增多，部分转移灶减小。2017年4月17日腹部B超：肝脏、胆囊、胰腺、脾脏、双肾、双侧肾上腺区域均未见明显异常；双侧胸腔未见积液。

按：本例患者乳腺癌术后，两肺转移，脾气虚弱，气血生化乏源，肢体失去气血的濡养和温煦，故见体倦乏力；脾胃虚弱，则受纳运化失常，故见食欲不振，食后脾气益困，故见纳后腹胀。舌淡红，苔薄白，脉细均为脾气亏虚之证。故以益气健脾、解毒散结为其治疗原则。方中重用生黄芪为君药，调补脾胃，益气托毒，既可以增强机体免疫功能，又能抗癌；党参、白术、茯苓共为臣药，助黄芪益气健脾运脾，扶助气血，顾护后天；石见穿、白花蛇舌草、蛇六谷清热解毒、软坚散结；仙灵脾、黄精、灵芝补肾填精，补先天以实后天；柴胡、香附疏肝解郁、理气宽中；知母、黄柏滋阴清热泻火；鸡内金、炒谷麦芽健脾助运，共为佐药。全方以扶正为主，祛邪为辅，攻补兼施，共奏益气健脾、解毒散结功效。叶天士《临证指南医案》中指出"女子以肝为先天"，徐教授治疗乳腺癌时，观察到其患病后思虑过多，思伤脾，脾气损耗过多，考虑到女性多心思细腻、多愁善感的生理特点，处方用药时多加用柴胡、香附之疏肝理气之品，使脾得肝之疏泄，则升降协调，运化功能健旺，正所谓"土得木而达"。

患者二诊时出现潮热汗出，阴虚火旺之证，方中加用地骨皮、牡丹皮泻火清热，加桃仁活血化瘀。

三诊时症状改善明显，因纳佳，乏力减轻，故去炒谷麦芽、仙灵脾，潮热仍有，加用生地滋补肾阴，地骨皮加量增强清虚热力度，因出现胸痛及左肩酸楚，故加丹参活血通络。

四诊、五诊时患者乏力减轻，故逐渐加大攻邪力度，先后加用山慈菇化痰散结，干蟾皮清热解毒。

患者乳腺癌术后，余毒未尽，两肺转移，症属晚期，单纯中药治疗也能有效地控制病情，延长生命，带瘤生存，生活质量较高。

3. 肝肾亏虚型

主症：腰膝酸软，头晕目眩，耳鸣健忘，五心烦热，形体消瘦，胸闷胁痛，月经失调，舌质红绛，舌苔少，脉细数或细弦。

主症分析：肾阴亏虚，经脉失养，故腰膝酸软；水不涵木，肝阳上亢，故头晕目眩，耳鸣健忘；阴虚生内热，热蒸于里，故五心烦热；肾为先天之本，肾亏无以滋养后天，脏腑失养则形体消瘦；肝阴不足，肝脉失养，致胁部隐隐作痛；冲任隶属肝肾，肝肾亏虚，故见月经失调。舌质红绛，舌苔少，脉细数或细弦均为肝肾亏虚之证。

治法：补益肝肾。

方药：左归丸（《景岳全书》）加减：熟地12g，山药15g，枸杞子12g，山茱萸12g，牛膝15g，菟丝子12g，鹿角胶9g，龟板胶9g，党参9g，石见穿30g，蛇六谷30g，蜂房9g。

方义及加减：方中熟地甘温滋肾以填真阴；枸杞子、山茱萸滋养肝肾、补血生精，合熟地以加强滋肾阴、养肝血之功；党参、山药滋益脾肾；牛膝配菟丝子强腰膝而健筋骨；龟鹿二胶为血肉有情之品，鹿胶偏于补阳，龟胶偏于滋阴，补阴中寓于"阳中求阴"之意，两胶合用填补精髓。诸药配伍，共具滋阴补肾、益精填髓之功；予石见穿、蛇六谷、蜂房清热解毒、软坚散结，补益精气基础上兼顾祛邪，使邪去而正安。阴虚火旺，虚火上炎者，加生地15g、知母12g、黄柏9g滋阴降火；头晕明显者，加制首乌15g补益精血；腰酸明显者，加杜仲24g、川断24g、薜荔果15g补肝肾，强筋骨。

【验案】

徐某，女，50岁。2017年9月16日初诊。

主诉：头晕目眩、乏力口渴1个月，发现右乳癌1年余。

患者2016年6月因"发现右乳腺肿块1周"至当地医院就诊，经空心针穿刺组织学病理示：右乳浸润性癌，ER（90%+），PR（50%+），Ki67（40%+），FISH：Her2（-）。2016年6月29日骨扫描示：右髂骨放射性浓聚，考虑骨转移。T5、T11、L3、右第二胸肋骨骨转移待排除。2016年7月1日行TC方案化疗，同时予以阿那曲唑内分泌治疗。2017年9月13日查CEA5.74ng/mL，

CA153 18.60 U/mL，NSE19.45 ng/mL；血常规：白细胞 2.82×10^9/L，血红蛋白 123g/L；空腹血糖 8.13mmol/L。近 1 个月来患者自觉头晕目眩，乏力口渴，为进一步中医药抗肿瘤求诊我院。

刻诊：头晕目眩，乏力口干，胸闷气短，手足烘热，时汗出，下肢抽搐，早醒，尿血，舌淡红，苔少黄，脉细。

中医诊断：乳岩（肝肾亏损，虚热内生）。

西医诊断：右乳浸润性癌两肺转移骨转移 C-$T_X N_1 M_1$ Ⅳ期。

治法：滋补肝肾，清热解毒。

方药：生地15g，熟地15g，山茱萸15g，枸杞子15g，白芍24g，甘草9g，石见穿30g，蛇六谷30g，知母9g，黄柏9g，生黄芪30g，茯苓15g，怀山药15g，黄精30g，牛角腮30g，花生衣15g，木香9g，川连6，酸枣仁18g，珍珠母30g，大蓟30g，小蓟30g，鸡内金12g。14剂。

复诊（2017年9月30日）：患者诉药后症情明显好转，下肢抽搐已除，尿血明显减少，夜寐渐安，舌淡红、苔少，脉细弦。原方去甘草，生熟地改各30g，生黄芪改50g，加蜂房9g、桑寄生15g。14剂。

2017年10月28日随访，患者出血已除，头晕好转，口干多饮，腰酸好转，抽搐好转，舌淡红、苔少黄，脉细滑。效不更方，加用北沙参30g，酸枣仁加量至24g。

按：本例患者乳腺癌晚期，两肺转移，骨转移，证属肝肾亏损、虚热内生。肾亏无以滋养后天，脏腑失养、气血生化乏源，故乏力，胸闷气短；肾阴亏虚，筋脉失养，故见下肢抽搐；水不涵木，肝阳上亢，故头晕目眩；阴虚有热而津液不足，故见口渴；虚热内蒸，而见手足烘热；热迫津液外泄，故时时汗出；热盛脉络受损，血渗膀胱，故见尿血；肾阴不足，不能上交于心，故夜寐欠安。舌淡红、苔少黄，脉细均为肝肾亏损之证。治拟滋补肝肾、清热解毒，方用知柏地黄汤加减。方中生地养阴滋液，清热凉血；熟地滋阴补肾，益精养血；山茱萸、枸杞子温补肝肾，收涩精气；怀山药、茯苓健脾助运，淡渗脾湿；生黄芪、黄精益气养精，补益肝肾；知母、黄柏滋阴降火；大、小蓟凉血止血；石见穿、蛇六谷清热解毒、软坚散结；白芍、甘草柔肝缓急；木香、川连理气化湿；酸枣仁、珍珠母安神养肝；牛角腮、花生衣提升血小板；鸡内金健脾助运。全方以扶正为主，祛邪为辅，攻补兼施，共奏滋补肝肾、解毒散结功效。

患者二诊时症情明显好转，效不更方，加大生熟地、生黄芪用量以加强补益肝肾、益气养精力度，加用蜂房攻毒消肿，予桑寄生补益肝肾、强筋健骨。

4.气滞血瘀型

主症：精神抑郁或心烦易怒，胸闷胁胀，阵阵叹息，乳房结块胀痛或坚硬灼痛，皮色青紫晦暗，面色黧黑，肌肤甲错，口唇爪甲紫黯，月经失调，痛经或闭经，经色黯或有瘀块。舌质紫黯或见瘀斑，脉细涩或弦数。

主症分析：肝主疏泄，调畅气机，气机郁结，不得调达舒畅，则精神抑郁；郁久不解，失其柔顺舒畅之性，故心烦易怒；肝气郁结，经气不利，故胸胁、乳房胀闷疼痛，阵阵叹息；肝郁日久，脉络失和，血行不畅，终致瘀血内停，进而阻碍气机运行，故见肿块坚硬灼痛；瘀血内阻，气血运行不利，肌肤失养，则皮色青紫晦暗，面色黧黑，肌肤甲错，口唇爪甲紫黯；瘀血内阻，新血不生则见月经失调，痛经或闭经，经色黯或有瘀块。舌质紫黯或见瘀斑，脉细涩或弦数均为气滞血瘀之证。

治法：疏肝理气，活血化瘀。

方药：逍遥散（《太平惠民和剂局方》）合血府逐瘀汤（《医林改错》）加减：柴胡 9g，当归 9g，白芍 15g，白术 9g，茯苓 15g，炙甘草 6，桃仁 9g，红花 9g，川芎 9g，生地 12g，赤芍 12g，枳实 9g。

方义及加减： 方中柴胡疏肝解郁，当归、白芍养血柔肝，三药配伍应用，一方面可以使气机调达，一方面养肝血、补肝阴，用之以补肝体和肝用，使肝气得疏，肝血得补，则气血调和；配伍白术、茯苓以补脾，健脾以化生气血，使脾强而肝不能乘之，有"见肝之病，知肝传脾，当先实脾"之意。桃仁、红花、生地、当归、川芎、赤芍活血化瘀，具有活血而不耗血，祛瘀又能生新的特点；配以柴胡、芍药、枳实、甘草疏肝理气解郁，使气行则血行；诸药合用，可使瘀去气行，诸症得减。胸胁胀闷重者，加制香附 9g、佛手 12g 宽胸理气；失眠多梦者，加珍珠母 30g、丹参 15g、酸枣仁 15g 养血安神；精神恍惚，时悲伤欲哭者，加淮小麦 30g、红枣 15g 养心安神，和中缓急。

【验案】

周某，女，70 岁。2014 年 9 月 22 日初诊。

患者于 2011 年 8 月自摸发现右乳肿块，后就诊于上海某专科医院，于 2011 年 8 月 24 日行右乳改良根治术＋淋巴结清扫术，术后病理示：浸润性导管癌，Ⅱ级，脉管内癌栓（＋）、神经侵犯（－）、右腋下淋巴结 7/12 见癌转移，其中 1 枚淋巴结周围脂肪组织中见脉管内癌栓，另送右腋下Ⅲ群淋巴结见癌转移 2/3。免疫组化：ER（－）、PR（－）、Her2（＋＋）、CK5/6（－）、CK14（－）、CAM5.2（＋）、E-cad（＋）、EGFR（＋）、Ki67（20%＋）、MDR（＋）、TopoⅡ（＋）、P53（＋）、P63（－）、P450（－）、SMA（－）、S100（－）。术后行 CEF 方案化疗

5个疗程，放疗25次，无明显不良反应，后定期随访，未见明显复发转移征象。2014年初，患者时感食欲下降，当地医院就诊，腹部B超提示肝内多发转移灶。遂行全身PET/CT示：双肺多发转移，右侧腋窝、纵隔、双侧肺门、小网膜囊、门腔静脉和腹膜后淋巴结多发转移。近半月纳差明显，时有右侧肝区疼痛，以胀痛为主，未行相关治疗。

刻诊：右胁胀痛，入夜尤甚，口干欲饮，心悸，倦怠乏力，面色萎黄，纳差，大便4～5日一行，舌暗红，苔薄白，脉细弦。

中医诊断：乳岩（气滞血瘀）。

西医诊断：右乳癌术后浸润性导管癌，两肺转移、肝转移、多发淋巴结转移。

治法：疏肝理气，活血化瘀，益气养血。

方药：柴胡9g，赤芍15g，白芍15g，枳实15g，炙甘草9g，川楝子9g，延胡索30g，生地15g，枸杞子15g，女贞子15g，生首乌15g，阿胶9g，生黄芪30g，桃仁15g，丹参24g，瓜蒌子30g，制大黄9g，徐长卿30g，鸡内金12g。14剂。

复诊（2014年10月8日）：患者诉药后肝区胀痛明显减轻，胃纳渐馨，大便2日一行，夜寐欠安，舌暗红、苔薄白，脉细弦。原方制大黄加量至15g，加酸枣仁15g、珍珠母30g。

2015年7月20日随访，患者一直坚持服用中药，症情稳定，稍觉肝区不适，生活能自理，纳可，便调，寐安。2015年6月13日我院胸部CT：右乳术后缺如，两肺多发结节较前相仿；双侧肺门淋巴结肿大，左肺下叶纤维条索影，附见肝内多发低密度影。2015年6月17日腹部B超：肝脏多发转移灶，部分较前稍增大。

按：本例患者乳岩术后，正气亏虚，邪毒未净，淫肺袭肝，肝气失于条达，阻于胁络，故胁肋胀痛。肝郁日久，气滞血瘀，瘀结停滞，积久不散，则渐成癥块。瘀血停着，痹阻胁络，故胁痛加剧，入夜尤甚。舌质暗红，脉象细弦，均属气滞血瘀之征。肝郁日久化热，耗伤肝阴，阴虚易生内热，故口干欲饮，大便干结，心中悸动。且久病体虚，精血亏虚，不能濡养肝络，肝气横逆，易犯脾胃，而见纳差。脾虚不能化生水谷精微，气血生化乏源，形体失养，故倦怠乏力，面色萎黄。

本症虚实夹杂，气血共病。辨证时需辨明主次，全面分析，根据"通则不痛"的理论，治疗上应以通为主，治拟疏肝理气，活血化瘀，益气养血。《古今医鉴·胁痛》云："胁痛者……或痰积流注于血，与血相搏，皆能为痛……治之当以散结顺气，化痰和血为主，平其肝而导其气，则无有不愈矣。"然积聚日久，耗伤气血，故在治疗上要始终注意保护正气，攻伐之药用之不宜过度。正如《素问·六元正纪大论》说："大积大聚，其可犯也，衰其大半而止。"

处方选用四逆散、金铃子散、一贯煎、芍药甘草汤、新加黄龙汤加减。方中四逆散用柴胡、白芍、枳实、甘草疏肝理脾，和中缓急，甘草炙用甘温益气，兼可缓急养心。金铃子散用川楝子、延胡索合桃仁、丹参、徐长卿疏肝理气，活血止痛。一贯煎中取生地配枸杞子滋养肝血，补益肝肾。予生黄芪、阿胶、何首乌益气养血，扶正而利于祛邪，予制大黄、瓜蒌仁逐瘀攻下、润肠通便，何首乌兼有解毒润肠之功，予鸡内金健脾和胃，共成攻补兼施、刚柔并济、气血兼顾之剂。

患者二诊时肝区胀痛明显减轻，大便稍有干结，夜寐欠安，舌暗红，苔薄白，脉细弦。方中制大黄酌情加量，并加用酸枣仁、珍珠母养心安神。

患者系三阴性乳腺癌术后，余毒未尽，两肺转移，肝转移，胸腹腔多发淋巴结转移，症属晚期，体质虚弱，不耐受进一步放化疗，受体三阴性者对内分泌治疗亦无效，目前西医治疗对此颇感棘手。经中医辨证施治，能有效缓解病痛，控制病情，延长生命，属于三阴性晚期转移性乳腺癌中较为有效的病例。

（吴继、高嵩）

三、鼻咽癌

鼻咽癌根据其鼻塞、流脓血涕、头痛等症状可归属于中医学"鼻衄""鼻渊""真头痛""失荣""瘰疬""控脑砂"等范畴。最早记载见于《内经》。《素问·气厥论》曰："鼻渊者，浊涕下不止也。传为衄蔑、瞑目。"

历代医著对本病的症状已有较详细的描述。如明代《外科正宗》曰："失荣症失于耳前及项间，初如痰核，久则坚硬，渐大如石，破后无脓，惟流血水，坚硬仍作，肿痛异常，乃百死一生之症。"清代《医宗金鉴》曰："（上石疽）生于颈项两旁，形如桃李，皮色如常，坚硬如石，脊痛不热……初小渐大，难消难溃，既溃难敛，疲顽之症也。"又曰："鼻窍中时流黄浊涕……若久而不愈；鼻中淋沥腥秽血水，头眩虚晕而痛者……即名控脑砂。"

关于本病的病因病机，历代医家多从外感六淫邪气，内因主要从情志、气滞血瘀、痰凝等入手。《灵枢·九针》曰"四时八风客于经络之中，为瘤病者也"；《灵枢·百病始生》曰"积之所生，得寒乃生，厥乃成积"；《外科正宗》曰："失荣者，先得后失，始富终贫；亦有虽居富贵，其心或因六欲不遂，损伤中气，郁火相凝，隧痰失道，停结而成。"

徐教授认为，正气亏虚是鼻咽癌的发病前提和根本原因。《素问·评热病论》曰"邪之所凑，其气必虚"。正气亏虚则易外邪入侵，鼻咽癌虽病位在鼻咽部，其与肺关系密切，肺气为邪热壅闭，致肺失宣降，上焦积热，热甚迫血离经出现鼻衄，继而气血凝滞，津聚为痰，痰热蕴结而成肿块；肺主气，肺气宜宣宜降。《温病条辨》曰："温邪上受，首先犯肺。"若肺气为热邪壅闭，则宣降不利，气机失常，表现为鼻塞、鼻衄、咳嗽、咯痰等。临证时，徐教授认为鼻咽癌特别是放疗后的患者热毒与津伤并重，将鼻咽癌分为津液亏耗、肺气不足型和痰毒内结、肺气亏虚型。《素问·脏气法时论》曰："肺气上逆，急食苦以泄之。"此时应该采用清泻肺热的治疗方法。然肺为娇脏，清虚而处高位，用药宜轻清，故徐教授在治疗鼻咽癌时，常在清热解毒化痰同时，加用太子参、黄芪、沙参、石斛等清肺养津之品，以达到益气补肺、清热祛邪扶正的目的。

1. 津液亏耗、肺气不足型

主症：鼻塞，流清涕，神疲体倦，或有咳嗽，气短声低，口干，面色淡白，畏风怕冷，舌质淡红或红、苔白，脉细弱。

主症分析：鼻者，肺之官也，肺主鼻，在窍为鼻，肺气充沛，肺鼻协调，则肺系功能正常，共同完成宣发与肃降，使鼻窍得以濡养，卫气得以发挥其卫外作用而保护人体免受外邪侵袭，且能保持嗅觉敏锐。肺气虚弱、腠理不固，则卫气防御外邪的功能减弱，使鼻窍易感外邪，致鼻塞流清涕，《灵枢·本神》说"肺气虚则鼻塞不利少气"，提出了肺气虚弱可导致鼻病。肺气耗伤，肺失充养，故神疲体倦，肺气亏虚，呼吸功能减弱，宣将无权，气逆于上，所以咳嗽气短。肺气虚，津液不得布散，加之鼻咽癌患者放疗居多，热毒灼肺，日久伤津则口干，加之面色淡白，畏风怕冷，舌质淡红或红、苔白，脉细弱，皆为肺气不足证。

治法：益气补肺，养阴生津，解毒散结。

方药：太子参15g，白术12g，茯苓15g，玄参12g，川石斛15g，苍耳子9g，石上柏30g，蛇莓30g，蛇六谷30g，山豆根9g，生黄芪30g，八月札15g，炒谷芽15g，炒麦芽15g，鸡内金12g。

方义及加减：太子参、白术、茯苓、生黄芪益气养津，健脾补肺；玄参、川石斛养阴生津；苍耳子、石上柏、蛇莓、蛇六谷、山豆根清热解毒散结；八月札、炒谷芽、炒麦芽、鸡内金健脾和胃。若咳嗽痰多，加瓜蒌皮 15g，冬瓜子 30g，浙贝母 12g；若自汗盗汗者，加党参 15g，瘪桃干 15g，浮小麦 30g。

【验案】

施某，男，61 岁。1996 年 11 月 15 日初诊。

患者 1989 年因右颈部肿块在外院穿刺，病理考虑为鼻咽癌，后在上海某专科医院放疗，鼻咽部肿块消失。1996 年 11 月因"咳嗽咳痰 1 个月"查肺 CT 提示：左下胸膜及左下肺结节，考虑转移性病灶，后行支气管镜检查，毛刷找到癌细胞。

刻诊：咳嗽，咳少量白痰，神疲乏力，口干少饮，胃纳可，大便少结，舌红苔薄黄，脉细少弦。

中医诊断：鼻咽癌（津液亏耗、肺气不足型）。

西医诊断：鼻咽癌。

治法：益气补肺，养阴生津，解毒散结。

方药：北沙参 30g，太子参 15g，白术 9g，茯苓 15g，苍耳子 9g，鱼腥草 30g，八月札 15g，石上柏 30g，蛇莓 30g，蛇六谷 30g，山豆根 9g，生黄芪 30g，山茱萸 12g，枳实 15g，鸡内金 12g。

复诊：2 个月后，患者咳嗽减轻，口干症状缓解，大便较前通畅，偶有胸闷，前方加全瓜蒌 30g、丹参 15g，连服 7 剂后，症状明显缓解。

患者长期在我科服用中药治疗，此后随访复诊，每 6 个月复查肺 CT 均提示：左下胸膜及左下肺结节较前相仿，患者带瘤生存 21 年至今，不仅生活自理，且能经常参加农业劳动。

按：放疗是鼻咽癌的主要治疗手段，中医认为鼻咽癌放疗常导致患者热毒过盛，伤津耗液，治疗上常以清热解毒散结为治则。本案虽已放疗 7 年后，仍发现肺部转移，此时患者伴有咳嗽、神疲乏力、口干等气阴两虚的症状，故治疗应兼固摄扶正、益气补肺养津，清热散结之余加北沙参、太子参滋阴益气，正气内存，则邪不可干。徐振晔教授善于扶正与祛邪相结合，灵活运用中药，取得了确切的疗效，患者长期带瘤生存。

2. 痰（癌）毒内结、肺气亏虚型

主症：鼻塞，涕中带血，头痛头胀，咳嗽痰黄，口苦咽干，大便秘结，舌红苔薄黄，脉滑。

主症分析：肺开窍于鼻，鼻咽不利，则鼻塞流涕，鼻病迁延不愈，继而导致肺疾之证，肺气亏虚，宣降失司，气机逆乱而至咳嗽，肺气不利则邪火循太阴经而至鼻窍，日久化热，故痰黄质黏，痰毒互结，蕴阻鼻道，头痛头胀，肺津亏耗，肺的通调水道及疏布津液功能失调，肺与大肠相表里，则大便秘结，且舌红苔薄黄，脉滑皆为痰毒内结、肺气亏虚型。

治法：清肺解毒，化痰散结，佐以益气养津。

方药：苍耳子 9g，芦根 30g，金银花 12g，连翘 12g，白茅根 30g，山豆根 9g，夏枯草 15g，生牡蛎 30g，白芷 12g，桃仁 9g，山慈菇 15g，北沙参 30g，生黄芪 30g。

方义及加减：苍耳子、白芷宣肺通窍，金银花、连翘、白茅根、山豆根、桃仁清热凉血、解毒消结，夏枯草、生牡蛎、山慈菇化痰软坚、散结消肿，北沙参、生黄芪补肺益气生津。若身热口干烦躁，加知母 9g、牡丹皮 9g；若涕中带鲜血，加牡丹皮 9g、生茜草 15g；鼻塞头痛明显者，加辛夷 6g、天龙 6g、天葵子 30g。

【验案】

李某，男，59 岁。2014 年 8 月 21 日初诊。

患者2014年6月因"反复右鼻涕中带血半年"就诊于上海某综合医院五官科，门诊鼻咽纤维喉镜检查发现鼻咽肿物，后在鼻内镜下行鼻咽肿物活检术，病理报告鼻咽未分化型非角化性癌。患者于2014年7月7日至8月8日期间多次行小剂量放疗。

刻诊：鼻塞，流黄脓涕，偶见血丝，头痛，乏力气短，咽干，胃纳不香，大便秘结，舌红苔薄黄，脉滑。

中医诊断：鼻咽癌（痰毒内结、肺气亏虚型）。

西医诊断：鼻咽癌。

治法：化痰散结，解毒消肿，益气补肺。

方药：夏枯草15g，生牡蛎30g，苍耳子9g，金银花15g，胆南星15g，石上柏30g，山豆根9g，山慈菇15g，白茅根15g，芦根30g，麦冬15g，天葵子30g，炙鸡内金12g，生山楂9g，瓜蒌子30g。

复诊：14剂后，患者鼻塞流涕症状减轻，未见涕中带血，咽干缓解，仍有乏力气短，前方加生黄芪30g、黄精30g，服药至2014年12月底，患者自觉体力恢复，气短乏力症状明显改善，仅稍有口干。

按：反复鼻塞、涕中带血常常是鼻咽癌的首发症状，这类患者起初未予重视，日久病情迁延，邪毒入侵，肺气不宣，痰湿内生，日久化热，痰毒互相胶结，形成肿块，痰毒伤络而见脓血涕，加之手术放疗，多已肺气亏虚，津伤气耗，此时不能一味攻伐，在化痰解毒的同时，加用麦冬、黄芪、芦根等益气补肺养津之品，去痰毒的同时顾护正气，能够促使机体更快康复。

（鲁叶云）

四、喉癌

喉癌属于中医学"喉菌""锁喉疮"等范畴。中医关于喉癌的病因病机、辨证论治的记载很早。宋代窦默《疮疡经验全书》记载："锁喉疮者……发于听会之端，注于悬膺之侧，初生如痹疬，不能饮食，闭塞难通。"明代方贤《奇效良方》曰："咽喉间生肉，层层相迭，渐渐肿起，不痛，多日乃有窍子，臭气自出，遂退饮食。"清代许楒《咽喉脉证通论·喉菌第十七》曰："此症因食膏粱炙煿厚味过多，热毒积于心脾二经，上蒸于喉，结成如菌。"清代吴张氏《喉科秘旨·卷六》曰："生于喉内如菌样，故名喉菌……壅痰气塞，喉菌不治。"清代尤乘《尤氏喉科秘书》曰："喉菌，病属忧郁，血热气滞，妇人多患之……形如浮萍，略高而厚，紫色，生于喉旁。"清代程永培《咽喉经验秘传·喉症用药细条》曰："咽喉因忧郁血热气滞而生，妇人多有患之者，状如浮萍略高而厚紫色，生于喉旁，难速愈。"清代方成培《七叶一枝花玉钥续编·诸证补遗》曰："喉菌，状如浮萍，生喉旁，忧郁气滞使然。"清代沈金鳌《杂病源流犀烛·卷二十四》曰："一曰喉菌，状若浮萍，色紫，生喉旁。"

徐教授总结了历代医家对喉癌的论述，并结合自身临床经验，指出喉癌是由多种发病因素而致，在机体脏腑功能失健的情况下，如肝、脾、肾素虚，元气不足，机体内外各种致病因素的影响下产生了病理变化，出现了气血凝滞或痰浊结聚，以致经络受阻，结聚而成；或痞塞日久，则结聚壅结，化火化热，火毒内困而成。癌症后期，伤阴耗气，则气血渐衰，形容瘦削，如树木失于荣华，枝枯皮焦，最后元气耗尽而亡。徐教授具体将其分为癌毒内结、气阴两虚二型进行辨证论治。

1. 癌毒壅盛型

主症：声音嘶哑，咽喉疼痛、吞咽不利，颈部肿块，气急咳嗽，痰有血丝且秽臭难闻，舌质暗红或舌有瘀斑、苔黄而燥，脉滑数。

主症分析：癌毒积聚成瘤，故可扪及颈部肿块，见声音嘶哑，咽喉疼痛，郁而化热，日久邪热炽盛，热盛酿毒，故见秽臭难闻，并见血丝。因癌毒瘀结，阻碍气血运行，故见舌质暗红瘀斑等症；病久热盛，痰热互结，故而苔黄燥，脉滑数。

治法： 清热解毒，消肿散结。

方药： 水牛角30g，生地黄15g，牡丹皮12g，赤芍15g，当归9g，金银花9g，连翘9g，白花蛇舌草30g，石上柏30g，蛇莓30g，七叶一枝花12g，甘草6g，鸡内金12g。

方义及加减： 取《外台秘要》中犀角地黄汤清热解毒、凉血散瘀之功，佐金银花、连翘，取《温病条辨》中名方银翘散辛凉透表、清热解毒之意。方中水牛角、地黄清心、凉血、解毒；赤芍、牡丹皮、石上柏、蛇莓、白花蛇舌草凉血散瘀，抗癌消肿；金银花、连翘清热解毒；鸡内金和胃护胃，甘草调和诸药。若见阴虚燥咳，加石斛15g、天花粉30g、芦根30g、浙贝母9g；若见热毒壅盛，癌瘀结聚，加山慈菇12g、一枝黄花30g、半枝莲30g；若见湿热毒结，加土茯苓15g、苦参20g、藤梨根30g；若见咳嗽咳痰，加制南星9g、煨诃子9g化痰散结；若见痰中带血，加白茅根30g凉血止血；若见咽喉不利，声音嘶哑，加玄参15g、桔梗6g、山豆根9g、马勃6g。

【验案】

李某，男性，75岁，老红军。1984年3月初诊。

患者1981年因患喉癌做手术切除（病理不详），1983年12月喉癌复发而于次年来沪门诊，求中医药治疗。

刻诊：咽喉疼痛，声音嘶哑，喉间反复黄痰较多，时有痰中带血，皮下肿块质硬，有破溃，触之疼痛。舌红苔黄燥且腻，脉滑数。

中医诊断：锁喉疮（癌毒内结）。

徐振晔 治癌经验

西医诊断：喉癌术后复发，$T_3N_0M_0$ Ⅲ期。

治法：清喉解毒，消肿散结。

方药：水牛角 30g，生地黄 15g，金银花 9g，连翘 15g，牡丹皮 9g，赤芍 9g，制大黄 9g，玄参 15g，石上柏 30g，蛇莓 30g，山豆根 9g，马勃 6g，生黄芪 30g，白茅根 30g，芦根 30g，生甘草 9，鸡内金 12g。

煎服法：上药加水 1000mL，浸 30 分钟，煎 30 分钟，得药汁 150mL；二煎加水 800mL，煎 30 分钟，得药汁 150mL。二汁相混，早、晚二次分服。

复诊：患者持续服药 1 个月，症状改善明显。随返贵州省继续用本中方治疗，其后每年来沪 1 次进行方药调整，见中气不足、脾虚泄泻，加党参、山药、莲子肉；见肝胃不和，加枸橘李、砂仁疏肝和胃、行气化滞；见咳嗽咳痰，加制南星、煨诃子化痰散结。治之 4 年余。

按： 本患者年老体虚，出现术后复发，癌毒顽固，壅聚于咽喉，故予清喉解毒、消肿散结治疗。徐教授认为，本病的发生正气不足在先，邪伏于里，骤然爆发，瘀毒互结，而成积块。病性为本虚标实，邪实更甚。热毒积聚，热入营血，迫血妄行。故应在清喉解毒、消肿散结的同时，配伍凉血止血之品，使得气血平复，稳定癌毒形势，使正能束邪，防止进一步进展的同时来治疗本病。

2. 气阴两虚型

主症：咽喉不适，时有疼，声音嘶哑，吞咽有异物感，咳嗽无力，痰黏色白，伴有畏风、怕冷，自汗与盗汗可并见，纳少神疲，便溏，面色㿠白，舌质光淡，边有齿印，苔薄，脉细弱而数。

主症分析：喉司呼吸，为音之府，属肺、肝、肾之经络循行部位。喉间肿物阻塞气道，肺气失于宣降则咳呛音哑，咽部异物感，甚则呼吸困难。日久痰火瘀毒蕴结不消，阴伤气耗，致畏风、怕冷。

阴虚阳亢，内伤肺脾，脾失健运，故纳少神疲，便溏，面色㿠白；肺失清肃，湿浊内停，聚而为痰，痰浊凝聚，结于喉内，积聚成瘤。

治法：益气养阴，软坚散结，抑癌解毒。

方药：党参20g，麦冬12g，白术12g，白茯苓15g，山药15g，莲子肉6g，天龙3g，急性子15g，石上柏30g，七叶一枝花15g，制南星9g，煨诃子9g，枸橘李15g，砂仁6g，桔梗6g，甘草6g。

方义及加减：方中白术、茯苓益气健脾渗湿。配伍山药、莲子肉助君药以健脾益气，兼能止泻；党参补中益气和脾胃；天龙、急性子、石上柏、七叶一枝花软坚散结，解毒抗癌；制南星、煨诃子化痰散结；枸橘李、砂仁疏肝和胃，行气化滞。桔梗、甘草调和诸药。若胃寒肢冷，食谷不化者，加补骨脂15g、肉苁蓉12g、鸡内金12g；若见动则汗出、怕风等表虚不固之证，加防风9g、浮小麦30g；若见胃阴亏虚，加沙参15g、石斛15g、玉竹12g；若泄泻，腹胀，腹痛，大便黏稠不畅者，加黄连6g、当归9g、大枣16g。

【验案】

孙某，男性，75岁。2013年8月23日初诊。

患者2013年2月因声音嘶哑就诊于某五官科医院，查喉镜示右声带弥漫性新生物，遂就诊于某综合医院于2013年6月22日行喉镜下右侧声带新生物活检术，术后病理示：（右侧声带）鳞状上皮高级别上皮内瘤变伴癌变；（半喉）鳞状上皮高级别上皮内瘤变伴癌变（高分化鳞状细胞癌）；肿瘤浸润至故有层上1/2；两侧切缘、另送（对侧切缘）及冰冻（下、后、对侧切缘）均未见明确肿瘤累及。免疫组化（M16–695）：CKpan+ P63+ P40+ HCK+ TOPOII+ Ki67 60%。于2013年7月23日全麻下行"垂直半喉切除＋喉功能重建＋气管切开术"，术后患者于我院门诊请徐教授治疗。

刻诊：乏力，动则汗出，声音嘶哑，无胸闷胸痛，无吞咽困难，胃纳可，二便差，夜寐可。舌淡红苔薄白，脉细。

中医诊断：喉疳（气阴两虚）。

西医诊断：喉癌，右侧声门型 $T_2N_0M_0$ Ⅱ期。

治法：益气养阴，软坚散结，抑癌解毒。

方药：党参 20g，麦冬 12g，白术 12g，茯苓 15g，山药 15g，莲子肉 6g，天龙 3g，石上柏 30g，七叶一枝花 15g，蛇莓 30g，制南星 9g，煨诃子 9g，枸橘李 15g，砂仁 6g，桔梗 6g，甘草 6g。

煎服法：上药加水 1000mL，浸 30 分钟，煎 30 分钟，得药汁 150mL；二煎加水 800mL，煎 30 分钟，得药汁 150mL。二汁相混，早、晚二次分服。

复诊：至 2013 年 10 月 10 日，乏力症状缓解。间服上方至今，若胃寒肢冷、食谷不化，加补骨脂、肉苁蓉、鸡内金；若见胃阴亏虚，加沙参、石斛、玉竹。治疗至今，存活 4 年余。

按：本患者确诊时为鳞状上皮高级别上皮内瘤变伴癌变，因患者年老体虚，易发生转移，故予软坚散结、益气养阴、抑癌解毒治疗，病情稳定。徐教授认为，本病的发生正气不足在先，邪气入侵在后，正虚邪恋，日久阻滞气血，痰浊内生，痰瘀互结，而成积块。病性为本虚标实。日久正气愈衰，易伤及脾肾。故应软坚散结、益气养阴、抑癌解毒的同时配伍健脾益肾之品，使得正气充足，正胜能束邪则肿瘤稳定而不复发。

（董昀）

五、食管癌

食管癌属于中医学"噎膈"范畴。噎为吞咽食物时梗噎不顺，膈乃膈阻不通，饮食不下。噎轻而膈重，噎是膈之始，膈为噎之渐。中医古代文献中将包括食管癌在内的一些可导致进食梗阻、疼痛、呕吐等症状的疾病统称为"噎膈"。中医辨证一般将食管癌分为虚与实的不同证候。实证多为痰气交阻，虚证多为脾肾两亏。

噎膈病首见于《内经》，《素问·阴阳别论》曰："三阳结，谓之膈。"《素问·通评虚实论》曰："膈塞闭绝，上下不通，则暴忧之病也。"指出了本病与大肠、小肠、膀胱有关，且与精神因素有关。隋唐医家多将噎膈病分而论之，宋代严用和在《济生方》中首先提出噎膈病名，沿用至今。元代朱丹溪在《脉因证治·噎膈》中提出噎膈的病机为"血液俱耗，胃脘亦槁"，并提出"润养津血，降火散血"的治疗大法。清代叶天士在《临证指南医案·噎膈反胃》指出噎膈的病机为"脘管窄隘"。《景岳全书·噎膈》提出"凡治噎膈大法，当以脾肾为主"。徐教授经多年临床实践，并总结了历代医家对食管癌的论述，对食管癌的治疗积累了丰富的经验。指出本病病机不外乎虚实之证，虚证者多为正气不足，脾胃虚弱，且久病及肾，以致脾肾两虚。实证者多为各种致病因素导致痰浊之邪内生，气机运行不畅，痰浊与气郁互相搏结，阻塞脘管所致。故徐教授临床上多将食管癌分成痰气交阻、脾肾两虚等证型，辨证论治，多取得较好的疗效。

1. 痰气交阻型

主症： 吞咽梗阻，呕吐痰涎，胸膈痞满，泛酸，恶心呕吐，常伴有进食时胸骨后疼痛，可有呕血黑便，头晕乏力，舌质淡胖，苔薄白或白腻，脉弦滑数。

主症分析： 此型为因外感邪毒、情志不畅等因素导致痰浊之邪内生，气机运行不畅，痰浊与气郁互相搏结，阻塞食管所致。此外，痰浊内阻，以致清阳不升，故见头晕；痰湿阻滞，内侵于脾胃，以致脾胃升降失常，故见泛酸呕吐；若邪毒积聚，郁而化热，或致脾气不足，脾不统血，故见呕血。

治法：燥湿化痰，行气解郁。

方药：旋覆代赭汤（《金匮要略》）、启膈散（《医学心悟》）加减：旋覆花12g，代赭石30g，党参15g，姜半夏9g，地龙15g，威灵仙30g，瓦楞子30g，丹参15g，瓜蒌皮15g，天龙9g，陈皮9g，茯苓15g，郁金15g，制南星15g，砂仁6g，石见穿30g。

方义及加减：方中旋覆花性温，下气化痰，降逆止噫；代赭石质重，味苦气寒，主沉降，镇冲逆，二者共为君药。党参健脾益气，陈皮、茯苓化湿健脾，乃为臣药。半夏、南星燥湿化痰和胃，丹参、郁金行气活血止痛，瓜蒌皮宽胸理气化痰，天龙、地龙、石见穿清热解毒，抗癌消瘤，共为佐使。全方配伍严谨，共奏理气燥湿化痰散结之功。痰涎较多者，可加贝母9g、竹茹6g；呕吐泛酸、夜寐欠安者，可加煅牡蛎30g、煅龙骨30g、煅瓦楞30g；大便秘结者，可加火麻仁30g、枳实12g；自汗盗汗者，可加五味子6g、碧桃干12g、麻黄根9g。

【验案】

李某，男，66岁。2016年2月11日初诊。

患者因吞咽梗阻伴进食时胸骨后疼痛半年、加重2周就诊。CT示食管占位病灶。食管镜活检示食管中分化鳞癌，因纵隔及腹腔多发淋巴结肿大无手术指征。为进一步治疗求助于我科。患者有饮酒史40年，饮白酒，每日50～100mL。

刻诊：吞咽困难，进食时胸骨后疼痛，咳吐白色痰涎，胸闷痞满，头晕乏力，胃纳欠佳，大便秘结，舌质淡胖苔白腻，脉沉弦滑。

中医诊断：噎膈（痰气交阻）。

西医诊断：食管癌，原发性，胸中下段中分化鳞癌，伴纵隔、腹腔多发淋巴结转移。

治法：燥湿化痰，行气解郁，抗癌消瘤。

方药：旋覆花12g，代赭石30g，党参15g，地龙15g，石见穿30g，天龙9g，制南星15g，丹参15g，郁金15g，贝母9g，急性子15g，八月札15g，生黄芪30，蛇六谷30g，瓜蒌仁30g，鸡内金12g。

复诊：7日后复诊，患者痞满症状较前明显缓解，大便通畅，痰涎减少，仍有进食梗阻，泛酸明显，夜寐欠安，舌质淡胖苔白，脉濡滑。予原方去南星、鸡内金，加茯苓15g、煅牡蛎30g、煅龙骨30g。后长期服用中药，随证加减。

按：该患者初诊症见进食梗阻、咳吐白色痰涎、胸闷痞满、头晕乏力，为痰浊之邪内阻，且痰阻以致气滞，故方中以旋覆代赭汤加启膈散方为基本方行气开郁，祛瘀止痛，化痰散结，抗癌消瘤。

2. 脾肾两虚型

主症：吞咽梗阻，嗳气泛酸，胸膈痞满，神疲乏力，胃纳欠佳，腰膝酸软，耳鸣、盗汗，可伴有进食时胸骨后疼痛，呕血、黑便等，舌质淡，苔薄白，脉濡细。

主症分析：此型为邪毒积聚日久伤正，正气不足，脾胃虚弱，且久病及肾，以致脾肾两虚。脾失健运，则纳呆，乏力，脾不统血，可见呕血便血；胃失和降，则嗳气泛酸；久病肾气亏虚，则腰膝酸软，可伴有耳鸣，盗汗。

治法：健脾补肾，理气消积。

方药：六君子汤（《医学正传》）合左归丸（《伤寒论》）加减：党参15g，熟地15g，黄精30g，白术12g，茯苓12g，牛膝12g，山药15g，山茱萸9g，陈皮9g，姜半夏12g，制南星15g，郁金12g，天龙9g，仙灵脾12g，石见穿30g，鸡内金12g，生甘草6g。

方义及加减：方中党参健脾益气，熟地、黄精补肾填精，共为君药；白术、茯苓健脾化湿，山药、牛膝、山茱萸补肾健脾，乃为臣药；半夏、南星、天龙、石见穿燥湿化痰、解毒消瘤，广郁金祛瘀散结止痛，鸡内金和胃健脾，乃为佐药；生甘草解毒和胃，调和诸药，为使药。全方诸药配伍严谨，共奏健脾益气、补肾滋阴、解毒散结之功。体虚自汗较重，加黄芪30g、麻黄根6g、煅牡蛎30g；寐差盗汗者，加煅龙骨30g、煅牡蛎30g、酸枣仁12g；口津不足者，加玉竹9g、芦根9g；口苦苔黄者，加川连6g、石斛9g。

【验案】

王某，男，58岁。2015年11月6日初诊。

患者因吞咽困难3个月就诊，食管镜确诊食管鳞癌，CT示腹腔淋巴结多发肿大。经行2个疗程新辅助化疗后评估疗效，仍未能手术，放疗1个疗程。

刻诊：乏力，胸闷气短，自汗盗汗，腰膝酸软，头晕耳鸣，胃纳差，二便调，舌淡胖、边有齿痕、苔薄白，脉细缓。

中医诊断：噎膈（脾肾两虚型）。

西医诊断：食管癌，原发性，胸下段鳞癌，伴腹腔淋多发巴结转移。

治法：健脾益气，补肾滋阴，抗癌消瘤。

方药：黄芪30g，熟地15g，黄精30g，党参15g，白术9g，陈皮9g，山茱萸12g，怀山药15g，枸杞子15g，五味子9g，煅龙骨30g，煅牡蛎30g，碧桃干15g，天龙9g，石见穿30g，蒲公英30g，八月札12g，郁金12g，茯苓15g，谷芽15g，麦芽15g，鸡内金12g，生甘草6g。

复诊：7日后复诊，患者自汗盗汗，乏力气短等症状较前缓解，仍见头晕耳鸣，呕吐痰涎，舌淡胖苔白，脉弦滑。予上方去碧桃干、煅龙骨，加姜半夏9g，浙贝母9g，枸橘李15g。后继续服用中药，随证加减。

按：该患者初诊时症见胸闷气短，自汗盗汗，腰膝酸软，头晕耳鸣，证属脾气不足，肾精亏虚，故以六君子汤健脾益气、左归丸方补肾填精，配以石见穿、天龙、蒲公英等清热解毒、抗癌散结。

（郭毅峻）

六、肝癌

古代中医学中对肝癌并无统一病名，对肝癌的认识见于鼓胀、黄疸、积聚、胁痛、肝积、肥气、积气、伏梁等病证中，如《素问·邪气脏腑病形》曰："肝脉微急为肥气，在胁下。若覆杯，微缓为水瘕痹。"《金匮要略》中论："积者脏病也，终不移；聚者腑病也，发作有时，展转痛移为可治。"刘完素在《河间六书》中说："瘕，腹中坚硬，按之应手，谓之瘕也。"《圣济总录》云："积气在腹中，久不瘥，牢固推之不移者，瘕也，饮食不节，致脏腑气虚弱，饮食不消，按之其状如杯盘牢结，久不已，令人身瘦而腹大，至死不消。"文献描述的疾病部位、症状如：上腹肿块、肿块坚硬、腹水等特征确实符合肝癌在不同阶段的临床特点，其理论也对现代肝癌的诊治具有相当的指导价值。但应该明确的是，不能将积聚、鼓胀、胁痛等古代病名简单地等同于肝癌。上述病名的诊断与现代意义上肝癌在概念上不能完全吻合，但考虑到文献的独特性，为方便学术的研究，不人为割裂相关认识，仍按照古代相关的（肝癌）文献予以总结。

中医对其病因病机的认识首见于《灵枢》，从虚实立论"壮人无积，虚人有之"。《诸病源候论·积聚病诸候》也认为脏腑之气虚弱为重要的病机，"积聚者，由阴阳不和，脏腑虚弱，受于风邪，搏于脏腑之气所为也"。《医宗必读·积聚》也指出"积之成者，正气不足，而后邪气踞之"。《医宗必读》则针对病程长短不一、正邪亏损不一的病机特点，给出了临床治疗大法："初者，病邪初起，正气尚强，邪气尚浅，则任受攻；中者，受病渐久，邪气较深，正气较弱，任受且攻且补；末者，病邪经久，邪气侵凌，正气消残，则任受补。"总之肝癌的病机，现代医家多认为不外乎本虚标实。如本虚者，气虚、血虚、阴虚、阳虚；标实者，血瘀、气滞、痰湿、热毒，不同的临床阶段证候表现各不相同，治法方药也有很大的差异。但扶助正气始终是重要的治疗主线之一。

肝癌是一种慢性进展的病症，在这漫长的病程中会有不同的阶段，不同的阶段有不同的临床表现，中医就是要从不同的阶段来入手，针对某个阶段的病理表现来治疗，依据辨证论治的精神，结合古代的病名，分期结合患者不同阶段予以治疗，或攻或补，从而发挥其独特的治疗优势。《内经·六元正纪大论》云："有故无殒，亦无殒也……大积大聚，其可犯也，衰其大半而止，过者死。"对后世积聚的论治攻伐有度具有原则性的指导意义。

张子和则强调攻邪，《儒门事亲》中提到"岂有病积之人，大邪不出，而可以补之乎"，主张攻邪之后再"以药调之"；《医学心悟·积聚》主张分期论治："治积聚者，当按初、中、末之三法焉。邪气初客，积聚未坚，宜直消之，而后和之。若积聚日久邪盛正虚，法从中治，须以补泻相兼为用。若块消及半，便从末治，即住攻击之药，但和中养胃，导达经脉，俾营卫流通，而块自消矣。更有虚人患积者，必先补其虚，理其脾，增其饮食，然后用药攻其积，斯为善治，此先补后攻之法也。初治，太无神攻散主之，中治，和中丸主之；末治，理中汤主之。予尝以此三法，互相为用，往往有功。"朱丹溪在《丹溪心法》里对于攻邪之下法则说，"凡积病不可用下药，徒损真气，病亦不去，当用消积药使之融化，则根除矣"；林佩琴在《类证治裁》中强调治疗积聚要按照"理气，调中，活血化瘀，养正除积"的顺序进行。清代医家张璐从虚实的角度针对积聚从虚实论治，主张虚者养正而除积，实者攻逐去积。如《张氏医通·积聚》云："善治者，当先补虚，使气血壮，积自消也，不问何脏，先调其中，能使饮食，是其本也。虽然，此为轻伐者言耳，若夫大积大聚，不搜而逐之，日进补养，无益也。审知何经受病，何物成积，见之既确，发直入之兵以讨之，何患其不愈？"以上理论认识均为后世"养正除积"治法提供了理论依据，目前这些治法和古方对肝癌临床仍有一定的实用价值和指导作用。

其他医家则对类似肝癌后期——鼓胀的治疗则强调脏腑论治的重要性。如《医学正传·肿胀》中强调："鼓胀，理宜补脾，又须养肺以制木，使脾无贼邪之虑，滋肾以制火，使肺得清化，却盐味以防助邪，断妄想以保母气，远音乐，戒暴怒，无有不安。医者不察，急于获救；病者苦于胀满，喜行利药，以求通快。殊不知宽得一日二日，复胀愈甚，真气已伤，去死不远矣。"张璐在《张氏医通》中说"腹胀误用攻药暂宽，复胀者皆不治"。上述医家的论述对肝癌某些阶段，如腹水阶段的治疗均提供了宝贵经验。

由于肝癌不同时期主症表现不同，古人对其的诊治散见各篇，我们宜总结古人的不同治法，逐步在病机和治法上得到统一。

1. 脾虚肝郁型

主症：右胁下胀痛，善太息，纳呆，乏力，消瘦，舌淡胖、苔白腻，脉弦滑或濡滑。右胁下或有痞块，或见腹泻，腹胀，也可无任何症状或体征。

主症分析：肝疏泄失职，木不疏土，脾失健用，水谷运化无权，肌体失养而有纳呆、消瘦、乏力、腹胀，水湿不化留置肠道多有腹泻。肝气不舒，每多引长息以为快，轻者气郁胁下或无体征或仅有胀痛。重者瘀积不散聚而成痞块；舌苔脉象均为脾虚肝郁之征。

治法：健脾理气，解毒消积。

方药：柴胡 12g，八月札 9g，川芎 15g，白芍 15g，枳壳 12g，制香附 9g，党参 15g，白术 12g，茯苓 15g，半枝莲 30g，岩柏 30g，白花蛇舌草 30g，生黄芪 30g，灵芝 15g。

方义及加减：党参、白术、茯苓取四君子之意健脾；正气耗损，加黄芪、灵芝益气；为防壅气之弊，柴胡、枳壳、香附、陈皮合用以疏肝理气；川芎、白芍养血活血；半枝莲、岩柏、白花蛇舌草为徐教授习用解毒抗癌之品。运用得宜，颇有效验。若有胁下肿块，加莪术 15g、三棱 15g、鸡内金 12g、鳖甲 12g 破血逐瘀，软坚散结；若肝区疼痛明显，加郁金 12g、延胡索 9g 以行气止痛；食欲不佳可加薏苡仁 30g、焦神曲 12g、焦山楂 12g、炒麦芽 12g。

【验案】

蔡某，男，63 岁。2013 年 11 月 11 日初诊。

患者于 2012 年 10 月 24 日在某综合医院行"肝左外叶部分切除术（肝Ⅲ段部分切除术）"，术后病理报告：肝细胞肝癌，Ⅲ级，伴坏死，脉管内见癌栓，周围肝 G2S4F0，另见灰褐色肿物镜下为肝细胞肝癌。免疫组化：AFP（-），Hepa（-），CK7（5%+），CD34（血细胞丰富），KI67（40%+），GS（80%++），GPC-3（80%++），HSP70（60%+ ～ ++）。患者 2013 年 11 月自觉乏力明显，来我院门诊治疗。

刻诊：右胁胁下有时隐痛、乏力，二便调，纳可，夜寐尚可。无发热恶寒，无恶心呕吐，无咯血便血，舌淡红、苔薄白、脉细。

中医诊断：肝癌（肝郁脾虚）。

西医诊断：肝左外叶部分切除术后，肝细胞癌。

治法：疏肝理气，健脾消积。

方药：黄芪 30g，太子参 15g，白术 9g，茯苓 12g，柴胡 15g，薏苡仁 15g，八月札 12g，半枝莲 30g，岩柏 30g，灵芝 15g，干蟾皮 6g，黄精 30g，白花蛇舌草 30g，莪术 15g，三棱 15g，鸡内金 12g。

复诊（2013 年 11 月 25 日）：胁痛明显减轻，发作次数较前少，舌色红。虑活血伤阴，调整药量补益阴精，处方：黄芪 18g，太子参 30g，白术 9g，茯苓 12g，柴胡 6g，薏苡仁 15g，八月札 12g，半枝莲 30g，岩柏 30g，灵芝 15g，干蟾皮 3g，黄精 30g，白花蛇舌草 30g，莪术 9g，三棱 9g，鸡内金 12g，鳖甲 12g，麦冬 12g。

复诊随访：连服 1 个月，症状改善，继服原方加味治疗。目前健康生存。

按：肝郁脾虚临证颇为多见，疏肝健脾为其正治，柴胡、黄芪、白术、茯苓均为徐教授常用之品。然而积证已成，消积也是重要一环，一方面三棱、莪术、鸡内金等活血消积，另一方面徐教授也常用半枝莲、岩柏、干蟾皮、白花蛇舌草等化癌消积，所谓非扶正气积块不自除，非除积块正气无所用。

2. 脾肾两虚型

主症：右胁下隐痛，腰膝酸软纳差，乏力，脘腹不适，或有腹水，面色萎黄或有舌淡胖边有齿痕，脉沉细或濡缓。

主症分析：先天亏损，后天失养，水不涵木，胁下隐痛；腰为肾之府，肾中精气亏虚，而有腰膝酸软；脾运失常，精微不用，水湿不化而有纳差、乏力、脘腹不适，重者或有腹水；气血不能上行滋养，面色无华，甚者萎黄，脾虚失润，舌淡胖边有齿痕；脉象沉细或濡缓均为脾肾亏虚之症。

治法：健脾化积，补肾养精。

方药：熟地 12g，山茱萸 15g，熟附子 9g，茯苓 15g，山药 15g，泽泻 15g，白术 12g，木香 6g，草果仁 6g，大腹皮 15g，干蟾皮 6g，半枝莲 30g，岩柏 30g，红豆杉 3g。

方义及加减：法用六味地黄丸和实脾饮之意，六味益肾补虚、补益肾气为本，实脾温阳健脾化水。附子温养脾肾，温化水湿；白术、茯苓健脾和中，渗湿利水；木香理气；大腹子、草果行气之中兼能利水。阳虚不甚，寒象不显者附子量酌减，有腹水者注意提调整补益药和利水药物比例，总以补益为先。

【验案】

俞某，男，64岁。2015年3月31日初诊。

患者于2013年6月19日某综合医院全麻下行复杂肝癌切除术（左内叶Ⅳa段，右后叶Ⅵ段）。2013年6月26日术后病理报告：肝细胞癌（2灶），Ⅱ级，周围肝组织结节性肝硬化（G2S4）伴肝细胞脂肪变性（约30%）。免疫组化：AFP（-），Hepa（++），CD34（血窦丰富），CK19（-），CK7（散在+），KI67（20%+），Thromblin（5%+），GP73（80%+），CD8（散在+），IL-2（5%+），CD151（-），OPN（60%+）。网染（网状纤维减少）。2013年8月6日排除禁忌，行TACE术，经肝总动脉注入5-FU0.75、顺铂40mg以及MMC10mg灌注化疗。后定期复查，病情稳定。2014年8月患者体检时发现肝癌复发。2014年8月19日全麻下行复杂粘连松解+肝左叶部分切除术。2014年8月25日术后病理：肝左叶肝细胞肝癌，Ⅱ～Ⅲ级，肝切缘未见癌累及。周围肝组织结节性肝硬化（G2S4）伴部分肝细胞脂肪变性（约30%）。免疫组化：AFP（-），CK19（-），CK7（部分+），GPC3（-），GS（部分+），Hepa（++），HSP70（部分+），Ki-67（50%+），CD151（膜+）。2014年10月30日上腹部MRI增强：肝MT术后复发，肝左内叶包膜下异常强化考虑术后改变；胆囊小结石。2014年11月6日行TACE术，经肝右动脉分支，注入5-FU0.75、DDP40mg以及砝码新10mg灌注化疗。2014年12月13日腹部增强CT：肝MT术后，肝左内叶包膜下异常强化考虑术后改变；胆囊小结石。2015年3月23日上腹部MRI增强：肝MT术后复发，肝内复发灶，右侧肋骨转移；胆囊小结石。患者因乏力明显，肝区疼痛到我院门诊。

刻诊：神疲乏力，肝区疼痛，腰酸时作，睡眠欠安，腹泻时有，舌体胖色淡舌苔薄，右脉细弱。

中医诊断：肝癌（脾肾亏虚）。

西医诊断：肝细胞癌术后，肝左叶复发术后，右侧肋骨转移。

治法：健脾益气，化积止痛。

方药：生黄芪30g，党参15g，茯苓15g，白术9g，八月札15g，枳壳15g，灵芝30g，岩柏30g，白花蛇舌草30g，半枝莲30g，干蟾皮12g，丹参15g，合欢皮15g，酸枣仁15g，绞股蓝15g，鸡内金12g，川断15g，柴胡9g，骨碎补30g。

复诊（2015年4月14日）：精神好，乏力感明显减弱。胃纳转佳，肝区疼痛改善不明显，晨起仍腹泻，宗五更泻法旨，同时加用活血之品三棱、莪术，近代名医张锡纯言此良药乃活血佳品，运用等当，可建殊勋。确是如此。处方：生黄芪30g，党参15g，茯苓15g，白术9g，八月札15g，枳壳15g，灵芝30g，岩柏30g，白花蛇舌草30g，半枝莲30g，干蟾皮6g，丹参15g，合欢皮15g，酸枣仁15g，柴胡9g，骨碎补30g，莪术12g，三棱12g，川芎9g，五味子9g，补骨脂9g。

坚持治疗月余，肋骨疼痛明显减轻。他处也无转移。休息好转，大便成形，患者颇为满意。

随访：前方加减，康健至今。

按：肝癌临床症状复杂，该患者肝癌术后多次复发，经过手术、介入治疗后患者乏力明显，腰酸时作，病程长久伤及脾肾，导致患者腹泻，徐教授临证经验颇多，每于此时，紧扣舌脉辨证，常以生黄芪、党参、茯苓、白术健脾，灵芝、川断补肾强腰，酌加入白花蛇舌草、干蟾皮等清热解毒散结之中药。长期服用，效果明显，一定程度上提高了患者的生存期，生活质量明显改善。

3.肝肾阴虚型

主症：右胁下积块疼痛，腰膝酸软，心烦，口干，形体消瘦，头晕目眩，耳鸣如蝉，少寐多梦或失眠，或有腹水，午后潮热或盗汗，男子可有遗精，女子可有经少或经闭，舌红少津，脉细或细数。

主症分析：五脏（肝阴）亏虚，久必及肾，肝癌（积聚）日久，肾中精气渐亏。腰膝酸软，迁延及脾，运化无权而见形体消瘦，头晕，阻碍经血下行，经血不畅则致经少或经闭；迁延及心，肾水不能上及心火，而有少寐多梦或失眠；肾失闭藏，肝失疏泄而有遗精，午后潮热，脉细舌红都是阴虚之症。

治法：补益肝肾，滋阴养精。

方药：熟地15g，山药15g，栀子9g，山茱萸15g，柴胡9g，牡丹皮6g，茯苓15g，泽泻15g，白芍15g，当归9g，酸枣仁15g，半枝莲30g，岩柏30g，干蟾皮9g，绞股蓝15g。

方义及加减：方用三补三泻之意，补益肝肾，当归、白芍养血柔肝，栀子清郁积之热，半枝莲、岩柏、干蟾皮、七叶一枝花解毒消积。积块明显者加鳖甲12g、黄芩10g，女子经少加川芎9g，口干加天冬12g、麦冬12g、玉竹12g，遗精用芡实9g、桑螵蛸15g，伴盗汗可加煅龙牡各30g。

【验案】

陈某，女，63岁。2010年3月2日初诊。

患者于2009年12月3日某肝胆专科医院行腹腔粘连松解＋右后叶肝肿瘤切除术。术后病理报告：（肝右叶）小肝细胞癌，细梁型，Ⅱ级；慢性肝炎。2010年2月1日行肝脏介入治疗1次（吡柔比星20mg+羟基喜树碱10mg）。患者至我院门诊治疗。

刻诊：右胁下术后区时有不适，腰膝酸软，心烦口干，形体消瘦，乏力，乳房胀痛时有，纳、便调，夜寐安，舌红少津，脉细或细数。

中医诊断：肝癌病（肝肾阴虚）。

西医诊断：原发性肝癌术后，肝细胞肝癌介入术后。

治法：滋阴养血，补益肝肾。

方药：熟地 15g，山药 10g，栀子 10g，山茱萸 10g，茯苓 15g，白芍 15g，当归 15g，丹参 30g，白花蛇舌草 30g，干蟾皮 9g，半枝莲 30g，牡丹皮 9g，枸杞子 15g，女贞子 15g，知母 9g，鸡内金 12g，绞股蓝 15g。

复诊（2010 年 3 月 9 日）：腰膝酸软减轻，乳房胀痛，去栀子，加柴胡、灵芝等，加减处方如下：熟地 15g，山药 10g，山茱萸 10g，灵芝 30g，茯苓 15g，白芍 15g，当归 15g，丹参 30g，白花蛇舌草 30g，干蟾皮 9g，半枝莲 30g，牡丹皮 9g，知母 9g，鸡内金 12g，绞股蓝 15g，柴胡 6g。

随访：患者数年之中，坚持随访，复查，加减用药虽多，不离滋阴养血大法，迄今已 7 年，没有复发。

按：女子以血为本，消癌化积之时应该兼顾女性这一特点，白芍、当归、丹参养血活血，知母、牡丹皮清虚热，为徐教授所习用，临证加减，而收佳效。

4. 气滞瘀毒型

主症：两肋胀痛或刺痛，胸闷纳呆，腹胀乏力，上腹部触及包块，质硬不平，面色晦暗，可见肝掌，蜘蛛痣，口唇暗，舌偏暗边有瘀斑，舌底静脉增粗，脉沉弦细涩。

主症分析：肝气郁结日久，气为血帅，肝郁气滞，气不行血，日久不解，必致瘀血内停，聚于局部，故渐成胁下癥块，滞于中焦而有胸闷纳呆、腹胀乏力，瘀血聚于面部，手足则见肝掌、蜘蛛痣，聚于口唇则唇暗，聚于舌则见舌偏暗边有瘀斑、舌底静脉增粗，脉沉弦细涩亦是脉象瘀滞的表现。

治法：补血活血，消积理气。

方药：当归 9g，川芎 12g，桃仁 9g，赤芍 15g，牡丹皮 9g，乌药 9g，延胡索 15g，丹参 30g，香附 9g，枳壳 15g，炙甘草 9g，岩柏 30g，半枝莲 30g，红豆杉 3～6g。

方义及加减：该证型补血活血当并重，兼顾理气。当归、赤芍养血活血，可使瘀血祛而不伤阴血，牡丹皮清热凉血、活血化瘀；丹参、桃仁破血逐瘀，以消积块，川芎不仅养血活血，更能行血中之气，增强逐瘀之力；红豆杉、岩柏、半枝莲清热解毒，香附、乌药、枳壳、延胡索行气止痛；甘草调和诸药。纳呆腹胀者加佛手 9g、香橼 9g、厚朴 6g，乏力明显可加脱力草 15g、黄芪 40g，日久有热象可加栀子 9g、郁金 9g。

【验案】

郁某，男，57 岁。2006 年 8 月 9 日初诊。

患者于 2006 年 6 月体检时发现 AFP 升高，CT 示：肝左叶 4cm×4cm 占位病变，遂于 2006 年 6 月 27 日于某肝胆专科医院行肝左叶肿瘤切除术＋胆囊切除术，门静脉未及癌栓。术后病理报告肝细胞癌。

刻诊：乏力，纳可，二便调，夜寐可。舌偏暗边有瘀斑，舌底静脉增粗，脉沉涩。

中医诊断：肝癌病（气滞瘀毒）。

西医诊断：原发性肝癌，肝左叶肿瘤切除术后，肝细胞癌。

方药：丹参 30g，莪术 15g，八月札 12g，枳壳 15g，木香 9g，半枝莲 30g，岩柏 30g，干蟾皮 9g，柴胡 9g，白芍 15g，甘草 9g，生黄芪 30g，生山楂 15g，白术 15g，茯苓 15g，太子参 15g，白花蛇舌草 30g。

复诊（2006 年 8 月 23 日）：精神稍好转，仍感乏力，余无特殊变化，舌象依然，脉涩不沉，考虑瘀血难以短期消散，原方续进。

服药 2 周复诊：患者自感乏力感消失，舌下脉络明显较前好转。

随访诊疗，前方加减迄今已有 10 年，未有复发。

按：肝癌辨证，舌象瘀血明显，所谓但见一症即是，不必悉具，然破血之品不宜用，活血之品除前述方药中选用之品外，在这个病例中徐教授顾虑其慢性乙型肝炎肝硬化病史，选用有养血作用的丹参、山楂颇为合拍；活血先益气、理气，白术、茯苓、柴胡、木香理气，半枝莲、白花蛇舌草、岩柏清热解毒。长期服用，颇为有效，10 年间定期复查上腹部 CT、MRI，未见复发转移。

5. 肝胆热毒型

主症：右胁下积块，胁肋胀或胀痛，恶心，甚则呕吐，纳差，口干口苦，溲赤便干，身目发黄，且色泽鲜明，或虽无黄疸，却舌红，苔黄腻，脉象多见弦滑数。

主症分析：肝胆蕴热，癌毒聚于胁下则痛，湿热阻滞中焦向内而有呕吐纳差，湿热外溢则身目发黄，色泽鲜明，湿热下注则溲赤便干，舌红苔黄腻、脉象弦滑数亦是湿热内蕴的表现。

治法：清热利湿，疏肝利胆退黄。

方药：茵陈 30g，栀子 9g，黄芩 9g，黄柏 9g，生地 12g，车前子 15g，泽泻 12g，制大黄 9g，当归 6g，岩柏 30g，茯苓 15，夏枯草 15g，生牡蛎 30g，生薏苡仁 30g，生黄芪 40g，小青皮 9g，柴胡 9g。

方义及加减：黄芩、黄柏、栀子苦寒泻火；泽泻、车前子清热利湿，使湿热从水道排除。生地、当归滋阴养血以防他药耗伤阴血，柴胡、小青皮引诸药入肝胆。若肝胆实火较盛，可去车前子，加黄连 6g 以助泻火之力；若湿盛热轻者，可去黄芩、生地，加滑石 12g、薏苡仁 30g 以增强利湿之功；伴嗳气、呃逆、泛酸、呕吐者，加旋覆花 9g、代赭石 15g、姜半夏 6g。随症加减，身目发黄者茵陈、栀子、大黄量酌加，若大便秘结加瓜蒌仁 15g，虚热或汗多加地骨皮 12g。

【验案】

陈某，女，65 岁。2015 年 10 月 20 日初诊。

患者 2014 年 9 月 12 日因反复右上腹胀痛不适半月、伴目黄尿黄 3 天至某市医院第三全麻下行肝外叶、左内叶部分切除（Ⅱ、Ⅲ、Ⅳb）切除术、胆囊切除术、胆管探查引流术，病理报告肝脏腺癌。术后长期随访，患者后于 2015 年 10 月出现面目发黄，在当地医院行胆管引流术后就诊于我院门诊。

刻诊：神疲乏力，面目发黄，口中黏热感，背部偶有不适，胆道引流管处略有疼痛，二便调，胃纳可，夜寐安。舌红，苔黄腻，脉滑数。

中医诊断：肝癌病（肝胆湿热）。

西医诊断：左肝内胆管腺癌术后。

治法：清热利湿解毒，疏肝利胆退黄。

方药：茵陈 30g，制大黄 9g，金钱草 15g，八月札 15g，虎杖根 15g，生黄芪 30g，太子参 15g，垂盆草 30g，平地木 24g，鸡内金 12g，天冬 9g，麦冬 9g，田基黄 15g，丹参 30g，合欢皮 15g，半枝莲 30g，石上柏 30g，白花蛇舌草 30g，岩柏 30g，黄柏 12g。

复诊（2015 年 11 月 4 日）：面目发黄减轻，精神转旺，大便转溏，前方大黄改 6g，虎杖根改 12g，继服药。

随访：间续服上方至今，加减用药，诸症平复。到 2017 年 6 月未发现转移。

按： 本案湿热体征明显，古法茵陈蒿汤是行之有效的方剂，所谓急则治其标。癌肿尚在，徐教授加用半枝莲、石上柏、白花蛇舌草、岩柏等品增强解毒化积之功，点睛之处在于徐教授用黄芪、丹参益气养血活血为扶助正气之用。攻防兼备，也是治疗癌肿的有效治则。

（赵晓珍）

七、胃癌

胃癌是现代医学中的一个病名。中医古代文献中无胃癌的称谓，根据胃癌的临床症状，属于中医"胃脘痛""噎膈""反胃""伏梁""癥瘕"等积聚的范畴。在《内经》中有"昔瘤""石瘕""肠覃"等类似癌症的描述。

"胃脘痛"出自《素问·五常政大论》："风行于地，尘沙飞扬，心痛胃脘痛，厥逆鬲不通，其主暴速。"《灵枢·厥论》谓："厥心痛，腹胀胸满，心尤痛甚，胃心痛也。"《灵枢·邪气脏腑病形》："胃病者，腹膜胀，胃脘当心而痛，上支两胁，膈咽不通，食饮不下。"

噎膈，"膈"始见于《内经》，称作膈、鬲、隔塞、膈气。《内经》中涉及"膈"的病证一是指吞咽困难、食入而出的噎膈证，如"气为上膈者，饮食入而还出"（《灵枢·上膈》）；"脾脉急甚为瘈疭；微急为膈中，食饮入而还出，后沃沫"（《灵枢·邪气脏腑病形》）；"虫为下膈"（《灵枢·上膈》）。二是指腑气不通之膀胱气化不利所致的大小便不通，如"一阳发病，少气，善咳，善泄。其传为心掣，其传为隔……二阳结谓之消，三阳结谓之隔。"《内经》中阐述的噎嗝病因病机主要分为三个方面：①情志过极。如《素问·通评虚实论》中说的"隔塞闭绝，上下不通，则暴忧之病也"，即是气机郁结不畅、痰瘀内阻所致。②食饮中伤。如《灵枢·四时气》指出"邪在胃脘"，是指饮食伤胃，痰食中阻，隔塞不通。③虫积上窜。如《灵枢·上膈》中说"人食则虫上食，虫上食则下管虚，下管虚则邪气胜之，积聚已留"。膈证的治疗，不论是吞咽困难食入而出的膈证，还是肠腑阻滞二便不通的膈证，其病机特点皆为膈塞不通。《内经》认为"膈者当泻"，根据病位不同分别有"其高者，因而越之；其下者，引而竭之"（《素问·阴阳应象大论》）的不同方法。后世医家对噎膈一证各有发挥。《诸病源候论》和《千金要方》将膈分为"五膈"和"五噎"。《济生方》称为"噎膈"，《丹溪心法》和《杂病证治准绳》均称"膈噎"，并认为与"胃反""翻胃"病证意近。《医宗必读》卷七说："反胃噎膈，总是血液衰耗，胃脘干槁。槁在上者，水饮可行，食物难入，名曰噎塞；槁在下者，食虽可入，良久复出，名曰反胃。二证总名为膈。"但也有医家认为"噎膈"和"胃反"分属两病，不可混同。徐教授认为，噎膈与贲门癌、食管癌密切相关。

"伏梁"为肿块心下至脐，其主症是在脐旁或脐上突起一肿块，大如手臂，不能切按，环脐而痛或时有唾血。《内经》中有多篇论述了伏梁病，根据其病因病机的不同又分为三种：一是气血化热成脓。如《素问·腹中论》指出："病有少腹盛，上下左右皆有根……病名曰伏梁……裹大脓血，局肠胃之外。"其病因病机主要是气血郁结化热，热腐成脓。治疗当行气活血、排脓、清热解毒，可选用李东垣的伏梁丸随证加减。《儒门事亲》称此为"肚痈"，用穿山甲散治疗。二是寒凝血瘀水停的伏梁，如《素问·腹中论》指出："人有身体髀股胻皆肿，环脐而痛……病名伏梁，此风根也。"所谓"风根"即寒邪的病因。外寒入侵致经脉气血运行不畅，血瘀成积，血积而致水津不布，溢于全身，故见肢体肿、小便涩滞不利、瘀血在内，故环脐而痛，又痛者多寒。此证是寒、瘀、水三者病理相互联系。治疗当驱寒、活血、利水，方选桂枝茯苓丸加减。三是心热唾血的伏梁。如《灵枢·邪气脏腑病形》指出："心脉……微缓为伏梁在心下，上下行，时唾血。"此乃心经郁热，血热上溢所致。治当清心泻热凉血，方选泻心汤加减。

《难经·五十六难》认为"伏梁"为"心之积"，"起脐上，大如臂，上至心下，久不愈，令人病烦心"。又据《济生方》中载："伏梁之状，起于脐下，其大如臂，上至心下，犹梁之横架于胸膈者，是为心积，诊其脉沉而芤，其色赤，其病腹热而赤，咽干心烦，甚则吐血，令人食少肌瘦。"徐教授认为，此证疑似胃、肝、胆、胰等脏器的上腹部肿瘤。

积聚的辨证治疗，《内经》中论述较少。明代张介宾《景岳全书·杂证》遵循总其要，不过四法，曰攻，曰消，曰散，曰补，四者而已。并且列《内经》治疗积聚的法则，提出"凡积聚之治，如经之云者，亦既尽矣。然欲总其要，不过四法，曰攻，曰消，曰散，曰补，四者而已，详列如下……凡不堪攻击，止宜消导渐磨者，如和中丸、草豆蔻丸、保和丸、大小和中饮之类是也。若积聚下之不退，而元气未亏者，但当以行气开滞等剂，融化而潜消之。"

张从正在《儒门事亲·积聚》中提出"治同郁断"，认为五积是五脏之郁乃成，肥气为肝之积，伏梁为心之积，痞气乃脾之积，息奔乃肺之积，奔豚为肾之积。故用"独圣散吐肥气，揃以木架，必燠室中，吐兼汗也。肝之积，便言风也，吐出数升后，必有血一二滴，勿疑，病当然也，续以磨积之药调之。"治伏梁"先以茶调散吐之，兼汗，以禹功导水夺之，继之以降火之药调之"，治奔豚"以导水通经，三日一下之，一月十下，前后百行，次用活血化气磨积之药调之"。张氏又分积聚为酒、食、气、涎、痰、水、血、肉等九积，并指出"九积皆以气为主"，其治各有不同。食积酸心腹满，治以大黄、牵牛之类，甚者礞石、巴豆；酒积目黄口干，治以葛根、麦芽之类，甚者瓜蒂、甘遂。

戴思恭在《证治要诀·积聚》中主张治积聚用大七气汤。如"肝积在左胁下，状如覆杯，或如鳖，或呕逆，或痛在两胁，牵引小腹，足寒转筋，久则如疟，名曰肥气，宜大七气汤。……肺积在右胁下大如覆杯，气逆背痛，或少气喜忘，目瞑肤寒，皮中时痛……名曰息贲，宜大七气汤加桑白皮、半夏、杏仁各半钱。"对于伏梁、痞气、奔豚亦用大七气汤加减治疗。

对于瘤的治疗，《内经》提出针刺治疗。如《灵枢·九针》言："为瘤病者也，故为之治针，必第其身而锋其末，令可以泻热出血，而瘤病竭。"后世则多以内外兼治，如《万氏秘传外科心法·瘤证总论》中说："今瘤之所生，由滞气浊血所成，岂无药以祛之？内服汤药，外贴膏药，内外交功，表里并治，瘤可愈矣。"瘤病内治法，当以内消为主，不外破瘀消肿、行气散结、化痰软坚之法，方如六军丸、琥珀黑龙丹、小金丹之类。

徐教授认为，胃癌的病因病机主要有脾胃虚弱、气滞寒凝、热毒致病、痰凝血瘀几方面，临床表现往往交叉更迭，互为因果，其机理是机体营养失调、正气虚弱、湿热、火毒所致，瘀滞为病之标，脾虚、肾亏、正气不足为病之本。

1. 胃津亏损型

主症： 胃脘灼热隐痛，或时觉刺痛，嘈杂似饥，纳呆干呕，口干咽燥，大便干结，手足心热，烦闷不安。舌体瘦小或有裂纹，舌质红绛，色苔花剥少津或如镜面，或薄少而黄，燥如芒刺，或仅见舌根黄腻苔。脉细数或弦细。

主症分析： 久病伤阴，或癌毒邪热灼津耗血，以致胃液枯槁，虚火内盛，胃失濡养，气机不畅，故灼热隐痛，甚则刺痛；虚火内扰而作嘈杂似饥；苔薄黄燥或仅见舌根黄腻，乃内有邪毒。

治法：益阴养胃，清热解毒，兼以益气健脾。

方药：益胃汤（《医学衷中参西录》）合麦门冬汤（《金匮要略》）加减：生地15g，石斛15g，天冬12g，麦冬12g，玄参15g，牡丹皮9g，党参9g，怀山药12g，制半夏9g，石见穿30g，菝葜30g，蒲公英30g，八月札15g，木香9g，川黄连3g，鸡内金12g，炒麦芽15g，炒谷芽15g。

方义及加减：本方以生地、石斛、二冬、玄参滋胃阴清虚热，其中玄参兼有解毒之功，生地配合牡丹皮以凉血活血；党参、山药健脾益气而无温燥之弊；制半夏辛温可制诸药之腻，并予鸡内金、谷麦芽同以和胃健运。口渴甚者，加北沙参30g，天花粉30g，知母9g；阴虚而及肝肾者，合一贯煎、二至丸，或加枸杞子12g、熟地12g；热毒内蕴者，加野葡萄藤30g、藤梨根30g、黄连6g；热灼胃络出血者，可加仙鹤草15g、侧柏叶15g、生石膏30g、生大黄粉9g；气虚甚者，加太子参30g、生黄芪30g。

【验案】

刘某，女，74岁。2014年6月13日初诊。

患者于2012年2月1日行胃癌根治术，术后病理：胃大弯、胃窦浅表溃疡型印戒细胞癌，限于黏膜及黏膜下层，淋巴结（2/6）。术后未行放化疗治疗。2014年2月16日腹部CT示：肝右叶低密度影，考虑转移性肿块。自觉胃热、恶心1月余，本次拟行中医药治疗遂收治入院。

刻诊：恶心，口苦，自觉胃热，口干不甚欲饮，头晕，纳差，舌淡红苔少，脉细。

中医诊断：胃癌（胃津亏损）。

西医诊断：胃癌肝转移。

治法：养阴生津，健脾益气，利胆安胃。

方药：北沙参 15g，天冬 12g，麦冬 12g，女贞子 15g，柴胡 9g，八月札 12g，绿萼梅 9g，川黄连 6g，乌贼骨 15g，石见穿 30g，藤梨根 30g，菝葜 30g，瓜蒌仁（打）30g，生黄芪 30g，竹茹 6g，白术 9g，茯苓 12g，炙鸡内金 12g，炒谷芽 15g，炒麦芽 15g，生地 15g，知母 12g，赤芍 12g。

西洋参、铁皮枫斗炖饮。

按：患者年迈体弱，胃癌术后，久病脾胃虚弱，《素问·厥论》曰"脾主为胃，行其津液者也"，故出现口干而不欲饮。患者术后 2 年发现肝转移，口苦、恶心，黄元御云："胆位于胁，随胃气下行，胃气上逆，则胆无下行之路。"苦为胆味，口苦乃胆汁上逆之象，《灵枢·四时气》有"邪在胆，逆在胃，胆液泄则口苦，胃气逆则呕苦，故曰呕胆"之记载。徐教授认为该患者病机复杂，脾胃亏虚属本，病久而出现胃津亏虚，且兼夹肝气郁结、胆热上逆之证，当以西洋参、石斛、沙参、麦冬、生地、知母、赤芍、川连等养阴生津清热，黄芪、白术、茯苓、炙鸡内金、谷麦芽等健脾益气治其本，并以柴胡、八月札、绿萼梅疏泄肝胆气机，利胆安胃。

2 脾胃虚弱型

主症：面色萎黄，肢倦乏力，甚则头目眩晕；食欲不振，胃脘胀闷、隐痛不适，或伴嗳气、恶心、呕吐、呃逆等；便溏泄泻，肌肤浮肿。舌体胖大边有齿痕，舌质黯淡，苔白或腻；脉沉细，或浮大无力。

主症分析：脾主升清，四肢肌肉，脾虚则神气不能上达于头面，旁不灌于四肢，故面色萎黄，头晕目眩，肢倦乏力；中焦无力受盛运化，则不欲饮食、呕恶呃逆，气虚而滞则隐痛时作；水湿停滞，气虚不摄，故见久泻便溏，甚至脱肛。气血不足内有瘀滞故舌质黯淡，气虚阳弱故苔白无根。

治法：健脾益气，养胃和中，解毒散结。

方药：香砂六君子汤（《古今名医方论》）加减：党参12g，黄芪30g，陈皮9g，姜半夏9g，枳壳12g，木香9g，炒白术12g，茯苓15g，石打穿30g，天龙6g，仙灵脾15g，焦山楂12g，焦神12g，鸡内金12g，砂仁3g，炙甘草6g。

方义及加减：香砂六君健脾益胃，加黄芪益气扶正，加枳壳以行胃气，焦楂曲、鸡内金消食和胃。若胃气上逆，腹中挛急，可去枳壳12g、木香9g、加莱菔子15g、厚朴9g、白芍15g，或加旋覆代赭汤；隐痛不已者，加桂枝12g、延胡索15g、降香9g；痰凝湿阻者，可酌加仙灵脾12g、苍术12g、藿香12g、制南星15g、车前子15g；便溏泄泻者，加怀山药30g、白扁豆15g、煨葛根12g、赤石脂30g、五味子9g；肌肤浮肿者，可加五苓散；舌质暗淡者，可酌加三七粉9g、赤芍12g、鸡血藤15g、泽兰12g。

【验案】

黄某，男，74岁。2015年5月5日初诊。

患者于2014年9月无明显诱因下出现进食梗阻，2014年9月29日于某综合医院接受胃镜检查，示：贲门癌；病理：贲门腺癌。2014年10月17日于某综合医院行贲门癌根治术，术后病理：贲门、胃底小弯腺癌，中低分化。肿瘤位于近端胃，下切端6cm胃底小弯侧见一溃疡型肿瘤，大小3cm×3cm×0.8cm。病理经肿瘤医院会诊：溃疡型腺癌，中低分化，肿瘤浸润胃壁全层，脉管内癌栓（+），另见癌转移淋巴结一枚（1/1）。2014年11月16日到2015年3月5日在外地某院行Xelox方案化疗5次，化疗后出现轻度胃肠道反应及Ⅲ度骨髓抑制（血小板最低46×10⁹/L）。2015年2月12日因呕吐鲜血100mL，做胃镜检查，示：距门齿30cm以下食管见散在条形及弥漫性斑片状糜烂及溃疡，放置2枚止血夹夹闭创面。2015年4月30日胸部CT示：两下叶基底段实变灶，支扩及感染灶先考虑，建议抗炎后复查、随访及对照老片，除外占位性病变。现症见：左下肺小结节灶。左侧少量胸水；心包少量积液。肝内结节灶。T7～T10椎体结节、斑片高密度灶，转移需考虑。上腹部增强CT：胃癌术后，肝内多发转移瘤（较大病灶3.2cm×2.7cm）；胆囊慢性炎症。肠系膜及腹壁皮下水肿。近1月患者白蛋白低、Hb低，自觉乏力明显，本次拟行中医药治疗遂收治入院。

刻诊：恶心少作，少泛酸、苦水，大便2～3日一行，舌淡白苔薄，脉细弱。

中医诊断：胃癌（脾胃虚弱）。

西医诊断：贲门癌术后；溃疡型腺癌；肝、骨转移。

治法：益气健脾，养精补血，解毒消积。

方药：党参15g，白术12g，茯苓15g，八月札15g，佛手12g，木香9g，川黄连6g，瓦楞子30g，石见穿30g，菝葜30g，天龙9g，丹参15g，女贞子24g，制首乌15g，火麻仁30g，阿胶（烊冲）9g，仙灵脾15g，生黄芪30g，炙鸡金12g，瓜蒌仁（打）30g，大枣5枚，藤梨根30g，当归12g。

二诊（2015年6月12日）。症见：贫血貌，进食灼热感，大便时干结艰行，口少干，稍冷，嘈杂，胃胀，嗳气，矢气，泛酸，胃热。舌淡苔薄白，脉细。

方药：太子参15g，白术12g，茯苓15g，八月札15g，佛手15g，木香9g，川黄连3g，瓦楞子30g，金铃子9g，石见穿30g，菝葜30g，藤梨根30g，龙葵30g，桃仁12g，女贞子30g，制首乌15g，阿胶（烊冲）9g，炒谷芽15g，炒麦芽15g，生黄芪30g，绞股蓝15g，制大黄9g。

随访至9月11日五诊，患者Hb110g/L，纳可，便调，恶心呕吐缓解。

按：患者贲门癌术后化疗后，出现恶心、泛酸、大便不畅，病机为脾气不升，胃气上逆，腑气不通；化疗药毒致气血亏虚，脾虚失运日甚，而出现气机升降失常。病机特点为寒热错杂、虚实夹杂、气血共病、升降失司。徐教授治疗上主张"治中焦如衡，非平不安"、"调其不调，以平为期"，以四君子汤加味益气健脾，仙灵脾、女贞子、制首乌、阿胶、当归等补肾精、养气血。调养4个月后，诸症渐平。

3. 痰气阻滞型

主症： 胃脘胀痛痞满，连及胸上心下，以致于胸闷心悸；甚或上腹肿块，痞满疼痛；吞咽不利甚或呕恶痰涎，口淡无味，纳少嗳气；或眩晕嗜卧，头身困重；或烦躁难眠。舌质淡胖或暗红，舌苔白腻而厚，脉迟缓或弦滑。

主症分析： 痰气交阻，气机上下不畅，故见胸闷痞满、胀痛不已，久则凝为有形之块，阻滞胸阳可发为胸痹、心悸；胃失和降，则吞咽不畅，呕恶痰涎；脾胃失和，故口淡不欲饮食；阻遏清阳，则眩晕身乏；郁阻化热，则烦而少寐。

治法： 祛痰化湿，宽中散结。

方药： 二陈汤（《太平惠民和剂局方》）合海藻玉壶散（《外科正宗》）加减：青皮9g，陈皮9g，姜半夏9g，郁金9g，海藻9g，昆布9g，象贝9g，茯苓12g，瓜蒌皮15g，生南星15g，天龙9g，八月札15g，鸡内金12g，川芎15g，菝葜30g，甘草6g。

方义及加减： 本方温凉并用，半夏、海藻、昆布、象贝、茯苓化痰，瓜蒌皮、青皮理气散结，陈皮、甘草理气和中，佐以郁金，取其破血兼以行气。胸闷、心悸者，加薤白9g、川芎9g；恶心呕吐者，加旋覆花9g、代赭石30g、丁香9g；痰食积滞者，加莱菔子15g、生山楂12g、鸡内金12g；气滞甚者，加柴胡12g、厚朴9g、大腹皮12g；痰湿蕴热、舌苔黄腻者，加黄芩12g、龙葵30g、土茯苓30g、或龙胆草9g、炒栀子9g、黄连6g；脾虚湿重者，加胃苓汤。

【验案】

叶某，男，65岁。2015年8月14日初诊。

患者于2015年7月14日体检查做胃镜示：胃体肿块；病理示：胃体腺癌，Ⅱ级，Lauren分型肠型。2015年7月16日于中山医院做PET/CT，示：考虑胃体上部溃疡型MT伴肝胃间歇淋巴结转移。2015年7月20日于上海某综合医院行近端胃癌根治术，术中探查示：无腹水，肝脏、腹盆腔大网膜无异常，胃贲门部后壁大弯侧直径5cm肿块，侵及浆膜，胃左动脉根部有8cm大小淋巴结，融合成团。术后病理：近端胃溃疡型腺癌，分化Ⅱ～Ⅲ级，癌组织浸润胃壁深肌层，切缘未见癌累及，小弯淋巴结9枚，其中1枚见癌转移。术后近半月患者乏力明显，本次拟行化疗收治入院。

刻诊：患者化疗后自觉乏力，胃脘稍有不适，食欲减退，二便尚调，舌淡红苔薄白，脉弦。

中医诊断：胃癌（痰气阻滞）。

西医诊断：胃癌术后；溃疡型腺癌。

治法：祛痰化湿，健脾理气。

方药：党参15g，白术12g，茯苓15g，木香9g，枳壳15g，八月札15g，川黄连3g，生薏苡仁30g，瓜蒌子30g，制半夏9g，石见穿30g，菝葜30g，藤梨根30g，生黄芪30g，苏梗15g，鸡内金12g，炒谷芽15g，炒麦芽15g，桃仁9g，陈皮9g。

二诊：乏力稍缓解，偶有胃胀、泛酸，纳可便调。舌淡苔薄，脉弦。

方药：太子参15g，白术12g，茯苓15g，八月札15g，佛手9g，制香附9g，木香9g，川黄连6g，瓦楞子15g，瓜蒌子30g，石见穿30g，菝葜30g，黄精30g，灵芝30g，桃仁9g，生黄芪30g，姜半夏9g，鸡内金12g，炒谷芽15g，炒麦芽15g。

患者经6次化疗，间以中药调养，稍有脾胃不适等消化道反应，无明显的骨髓抑制症状。化疗结束后诸症悉平。

按： 患者平素体健，胃癌术后行化疗而出现胃胀、泛酸、食欲减退等，证属脾胃中阳虚损，痰气交阻。徐教授常以温胆汤、二陈汤化裁，健脾理气、和胃降逆。方中半夏一味，燥湿化痰、和胃止呕，为君药。枳壳、佛手、八月札、制香附、木香、陈皮等理气宽中，调中焦气机，正如《素问·宝命全形论》云"土得木而达"，使气机调畅，助脾胃之气升降得度。

（王少墨）

八、大肠癌

大肠癌属于中医古代文献中"肠覃""脏毒""肠积"等范畴。

《素问·五脏别论》说："所谓五脏者，藏精气而不泻也，故满而不能实；六腑者，传化物而不藏，故实而不能满。"《灵枢·五变》谓："人之善病肠中积聚者……则胃肠恶，恶则邪气留止，积聚乃伤，肠胃之间，寒温不次，邪气稍至，蓄积留止，大聚乃起。"《外科正宗》云："夫脏毒者，醇酒厚味，勤劳辛苦，蕴毒流注肛门结成肿块。"

大肠癌以本虚标实为特点，脾虚、气血不足为其本，湿热、热毒、瘀毒为其标。六腑主传化水谷而不藏，六腑正常传化功能应处于"虚实"状态，即"胃实而肠虚"，"肠实而胃虚"，以通为用。大肠癌的发病多因饮食不节，过食肥甘厚味或啖食不洁之物，遂致湿热蕴蒸；或恣食生冷之品，中阳被遏，寒湿滞肠，均可致脾失健运，清阳不升，湿热瘀毒蕴结，下迫大肠，肠腑脉络受损，毒聚成痈而成大肠癌。明代《证治准绳》里的槐角地榆汤较多用于热毒型大肠癌的治疗。

大肠癌的病位在大肠，与脾和肝关系密切，病机与气机升降失司，热毒瘀阻肠道有关。徐教授紧扣病机，抓住重点，将大肠癌分为脾虚热毒、中气下陷、肠毒内结三型来施治。

1. 脾虚热毒型

主症：神疲乏力，腹胀腹痛，口渴欲饮，纳谷不馨，大便溏薄或里急后重。脉细数，舌淡红，苔黄腻。

主症分析：脾失健运，水谷精气运化无权，则神疲乏力，食欲不振，纳谷不馨，中焦升降失司，气机不畅，不通则痛，故腹胀腹痛；热毒内蕴，煎熬阴津，则口渴欲饮；脾虚推动无力，大肠燥化不足，则大便溏薄；抑或热毒下注，刺激魄门，则感里急后重。脉细数，舌淡红，苔黄腻，均为脾虚热毒耗气伤津之象。

治法：益气健脾，清热解毒。

方药：六君子汤（《医学正传》）加减：太子参 12g，白术 9g，茯苓 15g，青皮 9g，陈皮 9g，半夏 12g，野葡萄藤 30g，菝葜 30g，生薏苡仁 30g，白花蛇舌草 30g，鸡内金 12g，红藤 15g，败酱草 30g。

方义及加减：太子参、白术、茯苓益气健脾，青陈皮、半夏、生薏苡仁理气化湿，野葡萄藤、菝葜、白花蛇舌草、红藤、败酱草清热解毒消积。恶心泛呕者，可加姜竹茹 9g、煅瓦楞 30g；腹痛较甚者，可加延胡 15g、枳壳 9g；食欲不振者，加谷芽 15g、麦芽 15g、生山楂 9g；里急后重较甚者，加白芍 15g、木香 9g、升麻 12g。

【验案】

王某，男，68 岁。2007 年 4 月 10 日初诊。

患者 2007 年 1 月因乙状结肠腺癌（肠镜病理证实）、肺转移在上海某医院普外科行 FOLFOX-4 方案化疗 2 个周期（计划 8 个周期），因不能耐受化疗来徐教授门诊请求中医治疗。

刻诊：乏力倦怠，纳谷欠馨，胃脘稍痞胀，口干，大便溏薄，时有咳嗽，痰白。舌质淡红苔黄腻，脉细数。

中医诊断：肠癌（脾虚热毒）。

西医诊断：乙状结肠腺癌，两肺转移 C-$T_4N_1M_1$ Ⅳ期。

治法：益气健脾，清热解毒消积。

方药：太子参 12g，白术 9g，茯苓 15g，杏仁 9g，芦根 30g，半夏 12g，生薏苡仁 30g，野葡萄藤 30g，菝葜 30g，藤梨根 30g，红藤 15g，白花蛇舌草 30g，生黄芪 30g，谷芽 15g，麦芽 15g。

二诊（4 月 24 日）：乏力、便溏好转，时有咳嗽，上方加前胡 9g，象贝 12g。病人身在外地，服用 1 月余，症状改善。继服原方加味治疗。

此后，患者基本每月来院诊治 1 次，后于 2012 年 3 月去世，存活 5 年有余。

按：患者初诊时有明显的乏力、口干、食欲减退，舌苔黄腻，脉细数。脾乃后天之本，主运化，脾运健旺，气血生化有源，精微四布，湿痰不生。脾失健运，水谷精气运化无权，则神疲乏力，食欲不振，纳谷不馨；中焦升降失司，气机不畅，不通则痛，故腹胀腹痛；热毒内蕴，煎熬阴津，则口渴。脾为生痰之源，肺为储痰之器，脾气亏虚，水湿不运，聚湿成痰，肺失清肃亦可聚湿成痰，致肺气上逆，故咳嗽咯痰。辨证为"脾虚热毒"，故治拟益气健脾，清热解毒。患者症状改善，生存期也较长。

2. 中气下陷型

主症：面色苍白，倦怠乏力，腹痛隐隐，腹胀纳呆，时有便溏，脱肛下坠。舌质淡，苔薄白，脉沉细。

主症分析：积聚日久，耗伤元气，不能上荣于面，故面色苍白；脾虚营卫气血生化无源，则倦怠乏力；脾虚清阳不升，中气不能上达中焦，脾胃失养，故腹痛隐隐；脾失健运，气机不畅，故腹胀；水谷运化无力，则纳呆；大肠传导失司，则时有便溏；中气下陷，无以收摄，则脱肛下坠。脉沉细，舌质淡，苔薄白，皆为中气下陷之象。

治法：益气补中，解毒散结。

方药：补中益气汤（《脾胃论》）加减：生黄芪 30g，党参 12g，白术 9g，陈皮 9g，升麻 9g，柴胡 6g，当归 9g，炙甘草 9g，仙灵脾 12g，藤梨根 30g，野葡萄藤 30g，半枝莲 30g，凤尾草 15g，鸡内金 12g。

方义及加减：黄芪味甘、微温，入脾、肺经，补中益气，升阳固表，生用补气力专；党参、白术、炙甘草补气健脾；当归养血和营；陈皮理气和胃，使诸药补而不滞；少量升麻、柴胡升阳举陷；仙灵脾温肾阳、益精气，鼓气机；藤梨根、野葡萄藤、半枝莲、凤尾草清肠道癌毒。若下肢浮肿，加泽泻 15g，牛膝 12g，车前子（包）12g；畏寒肢冷，加补骨脂 12g，胡芦巴 12g；大便溏薄次数频加，赤石脂 30g，煨诃子 15g，益智仁 15g。

【验案】

徐某，男，63 岁。2014 年 9 月 13 日初诊。

患者 2014 年 8 月因直肠腺癌肝脏转移，在江苏某医院普外科行直肠癌切除术，因不愿化疗来徐教授处进行中医治疗。

刻诊：面色苍白，神疲乏力，腹痛腹胀，食欲不振，时有便溏，小腹下坠感。舌质淡苔薄白，脉沉细。

中医诊断：肠癌（中气下陷）。

西医诊断：直肠腺癌，肝转移 P-T$_3$N$_1$M$_1$ IV 期。

治法：益气补中，解毒散结。

方药：生黄芪 30g，党参 12g，白术 9g，陈皮 9g，升麻 9g，柴胡 9g，当归 12g，佛手 9g，仙灵脾 12g，岩柏 15g，白芍 15g，藤梨根 15g，干蟾皮 9g，半枝莲 15g，凤尾草 15g。

二诊（9月27日）：病人经治2周后，腹痛、腹胀好转，大便依旧溏薄，每日/4次，上方加赤石脂30g。症状好转。

此后，每6～8周来院诊治，至今坚持服用中药。

按： 患者积聚，耗伤元气，故面色苍白；脾虚营卫气血生化无源，则倦怠乏力；脾虚清阳不升，中气不能上达中焦，脾失健运，气机不畅，故腹痛腹胀；水谷运化无力，则食欲不振；大肠传导失司，则时有便溏；中气下陷，无以收摄，则感小腹下坠。脉沉细，舌质淡，苔薄白，皆为中气下陷之象。辨证为"中气下陷"，故治拟益气补中，解毒散结。患者生存获益明显。

3. 肠毒内结型

主症： 腹胀腹痛，烦热口渴，便下脓血黏液，里急后重。舌质红苔薄黄，脉细数。

主症分析： 癌毒湿热蕴结于肠道，气机遏阻，升降失司，故腹胀腹痛；热毒熏蒸，津不能上达，则感烦热口渴；瘀毒互结，下注肠道，耗伤气血，熏灼脉络，传导失常，故见便下脓血黏液，里急后重。舌质红苔薄黄，脉细数，乃癌毒湿热内结肠道之象。

治法： 清热散结，化瘀解毒。

方药： 膈下逐瘀汤（《医林改错》）加减：当归9g，赤芍12g，桃仁9g，莪术12g，川芎9g，丹参15g，香附9g，枳壳9g，牡丹皮9g，延胡索12g，天龙5g，白花蛇舌草45g，红藤30g，炮山甲12g，野葡萄藤30g。

方义及加减： 当归、赤芍、桃仁、川芎、丹参活血化瘀，丹皮清热凉血，枳壳、香附、延胡索疏理气机，莪术加强行气破血消积之功，天龙、白花蛇舌草、红藤、炮山甲散结通络、清热解毒。便血不止者，去桃仁，加血余炭12g，槐花12g，生地榆15g；腹部扪及肿块，加山慈菇15g，夏枯草15g，蛇六谷30g，低热，加白薇15g，银柴胡15g，鳖甲12g。

【验案】

李某，女，61 岁。2005 年 6 月 12 日初诊。

患者 2005 年 5 月因升结肠腺癌、肝脏转移在安徽某医院普外科行结肠癌手术，拒绝化疗来徐教授处就诊。

刻诊：乏力，腹胀腹痛，烦热口渴，便下脓血黏液，里急后重。舌质红苔薄黄，脉细数。

中医诊断：肠癌（脾虚热毒）。

西医诊断：升结肠腺癌，肝转移 C-$T_4N_1M_1$ Ⅳ期。

治法：清热散结，化瘀解毒。

方药：生黄芪 15g，当归 9g，赤芍 12g，桃仁 9g，莪术 12g，川芎 9g，丹参 15g，香附 9g，枳壳 9g，牡丹皮 9g，延胡索 12g，天龙 5g，白花蛇舌草 30g，红藤 15g，岩柏 30g。

二诊（6 月 19 日）：患者服药 1 周后，腹痛、脓血便里急后重等症状改善，仍感乏力，上方生黄芪改 30g，加太子参 12g。继服原方加味治疗。

患者于 2015 年 6 月去世，存活 10 年。

按： 患者癌毒湿热蕴结于肠道，气机遏阻，升降失司，另有癌毒累及肝脏，肝失调达，郁闭气机，故腹胀腹痛；热毒煎熬阴津不能达于上，则感烦热口渴；瘀毒互结，下注肠道，耗伤气血，熏灼脉络，传导失常，故见便下脓血黏液，里急后重。舌质红苔薄黄，脉细数，乃癌毒湿热内结肠道之象。故治拟清热散结，化瘀解毒。初诊即效如桴鼓，随证加减，虽有肝脏转移，生存期亦得到明显延长。

（郑展）

九、恶性淋巴瘤

依据淋巴瘤的临床表现，可以归属于中医"石疽""马刀""瘰疬""痰核"等范畴。如《诸病源候论·石疽候》云："此由寒气客于经络，与血气相搏，血涩结而疽也。其寒毒偏多，则气结聚而皮厚，状如痤疖，坚如石，故谓之石疽也。"《灵枢·寒热》曰："寒热瘰疬在于颈腋者……此皆鼠瘰寒热之毒气也，留于脉而不去者也。"

在病机方面，淋巴瘤主要涉及湿、痰、毒、瘀、虚。如《灵枢·百病始生》指出"湿气不行，凝血蕴里而不散，津液涩渗，著而不去，而积皆成矣"。《诸病源候论·诸痰候》论及"饮水积聚而不消散，故成痰也"。元代朱丹溪在《丹溪心法》卷二中论述"痰挟瘀血，遂成窠囊"。《素问·评热病论》谓"邪之所凑，其气必虚"。《医宗必读·积聚篇》认为"积之成者，正气不足而后邪气踞之"。清代余听鸿在《外证医案汇编》中亦曰"正气虚则成癌"。徐师认为，恶性淋巴瘤以脏腑亏损，精气内虚为根本病因，外感四时不正之气、六淫之邪为诱因。因此，徐师根据"虚者补之""损者益之"的立论法则提出了益气补血养精之法。

1. 精气两虚型

主症：神疲乏力，腰膝酸软，头晕耳鸣，健忘，纳谷不佳，或伴有自汗盗汗。舌质淡或淡红，苔少，脉细无力。

主症分析：脾为后天之本、气血生化之源，肾为后天先天之本、主藏精，脾肾两虚，则精气两亏。脾虚则气血生化无源，导致神疲乏力；肾精亏虚，生髓无力，不能上充于脑，髓海失养，则头晕耳鸣；肾主骨，腰为肾之府，肾精亏虚，则腰酸腿软、健忘；肾精不足，脾胃失养，运化失司，则食欲不振、纳谷不佳；精不化气，津不上承则口干少饮；精气亏虚，固表无力则自汗盗汗。舌质淡或淡红，苔少，脉细无力，均为脾肾亏虚，精气两虚之象。

治法：益气养精，补脾益肾，抑癌解毒。

方药：太子参15g，白术12g，茯苓15g，生黄芪30g，制黄精30g，天葵子30g，野葡萄藤30g，蛇莓30g，桃仁9g，生薏苡仁30g，八月札15g，绞股蓝15g，枳实12g，生甘草9g，山茱萸9g，女贞子9g，鸡内金9g。

方义及加减：生黄芪、太子参、白术、茯苓益气健脾，山茱萸、女贞子、黄精补益肾气；天葵子、野葡萄藤、蛇莓、绞股蓝、生薏苡仁抑癌解毒、软坚散结；八月札、枳实行气；生甘草、鸡内金调和诸药。本方可酌加制南星15g，夏枯草15g。若恶心欲吐、纳差腹胀，可加制半夏9g，姜竹茹9g，炒谷芽15g，炒麦芽15g，健脾和胃降逆；若口干渴，可加北沙参15～30g，麦冬15g；若胸腹作胀，可加绿萼梅9g，枳壳15g。

【验案】

王某，女，68岁。2006年9月7日初诊。

患者于2006年2月发现左锁骨上部肿块，于肿瘤医院行淋巴结活检，病理示：恶性淋巴瘤，弥漫大B细胞型。CT示：纵隔淋巴结肿大。行ABVD方案化疗6个疗程，并行放疗1个疗程。2006年8月复查胸部CT示：纵隔内未见明显淋巴结肿大。此次为寻求中医治疗，来我院门诊。

刻诊：神疲乏力，面色少华，腰膝酸软，稍动则汗出，微恶寒，纳差，二便调，舌质淡苔薄，脉细。

中医诊断：积证（精气两虚）。

西医诊断：恶性淋巴瘤，弥漫大B细胞型。

治法：益气养精，补脾益肾，抑癌解毒。

方药：生黄芪30g，白术12g，黄精30g，太子参15g，山茱莄 15g，天葵子 30g，蛇莓 30g，野葡萄藤 30g，绞股蓝 15g，枳实 12g，生甘草 9g，桃仁 9g，女贞子 15g，生薏苡仁 30g，鸡内金 12g，炒麦芽 15g，炒谷芽 15g，神曲 15g。

二诊（9月21日）：乏力、纳差改善，腰膝酸软缓解。

间续服上方至今，如遇便溏，加白扁豆 15g，莲子肉 9g；口干，舌质偏红苔少，加北沙参 15g，天冬 15g，麦冬 15g。治疗至今，存活已 10 余年。

按： 徐教授认为，恶性淋巴瘤以脏腑亏损，精气内虚为根本病因，外感四时不正之气、六淫之邪为诱因。因此，根据"虚者补之""损者益之"的立论法则提出了益气养精之法。精气是构成人体的基本物质，肾中精气是机体生命活动之本。肾的阴虚或阳虚，实质上都是肾中精气不足的外在表现形式。恶性淋巴瘤患者经多次放疗、化疗后，正气耗伤，脏腑受损，精气亏虚。患者常出现神疲乏力、腰膝酸软、头晕耳鸣、记忆力下降等精气两亏证，这些重要因素构成了益气养精法治疗恶性淋巴瘤的理论和临床基础。

2. 气血亏虚型

主症： 面白唇淡，疲乏无力，纳少胃呆，面肢虚肿，心悸气短。舌淡胖有齿痕、苔薄白，脉细弱无力。

主症分析： 气血两虚即气虚和血虚同时存在的病理状态，多因久病消耗，气血两伤所致；或先有失血，气随血耗；或先因气虚，血生化无源而日渐衰少，从而形成气血两虚。在临床上，可同时见到面色淡白或萎黄、少气懒言、疲乏无力、形体瘦怯、心悸失眠、肌肤干燥、肢体麻木等气血不足之症。舌淡胖有齿痕、苔薄白，脉细弱无力为其佐证。

治法： 益气补血，抑癌解毒。

方药： 党参 15g，白术 12g，茯苓 15g，炙黄芪 30g，当归 9g，天葵子 30g，野葡萄藤 30g，蛇莓 30g，制首乌 15g，鸡血藤 30g，八月札 15g，绞股蓝 15g，陈皮 9g，生甘草 9g，熟地黄 15g，炒白芍 15g，鸡内金 9g。

方义及加减：炙黄芪、党参、白术、茯苓益气健脾；当归、鸡血藤、熟地黄、制首乌补血养血；天葵子、野葡萄藤、蛇莓、绞股蓝抑癌解毒、软坚散结；八月札、陈皮理气；生甘草、鸡内金调和诸药。本方可酌加制南星 9g，夏枯草 9g。若口苦纳少，可加川黄连 6g，木香 9g；若舌苔厚腻，可加制苍术 9g，厚朴 9g；脘腹胀甚者，可加佛手 15g，枳壳 15～30g。

【验案】

李某，女，56 岁。2015 年 7 月 6 日。

患者 2009 年 7 月无明显诱因出现腹胀伴大便性状改变，查肠镜示回盲部肿块，于 2009 年 8 月 13 日联合麻醉下行腹腔镜辅助回盲部切除术，术后病理示：（右半结肠）非霍奇金淋巴瘤，B 细胞性，小淋巴细胞为主，并见滤泡样结构，未见到淋巴上皮病变，考虑回肠滤泡型淋巴瘤 I 级，肿瘤侵及黏膜下层，上下切缘未见肿瘤累及，检出回肠旁淋巴结 11 枚，其中 9 枚见肿瘤累及，结肠旁淋巴结 12 枚，其中 6 枚见肿瘤累及，回结肠交界处淋巴结 5 枚，其中 3 枚见肿瘤累及。术后于中山医院行 R–CHOP 方案化疗联合美罗华靶向治疗 6 个疗程。2014 年 11 月 20 日于龙华医院查上腹部 CT 增强：肠系膜及腹膜后见多发淋巴结，结合病史考虑淋巴结转移。遂再行FMD 方案化疗 4 个疗程。疗效评价 SD。此次为寻求中医治疗，来我院门诊。

刻诊：面白唇淡，疲乏无力，纳少胃呆，面肢虚肿，心悸气短。舌淡胖有齿痕、薄白苔，脉细弱无力。

中医诊断：积证（气血亏虚）。

西医诊断：非霍奇金淋巴瘤，滤泡型。

治法：益气补血，抑癌解毒。

方药：党参 15g，白术 12g，茯苓 15g，炙黄芪 40g，当归 9g，天葵子 30g，野葡萄藤 30g，蛇莓 30g，制首乌 15g，鸡血藤 30g，八月札 15g，绞股蓝 15g，陈皮 9g，生甘草 9g，熟地黄 15g，炒白芍 15g，鸡内金 9g。

二诊（8 月 2 日）：患者神疲乏力改善，面色少华，无明显心悸，胃纳一般，无明显下肢浮肿，舌淡胖有齿痕、薄白苔，脉细。

间续服上方至今，如遇口苦纳少，可加川黄连 6g，木香 9g；脘腹胀甚者，可加佛手 15g，枳壳 15～30g。治疗至今，病灶稳定，生活质量得到明显改善。

按：本例患者属于恶性淋巴瘤晚期患者，虽经多次化疗、靶向治疗等，仍有病灶残留。疾病后期，患者为药物及疾病耗伤，气血阴阳俱虚。患者初诊来时有明显的疲乏无力，面色无华，伴有纳少胃呆，下肢浮肿，舌淡胖有齿痕、薄白苔，脉细弱无力。徐教授重用炙黄芪 40g，配伍当归 9g，以当归补血汤为基础，联合补中益气汤及四物汤化裁健脾益气生血，并酌情加入天葵子、野葡萄藤、蛇莓、绞股蓝等中药抑癌解毒、软坚散结。以扶正抗癌为其用药基本原则，使患者症状改善，病情平稳。

（顾贤）

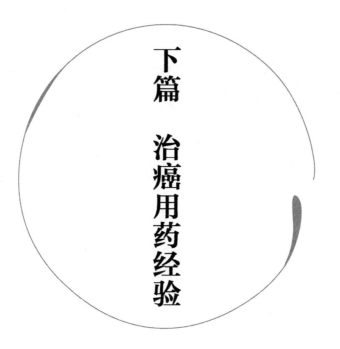

下篇　治癌用药经验

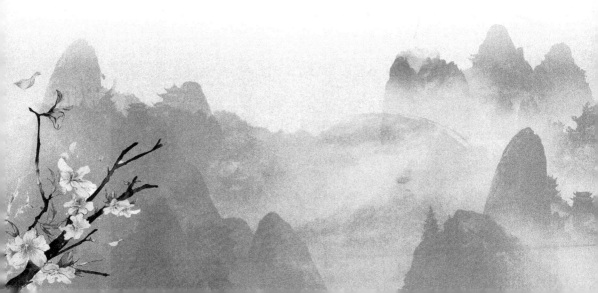

一、单味中药

1. 生黄芪

【性味归经】味甘，性微温。归肺、脾经。

【功用主治】补气升阳，益卫固表，利水消肿，托疮生肌。用于气虚乏力、中气下陷、久泻脱肛、便血崩漏、表虚自汗、痈疽难溃、久溃不敛、血虚萎黄、内热消渴等。

《神农本草经》中称其为"黄耆"，味甘微温。主治："痈疽久败创，排脓止痛，大风，痢疾，五痔，鼠瘘，补虚，小儿百病。"

《本草求真》谓生黄芪"入肺补气，入表实卫，为补气诸药之最，是以有耆之称"。

《名医别录》谓之"补丈夫虚损，五劳羸瘦"；张元素《珍珠囊》指出"黄芪甘温纯阳，其用有五：补诸虚不足，一也；益元气，二也；壮脾胃，三也；去肌热，四也；排脓止痛，活血生血，内托阴疽，为疮家圣药，五也。"均认为黄芪乃补益之品。

肿瘤治疗：生黄芪多用于肿瘤虚证，中医学认为，肿瘤的发生，或因瘀血阻滞，或因湿浊内停，或因热毒壅滞，或因气滞血凝，虽然病因不一，但主要还是取决于正气的盛衰。正气是机体对病邪的抵抗力和自然修复力，在肿瘤的发生、发展与转归中起着主导作用。从临证所见，肿瘤患者常见神疲乏力、胃纳不佳、少气懒言等虚证，而其中气虚之象尤为明显，因此徐振晔教授常将黄芪作为肿瘤治疗之主药，且常加大黄芪用量，通常用至 30 ～ 60g。黄芪补气而入肺、脾两经，长于补肺脾之气，故多用于肺气不足、脾气虚弱的肿瘤术后、中晚期肺癌、纵隔肿瘤以及胃癌等多种癌症患者，常与党参、白术、茯苓等配合应用。黄芪性温主升，功能升阳益气，故又常用于直肠癌、乙状结肠癌等肠道恶性肿瘤患者，这类患者往往有脾虚的表现，尤其常见大便溏薄、恶心呕吐、胃纳不佳等脾阳不振，清气不升之象，用黄芪配伍升麻、柴胡等，常常能取得满意的疗效。黄芪补气而能摄血，益卫而能固表，所以又可用于多种癌症见气不摄血之出血证，或肌表不固之自汗、盗汗等症。黄芪剂量：早、中期肿瘤患者，机体抵抗力尚可，气虚之象并不严重，主要用黄芪扶正以祛邪，剂量不宜过大，以防留邪或碍胃之弊；中晚期患者，体质大多比较虚弱，虚象明显，剂量可适当大些。若病情比较复杂，用药时要做到既照顾全面，又力求平稳，如药味较多，黄芪的剂量就不能过大；相反，若病情比较单纯，用药较少，则黄芪用量可大，以做到药专力宏。总之，掌握黄芪剂量的关键，要依据邪正的盛衰而定。此外，以黄芪为主药组成的益气扶正之方，可配合放疗、化疗，以减轻患者的反应，增强患者的体质，提高对放疗、化疗的耐受性，从而增强其效用。

现代药理研究：黄芪能够提高免疫系统功能，对免疫器官有保护作用，而且对化疗所致的免疫功能损伤有较好的保护和促进恢复作用。同时具有抑癌作用。黄芪能促进小白鼠周围血中的白细胞增加，能对抗化学物质、放射线和其他原因引起的人类白细胞减少。黄芪在抗肿瘤免疫治疗中可通过刺激单核－巨噬系统提高宿主对癌细胞的特异性免疫反应。另有研究发现，黄芪能抑制肿瘤细胞增殖，促进肿瘤细胞凋亡。现有的黄芪制剂如黄芪注射液、参芪扶正注射液等可提高肿瘤患者的免疫功能，即增强体液免疫和细胞免疫功能。

2. 黄精

【性味归经】味甘，性平。归脾、肺、肾经。

【功用主治】补气养阴，健脾，润肺，益肾。用于脾胃虚弱、体倦乏力、口干食少、肺虚燥咳、精血不足、内热消渴。

《名医别录》认为黄精"主补中益气，除风湿，安五脏。"《日华子本草》认为其"补五劳七伤，助筋骨，止饥，耐寒暑，益脾胃，润心肺。"

《滇南本草》谓其"补虚添精"。《本草从新》认为其"平补气血而润"。《本草纲目》中用黄精配伍苍术、枸杞根、柏叶、天门冬等用以壮筋骨，益精髓，变白发;《奇效良方》中配伍枸杞，用以补精气，如枸杞丸;《圣惠方》配伍蔓荆子补肝气、明目。《本经逢原》认为"黄精为补中宫之胜品，宽中益气，使五脏调和，肌肉充盛，骨髓坚强，皆是补阴之功"。

但黄精多为补阴，服食过多易滋腻碍胃，故"阳衰阴盛人服之，每致泄泻痞满"。《得配本草》认为气滞者禁用。《本草正义》则认为"有湿痰者弗服。胃纳不旺者，亦必避之"。

肿瘤治疗：徐振晔教授首创益气养精法治疗晚期非小细胞肺癌，善用黄精配伍黄芪、灵芝等以治疗精气两亏型肺癌患者，疗效显著。裘沛然教授多用于晚期肿瘤，瘤毒弥漫，邪气盛而正气衰，脏腑戕害时使用黄精，同时配伍人参、白术、当归以扶助脾胃之气。脾胃乃气血生化之源，化源乏竭，病必不治；若胃气尚存，尚可挽留一息生机。钱伯文教授在治疗肿瘤时，常配伍黄精而达益气养血、养阴生津、滋阴补肾之功效，用于治疗各种中晚期肿瘤患者，或手术、放疗、化疗后气血不足、白细胞下降者。刘嘉湘教授亦常使用黄精配伍沙参、麦冬作为养阴解毒法，治疗晚期肺癌。

现代药理研究：黄精具有抗肿瘤、抗疲劳、抗氧化、延缓衰老的作用，还有降压、止血、抗病原微生物等作用；不同剂量黄精多糖均可显著抑制小鼠移植瘤 Heps、Eac 的生长，抑瘤率均较高；黄精多糖还可以显著延长 S180 腹水型荷瘤小鼠的存活时间，表明黄精多糖具有显著的抗肿瘤作用。

3. 生白术

【性味归经】味苦、甘，性温。归脾、胃经。

【功用主治】补脾益胃，燥湿和中。用于脾胃气弱所致的不思饮食、倦怠少气、虚胀、泄泻、痰饮、水肿、黄疸、湿痹、小便不利、头晕、自汗、胎动不安等。

《神农本草经》称之为术，主治："风寒湿痹，死肌痉、疸、止汗、除热消食。"《药鉴》谓其："除湿益燥，和中益气，利腰脐间瘀血，除胃中邪热。利水道，有除湿之功。强脾胃，有进食之效。"

肿瘤治疗：肿瘤患者多正虚邪盛，晚期以正虚为主，徐振晔教授善用大剂量（30～60g）生白术伍川椒目、葶苈子、龙葵、猫人参等治疗癌性胸水；徐振晔教授多用生白术配伍猪苓、大腹皮治疗癌症腹水。肿瘤患者多有大便不畅属脾胃气虚者，往往不可用苦寒攻下，此时用大剂量生白术，运脾通便，可取得满意效果。将生白术用于运脾通便，其起源可追溯至《伤寒杂病论》，《伤寒杂病论》第 174 条原文："伤寒八九日，风湿相搏，身体疼烦，不能自转侧，不呕不渴，脉浮虚而涩者，桂枝附子汤主之。若其人大便硬，小便自利者，去桂加白术汤主之。"因脾为湿困，脾阳不运，致使肠胃与膀胱传化失常，去通阳利尿之桂枝，加健脾益气之白术，使之复行运化之职，为胃行其津液，故可濡润肠道而大便自通。故《药性论》云其："能健脾胃，生津液。"李东垣所谓"治病必求其源，不可一概用牵牛、巴豆之类下之"。便干结者，阴不足以濡之，然从事滋润，而脾不运化，脾亦不能为其行津液，终属治标。重用白术，运化脾阳，实为治本之图。

现代药理研究：生白术有利尿、降血糖、强壮补虚、抗凝血、扩张血管、促进胃肠蠕动等作用。在肿瘤方面，实验研究表明，白术挥发油中之中性油对食管癌细胞有明显抑制作用；白术挥发油对肺癌 A549 和宫颈癌 Hela 细胞生长皆有明显的抑制作用，且呈现剂量依赖；单细胞凝胶电泳实验结果表明，白术挥发油对肿瘤细胞 DNA 具有损伤作用；白术多糖对 H22 肝癌小鼠的肿瘤有较明显的抑制作用。

4. 灵芝

【性味归经】味苦、甘，性温。归心、肺、肝、脾经。《神农本草经》谓："赤芝苦，平。""紫芝甘，温。"

【功用主治】益气血，安心神，健脾胃。主虚劳、心悸、失眠、头晕、神疲乏力、久咳气喘。亦用于治疗冠心病、矽肺、肿瘤。

《本草纲目》二十八卷菜部记载："灵芝性甘平，无毒，久服甚益人。明目，补肝气，安精魂，久食轻身不老延年。"

肿瘤治疗：灵芝多用于肿瘤虚证，其性味平和，能补益，提高肿瘤患者的免疫力。生黄芪甘微温，归肺、脾经，为补气要药，功能补气升阳、益卫固表、利水消肿、托疮生肌。灵芝具有补气养血、养心安神、止咳平咳之功。《本草纲目》载赤芝"益心气，补中，增智慧，不忘"，紫芝"利关节，保神，益精气，坚筋骨"。徐振晔教授临证常将生黄芪、黄精与灵芝三药相须配伍，肺肾同治起到"金水相生"的作用。既可补气润肺，又可滋肾填精，益气养精扶正，用于肺癌的治疗。目前，灵芝作为药物已被国家药典收载，同时它又是国家批准的新资源食品，无毒副作用，可以药食两用。

现代药理研究：实验研究发现，破壁灵芝孢子对小鼠 S180 肉瘤的抑制率为 43.37%～57.59%；灵芝多糖可能通过促进 S180 荷瘤小鼠免疫细胞的增殖与分化，增加效应免疫细胞的数量，从而达到抗肿瘤作用。有研究表明，灵芝多糖能够显著延长 S180、U14 腹水型荷瘤小鼠的生存期，但是灵芝多糖对肿瘤细胞无直接杀伤作用，灵芝多糖的抗肿瘤作用可能是通过机体的免疫系统介导起效。灵芝提取物 4g/kg 对 S180、H22 移植瘤株的抑制率分别为 39.1%、44.6%，灵芝孢子油 1.2g/kg 分别为 30.9%、44.9%；灵芝提取物 1g/kg 和 2g/kg 对 S180 的抑制率分别为 15.6% 和 19.0%，对 H22 的抑制率分别为 28.8% 和 38.5%；灵芝提取物对荷瘤小鼠的免疫功能有一定的上调影响，此外灵芝提取物抗癌机制可能与抑制拓扑异构酶Ⅰ、Ⅱ的活性有关。

5. 蛇六谷

【性味归经】味辛，性温；有毒。归肺、肝、脾经。

【功用主治】化痰散积，行瘀消肿。用于咳嗽、乳痈、疝气、积滞、跌打损伤、丹毒、痈肿等。

《本草会编》谓其：治腮痈。《医林纂要》谓其：去肺寒，治痰嗽。《草木便方》谓其：化食，消陈积，癥聚，久疟。《四川中药志》谓其：烧熟捣绒，敷火疗疮。《江西草药》谓其：解毒消肿。

肿瘤治疗：蛇六谷是上海地区的特色抗肿瘤药物之一。其常用剂量为 15～30g，在处方中常作为君药或臣药，起软坚散结、清热解毒的作用，常用于治疗胆囊癌、胰腺癌、肺癌、乳腺癌、恶性淋巴瘤、食管癌、胃癌、肝癌、乳腺癌、直肠癌等。当肿瘤发生转移时，尤其是脑转移、骨转移时，往往更重用蛇六谷。

徐振晔教授在多年临证中善用蛇六谷，作为化痰散结消肿之要药，用于治疗肺癌、脑胶质瘤、乳腺癌等实体肿瘤；刘嘉湘教授用蛇六谷治疗肺癌及恶性淋巴瘤等，为治疗痰瘀胶结病症之必用品；陆德铭教授在乳腺癌术后治疗中善用蛇六谷，临床认为癌症转移患者"虚甚邪亦实"，故扶正的同时不能忽视祛邪，务必使邪尽毒清，否则余邪未尽，易死灰复燃，强调"病重药亦重"，常用蛇六谷 30g（无需久煎），如有远处转移则用量达 60g，以毒攻毒。

需要注意的是，蛇六谷有一定的毒性，不宜生服，内服不宜过量。若患者误食生品及炮制品，或过量服用，可出现舌及咽喉灼热、痒痛难耐，甚至咽喉肿胀等中毒症状，因此，患者应在临床医生的指导下服用蛇六谷，并注意定期复查。

现代药理研究：蛇六谷的抗肿瘤作用也得到了基础研究的证实。实验研究发现，蛇六谷的主要成分为魔芋甘露聚糖（KGM），具有抗肿瘤作用，蛇六谷水煎剂具有明显的抑制小鼠肿瘤生长的作用，抑瘤率在 40%～50%，且呈剂量依赖性。其发挥抗肿瘤作用的机理与诱导细胞凋亡和影响细胞周期有关。蛇六谷能促进胃癌细胞凋亡基因的表达，明显抑制胃癌细胞的增殖。蛇六谷醇提取物具有一定的抑制肝癌细胞增殖的作用。

6. 白花蛇舌草

【性味归经】味微苦、甘，性寒。归胃、大肠、小肠经。

【功用主治】清热解毒，消痈散结，利水消肿。主治肺热喘咳、咽喉肿痛、肠痈、疖肿疮疡、毒蛇咬伤、热淋涩痛、水肿、痢疾、肠炎、湿热黄疸、癌肿等。

《广西中药志》记载其：“治小儿疳积，毒蛇咬伤，癌肿。”

临床治疗：在肿瘤治疗方面，白花蛇舌草被广泛用于治疗消化、呼吸及血液系统的恶性肿瘤，尤其是胃癌、食管癌、直肠癌、肺癌、恶性淋巴瘤、宫颈癌、卵巢癌、膀胱癌、肝癌、鼻咽癌等，取其解毒散结作用。对于肿瘤初发正气未衰者，通常与七叶一枝花、半边莲、藤梨根、肿节风、蛇莓、蜀羊泉等解毒散结中药配伍；对肿瘤晚期正气不足者，通常与人参、党参、黄芪、白术等扶正类中药配伍。

现代药理研究：白花蛇舌草含三萜类、熊果酸、齐墩果酸等多种成分，其中三萜类具有良好的抗肿瘤效果。熊果酸、齐墩果酸能抑制肉瘤 S180 株的生长，亦是抗肿瘤的有效成分。白花蛇舌草中的豆甾醇、齐墩果酸、熊果酸等可刺激网状内皮系统增生，加强吞噬细胞的能力，增强小鼠和人杀伤细胞对肿瘤细胞的特异性杀伤活性，增强 B 细胞抗体的产生，并增强单核细胞对肿瘤细胞的吞噬功能。多糖成分具有增强免疫活性的作用，糖蛋白物质能显著增强小鼠脾细胞的增殖活性，并通过刺激机体的免疫系统抑制肿瘤生长。总黄酮具有增强机体特异性免疫功能和非特异性免疫功能的作用，从而间接增强人体抗肿瘤功能。

7. 半枝莲

【性味归经】味辛、苦，性寒。归肺、肝、肾经。

【功用主治】清热解毒，散瘀止血，利水消肿。用于治疗疔疮肿毒、咽喉肿痛、毒蛇咬伤、跌扑伤痛、水肿、黄疸。

《广西药用植物图志》记载其"消炎，散瘀，止血。治跌打伤，血痢"。《江西草药》记载其"清热解毒，消肿止痛"。《南京民间草药》记载其可"破血通经。"

肿瘤治疗：常用于胃癌、食道癌、肝癌、胆囊癌、鼻咽癌、喉癌等多种恶性肿瘤的治疗。治疗胃癌时，常与半枝莲、白花蛇舌草等配伍；治疗食道癌时，常与刘寄奴、蒲公英、黄药子等配伍；治疗肝癌、胆囊癌时，常与七叶一枝花、山慈菇等配伍；治疗鼻咽癌、喉癌时，常与龙葵、石上柏、山豆根等配伍。

现代药理研究：半枝莲含有生物碱、黄酮类苷、甾体以及酚类、鞣质等，对肉瘤 S180、艾氏腹水癌、脑瘤等均有一定抑制作用，对急性粒细胞型白血病细胞有轻度的抑制作用。半枝莲含药血清能抑制体外血管生成，不仅小管数目减少，而且管腔不完整，其机制可能与阻断内皮细胞迁移、下调 VEGF 蛋白表达有关。半枝莲多糖与环磷酰胺共用可以通过上调 TNF-α 产生更好的肿瘤杀伤效果，通过下调 VEGF 能抑制肿瘤血管的生成。半枝莲多糖可提高荷瘤鼠脾脏指数，能够提高 S180 荷瘤小鼠 T 淋巴细胞的百分数，具有一定的免疫增强作用，从而间接抑制肿瘤生长。

8. 蜈蚣

【性味归经】味辛，性温，有毒。入肝经。

【功用主治】息风镇痉，攻毒散结，通络止痛。用于治疗中风、惊痫、破伤风、百日咳、瘰疬、结核、癥积瘤块、疮疡肿毒、风癣、白秃、痔漏、烫伤。

《神农本草经》记载其："主啖诸蛇虫鱼毒，温疟，去三虫。"《名医别录》记载其："疗心腹寒热结聚、堕胎、去恶血。"《本草纲目》认为蜈蚣可："治小儿惊厥风搐，脐风口噤，丹毒，秃疮，瘰疬，便毒，痔漏，蛇伤"。

肿瘤治疗：临床多用于肿瘤治疗，常用治脑瘤、鼻咽癌、肝癌、乳腺癌等癌瘤中属瘀毒内壅，或见肝风内动者；对多种肿瘤引起的疼痛也有一定止痛作用。本品有毒，临床需慎用，应用过程中常与其他中药配伍，可配伍全蝎、蜈蚣、鳖甲、僵蚕等以攻毒散结。用于肿瘤引起的疼痛，可单用外敷，也可研粉吞服，也可与全蝎、僵蚕、川芎等共用。徐振晔教授善用本品配合制川草乌、自然铜、骨碎补治疗骨转移所致骨质破坏、骨痛等，疗效极佳。脑瘤或脑转移癌多用本品攻毒散结抗肿瘤。

现代药理研究：蜈蚣组织提取物对人胃癌 823、人肝癌 H22、人肝癌 HepG2、人宫颈癌 SiHa、人宫颈癌 HeLa 等多种肿瘤细胞生长具有抑制作用，可阻滞肿瘤细胞周期，诱导肿瘤细胞凋亡，其作用机制与调控 Bax 和 Caspase-3 介导的线粒体信号传导途径有关。并可间接抑制血管生成，蜈蚣多糖蛋白复合物具有显著的抗血管生成活性，能显著抑制裸鼠 Bel-7404 移植瘤的生长，其机制与降低血管内皮细胞生长因子（VEGF）和促血管生成素 2（Ang-2）表达，抑制肿瘤血管生成有关。

9. 桃仁

【性味归经】味苦、甘，性平。归心、肝、大肠经。

【功用主治】活血祛瘀，润肠通便。用于治疗经闭、痛经、癥瘕痞块、跌扑损伤、肠燥便秘。

《神农本草经》云其："主瘀血，血闭癥瘕，邪气，杀小虫。"《名医别录》谓桃仁："止咳逆上气，消心下坚，除卒暴击血，破癥瘕，通脉，止痛。"

肿瘤治疗：桃仁活血化瘀，散结消肿。徐振晔教授善用本品治疗瘀血腰痛、便秘等，并伍用杏仁、芦根、枇杷叶等治疗瘀热咳嗽；钱伯文教授常使用桃仁配合理气药治疗肿瘤，因肿块是肿瘤的主要表现，它的形成主要是由于气滞血瘀、痰火互结、湿毒积聚等原因所致。如《医宗金鉴》在论述乳癌时，提出了气滞与癌肿形成的关系，它说："乳癌由肝脾两伤、气郁凝结而成。"《灵枢·水胀》说："癖而内著，恶气乃起，息肉乃生。"提出湿毒、湿聚的秽恶之气蕴郁于机体，日积月累，亦为形成肿块的诱发因素之一。在临床上，不论是容易摸到的一些体表肿核肿块，或者是不易发现的体内深部包块肿物，到出现疼痛时，大多已是中晚期，这些患者多为虚中夹实之证，既有正气之虚，又有肿块之实，在治疗时常遇到攻下正不支、补之邪益盛的困境，因此常采用渐消缓散的方法，促使肿块逐渐消散。另外，随着癌肿的迅速生长，会压迫或侵犯神经末梢或神经干，或并发梗阻、继发感染等，故而到中晚期常出现进行性疼痛，甚至产生顽固、持续性剧痛。中医学对此解释为"不通则痛，通则不痛"。由于肿瘤患者所表现的肿与痛有着因果关系，而且肿与痛的病机也相似，往往都因气滞血瘀、痰凝、毒壅、正虚不荣等多种因素交织而成，所以在治疗上消肿与止痛往往同时使用，成为治疗肿瘤的重要法则之一。

现代药理研究：桃仁蛋白为桃仁中的大分子物质，药理活性主要为增强免疫力、抗肿瘤和抗炎作用。桃仁蛋白的免疫调节作用是通过降低血清中 IL-2、IL-4 两种细胞因子的水平来实现的。桃仁蛋白还具有显著的抗肿瘤作用，该作用是通过增强树突抗原递呈功能与影响相关基因的表达来实现的；也有研究表明，桃仁蛋白通过抑制细胞周期蛋白 B1，使肿瘤细胞分裂停留于 G2 期，从而抑制肿瘤细胞的增殖以实现抗肿瘤作用，还可以抑制组织蛋白酶 D 的表达，从而抑制肿瘤浸润转移；还有研究显示，桃仁蛋白的抗肿瘤作用是通过提高 IL-2、IL-4 水平来实现的。

10. 干蟾皮

【性味归经】味辛，性凉，小毒。归心、肺、脾、大肠经。

【功用主治】清热解毒，利水消肿，止咳化痰。用于治疗痈疽、肿毒、瘰疬、肿瘤、疳积腹胀、慢性气管炎。

《本草纲目拾遗》谓其：贴大毒，能拔毒、收毒。《浙江中药手册》云干蟾皮为小儿五疳惊风药，又能利小便，消腹胀。

肿瘤治疗：干蟾皮广泛用于肝癌、肺癌、乳腺癌、食道癌、胃癌、肠癌、子宫内膜癌、宫颈癌、骨癌、甲状腺癌、皮肤癌等多种恶性肿瘤的治疗，也用于癌性疼痛的治疗。徐振晔教授常用本品治疗肺癌、胃癌、肝癌、胰腺癌等，并伍用蜂房、山慈菇、蛇六谷、七叶一枝花、石见穿、石上柏、夏枯草、天葵子等治疗多种实体恶性肿瘤。对于表浅的肿瘤或淋巴结转移灶，以及癌性疼痛，还可用新鲜蟾皮，挑破其表面腺体颗粒，将蟾皮表面贴敷于癌肿处的皮肤上，但应注意局部及全身中毒及过敏反应。

目前华蟾素注射液、华蟾素片等干蟾皮制剂是水提加工而成，在治疗多种癌症方面具有显著疗效，如肝癌、肺癌以及癌性疼痛等；同时在治疗白血病、慢性乙型肝炎、乙型病毒性肝炎等方面取得了显著的效果。

现代药理研究：干蟾皮的提取物能够通过下调细胞周期相关蛋白的表达，诱导人肝癌细胞 HepG2 等多种肿瘤细胞，进而诱发凋亡。显著升高正常与免疫抑制及致敏小鼠血清 IgG 的含量，对体液细胞及非特异性细胞免疫功能均有促进作用。蟾皮的主要活性成分为内酯类、蟾毒色胺类以及甾醇类等，其中蟾毒灵是一种拓扑异构酶Ⅱ抑制剂，它通过诱导细胞凋亡及阻滞细胞增殖周期进程而抑制肿瘤细胞增殖，同时还具有诱导肿瘤细胞分化及抗肿瘤血管生成作用。其作用机制与特定信号转导通路及癌基因和抑癌基因的表达有关。研究发现，蟾毒灵可以诱导人宫颈癌 HeLa 细胞发生凋亡，诱导肝癌细胞周期 G2/M 期阻滞；还可以显著抑制人胰腺癌 BxPC-3 细胞的生长，诱导其凋亡，阻滞细胞于 G2/M 期；蟾毒灵与 5-Fu 联合应用可明显起到增效作用，其诱导细胞凋亡的机制与下调 Bcl-2 基因的表达有关。蟾毒灵联合吉非替尼可显著抑制 H1975 细胞的增殖，促使肿瘤细胞凋亡，其抗肿瘤活性的机制可能与阻断 EGFR- 磷脂酰肌醇 -3 激酶（PI3k）/Akt 信号通路有关。

11. 石见穿

【性味归经】味辛，苦，性微寒。归肝、脾经。

【功用主治】活血化瘀，清热解毒，消肿止痛。用于治疗癌症、月经不调、痛经、经闭、瘰疬、疮肿、乳痈等症。

《本草纲目》云其：主骨痛，大风痛肿。《苏州本产药材》云其：治噎膈，痰饮气喘。《神农本草经》谓：心腹积聚，通九窍。治诸血症，痈肿积块，妇人腹薹。

肿瘤治疗：临床上多用于治疗肺癌、胃癌、食管癌、直肠癌、肝癌、鼻咽癌等恶性肿瘤。常配以白花蛇舌草、半枝莲、半边莲等解毒散结、消痈止痛之药共奏抗癌之效。常与寻骨风、鸡血藤、姜黄等配合应用治疗气滞瘀阻的骨肉瘤或肿瘤骨转移。徐振晔教授常用本品配伍石上柏、蛇六谷、山慈菇、干蟾皮治疗肺癌；配伍蛇六谷、白花蛇舌草治疗乳腺癌等。

现代药理研究：石见穿全草含甾醇、三萜类成分、氨基酸等，根含有水苏糖等，具有抑制或杀灭艾氏腹水癌细胞，使患病小白鼠生存期显著延长，能增强实验动物的免疫功能。石见穿提取物固醇、熊果酸、氯仿部位是体外抗肿瘤作用的主要有效成分。其中熊果酸能有效抑制肉瘤 S180 株生长。

12. 石上柏

【性味归经】味甘，性凉。归肺、大肠经。

【功用主治】清热解毒，祛风除湿，止血。用于治疗各种癌症、肺炎、急性扁桃体炎、眼结膜炎、肝炎等症，以及咽喉肿痛、目赤肿痛等。

《全国中草药汇编》谓其：单方一味，治疗肝炎病。"清热解毒，抗癌，止血。主治癌症、肺炎、急性扁桃体炎、眼结膜炎、乳腺炎。"

肿瘤治疗：石上柏多用于喉癌、鼻咽癌、肺癌、乳腺癌、食管癌、胃癌、肝癌、宫颈癌、肾癌等恶性肿瘤的治疗，国医大师刘嘉湘教授应用本品治疗各期肺癌。徐振晔教授治疗肺癌时常配伍石见穿、蛇六谷、干蟾皮、白花蛇舌草等；治疗鼻咽癌常配伍蛇莓、天葵子、生地、玄参等。

现代药理研究：石上柏中含有生物碱、植物甾醇、皂苷等，对 S180（小白鼠肉瘤）U14（小白鼠宫颈癌）、L16（小白鼠白病模型）有抑制作用，能延长肝癌小鼠的生存期，使小鼠的肾上腺皮质束伏带增宽，并有增强机体代谢和网状内皮系统功能的作用。石上柏水提取液有阻断 EB 病毒在细胞内抗原的表达作用，EB 病毒抗体阳性转阴。石上柏醋酸乙酯部位能显著抑制 HeLa 人宫颈癌细胞与 HepG2 肝癌细胞的生长，对 S180 荷瘤小鼠抑瘤率为 43%。

13. 山慈菇

【性味归经】味辛，性寒，有小毒。归肝、胃经。

【功用主治】清热解毒，消肿散结。用于治疗多种良恶性肿瘤、疔疮肿毒、瘰疬痰核等。

《本草拾遗》谓其：疗痈肿疮瘘，瘰疬结核等，醋磨敷之。《本草纲目》谓：主疔肿，攻毒破皮，解诸毒蛊毒，蛇虫狂犬伤。《滇南本草》谓：消阴分之痰，止咳嗽，治喉痹，止咽喉痛。治毒疮，攻痈疽，敷诸疮肿毒，有脓者溃，无脓者消。

肿瘤治疗：临床上多用于治疗恶性淋巴瘤、甲状腺癌、皮肤癌、宫颈癌、鼻咽癌、食管癌、胃癌等恶性肿瘤；痈疽疔毒、瘰疬痰核以及甲状腺瘤、乳腺囊性增生、乳腺纤维瘤等。徐振晔教授常用本品配合石见穿、石上柏、蛇六谷、干蟾皮等治疗晚期肺癌；配合天葵子内服治疗甲状腺癌、恶性淋巴瘤。

现代药理研究： 山慈菇的有效成分具有抗肿瘤、抗血栓形成、降压、抗菌作用，以及乙酰胆碱受体 M3 的阻断作用，对酪氨酸酶的激活作用和对造血系统的作用。光慈菇、丽江山慈菇所含秋水仙碱等多种生物碱是抗癌的有效物质，广泛用于多种癌症的治疗。

14. 龙葵

【性味归经】味苦、微甘，性寒，有小毒。归肝、脾经。

【功用主治】清热解毒，利水消肿。用于治疗各种恶性肿瘤、咽喉肿痛、痈肿疔毒、小便不利、尿路感染等。

《唐本草》谓："食之解劳少睡，去虚热肿。"《本草纲目》谓："疗痈疽肿毒，跌扑伤损，消肿散血。"《食疗本草》谓："主疗肿。患火丹疮，和土杵，敷之尤良。"《救荒本草》谓："敷贴肿毒、金疮，拔毒。"《滇南本草》谓其："治小儿风热，攻疮毒，洗疥癣痒痛，祛皮肤风。"

肿瘤治疗： 用于治疗肝癌、胃癌、膀胱癌、前列腺癌、肺癌、多发性骨髓瘤等。可配合蛇莓、白花蛇舌草、白英、蚤休、半边莲等药同用。常与蒲公英、半枝莲、石上柏、蛇莓等配伍治疗肺癌，配白花蛇舌草、猪苓、茯苓、泽泻、侧柏叶等治疗膀胱癌兼血尿的患者。常与山豆根、石上柏、山慈菇联用，治疗晚期鼻咽癌。也用于治疗咽喉肿痛、痈肿疔毒等症。徐振晔教授应用本品配合土茯苓、蛇莓等治疗泌尿系统恶性肿瘤；配合猫人参、川椒目、葶苈子、生白术等治疗恶性胸腹腔积液。

现代药理研究： 龙葵的有效成分龙葵碱、澳洲茄碱、皂苷等，对小鼠宫颈癌、肉瘤 S180、艾氏腹水癌等实体癌有抑制作用，通过杀伤增殖期肿瘤细胞，抑制癌细胞复制和转录能力，还能通过影响 p53 基因，诱导细胞凋亡；龙葵碱通过降低 Bcl-2/Bax 的数值，激活 casepase-3 酶活性诱导 HepG2 细胞凋亡，达到抗肿瘤作用；龙葵碱亦能通过抑制前列腺癌 PC-3 细胞增殖、诱导凋亡、活化 PC-3 细胞中 IκB-α 蛋白以及 Bcl-2 蛋白表达等机制发挥抗前列腺癌作用。龙葵碱还可通过升高乳腺癌 MCF-7 细胞内的微管蛋白及 MAP-2 的表达，将 MCF-7 细胞阻滞于 S 期，从而抑制乳腺癌 MCF-7 细胞的生长。

15. 土茯苓

【性味归经】味甘、淡，性平。归肝、胃经。

【功用主治】解毒除湿，通利关节。用于治疗各类恶性肿瘤及梅毒、热淋、带下、湿疹等。

《本草纲目》谓其：健脾胃，强筋骨，祛风湿，利关节，止泄泻，治拘挛骨痛，恶疮痈肿，解汞粉、银朱毒。

《本草图经》谓其可：敷疮毒。

《本草备要》谓其：治筋骨拘挛，杨梅疮毒，瘰疬疮肿。

肿瘤治疗：土茯苓用于治疗肾癌、膀胱癌、前列腺癌、胃癌、肝癌、恶性淋巴瘤、妇科肿瘤、肉瘤等多种恶性肿瘤，常配伍蛇莓、白花蛇舌草、七叶一枝花、半边莲、藤梨根等解毒散结中药使用。徐振晔教授常用本品配伍蜀羊泉、蛇莓、白花蛇舌草等治疗膀胱癌、肾癌、前列腺癌及妇科肿瘤等。

现代药理研究：土茯苓提取物琥珀酸、皂苷、总皂苷对体外培养的 S180、H22 细胞均具有一定的细胞毒性，其中对荷瘤小鼠 S180 的抑制作用较明显。土茯苓总皂苷对艾氏腹水癌细胞、S180 体内外具有抑制作用，但对荷瘤小鼠的生存期没有影响。

16. 天龙

【性味归经】味咸，性寒，有小毒。归肝经。

【功用主治】祛风定痉，解毒散结。主治四肢不遂、惊痫、破伤风、痈疮、虚劳咳嗽、气喘咯血、中风瘫痪、淋巴结结核及癌肿。

《本草纲目》谓其："治中风瘫痪，手足不举，或历节风痛，及风痉惊痫，小儿疳痢，血积成痞，厉风瘰疬，疗蝎螫。"

《四川中药志》谓其："驱风，破血积包块，治肿痛。"

肿瘤治疗：临床上用于治疗胃癌、肝癌、食道癌、肺癌等多种恶性肿瘤，单药或中药复方应用为主，也可与西药化疗、放疗、介入治疗合并应用疗效显著；治疗胃癌常配红藤、菝葜、藤梨根、野葡萄藤、白花蛇舌草等；治疗肝癌常配岩柏、蛇六谷、白花蛇舌草、半枝莲、半边莲等；治疗肺癌常配石见穿、石上柏、蛇六谷、干蟾皮等；由鲜壁虎、鲜金钱白花蛇、鲜蕲蛇3味动物药组成的金龙胶囊被广泛用于肝癌、食管癌、胃癌和非小细胞肺癌等恶性肿瘤的治疗；与硼砂、丁香、姜半夏、乳香、三七粉、皂角刺、全蝎等药物制成丸剂治疗晚期食管癌食管梗阻，可显著改善梗阻症状。内服粉剂用 $0.9 \sim 1.5g/$ 天，分 $2 \sim 3$ 次服；煎剂用 $3 \sim 9g/$ 天；外用适量。

现代药理研究：天龙提取液对小鼠肿瘤组织的生长均有一定的抑制作用。鲜天龙液在体外能诱导 C6 胶质瘤细胞凋亡，抑制细胞增殖，是一种具有抗肿瘤作用的天然药物；鲜壁虎冻干粉可抑制 H22 小鼠肿瘤生长及血管生成；壁虎肽类成分对于乳腺癌、肺癌及卵巢癌均具有较好的抗肿瘤效果。而且天龙提取物具有增加骨强度的作用。

17. 蜂房

【性味归经】味甘，性平。归胃经。

【功用主治】攻毒杀虫，祛风止痛。用于治疗乳腺癌、肺癌、鼻咽癌、宫颈癌等恶性肿瘤，以及龋齿牙痛、疮疡肿毒、乳痈、瘰疬、皮肤顽癣、鹅掌风。

《神农本草经》曰其："主惊痫瘛疭，寒热邪气，癫疾，肠痔。"

《日华子本草》曰其："治牙齿疼，痢疾，乳痈，蜂叮，恶疮。"

《本草纲目》曰："露蜂房，阳明药也。外科齿科及他病用之者，亦皆取其以毒攻毒，兼杀虫之功耳。"

肿瘤治疗：蜂房长于以毒攻毒、消肿散结，临床上治疗乳腺癌常配蛇六谷、白花蛇舌草、石见穿；治疗肺癌常配石见穿、石上柏、蛇六谷、七叶一枝花等；治疗鼻咽癌常配夏枯草、天葵子、石见穿、山豆根等；治疗宫颈癌常配蜀羊泉、蛇莓、红豆杉等；江苏名医朱良春创制的消瘤丸由蜂房、全蝎、蛇蜕等组成，对癌肿有一定控制作用。钱伯文教授以蜂房配全蝎、乳香、没药等药物治疗早、中期宫颈癌。

现代药理研究：蜂房主要含有含黄酮、萜类、甾类等多种化学成分，具有抗炎、抗菌、抗肿瘤、镇痛等药理作用。有研究表明，蜂房的抗肿瘤作用机制与肿瘤细胞生物合成有关，通过干扰细胞基因的复制、不可逆断裂等方式阻碍肿瘤细胞增殖；影响肿瘤细胞内信号通道的传导，增强细胞凋亡的始动基因，促进凋亡基因的表达，从而抑制肿瘤细胞的增殖；同时通过增强体内 B 细胞、T 细胞的活性，增强其与单核细胞发挥协同作用，促进分泌具有生物调节的细胞因子，抑制或杀伤肿瘤细胞，同时提高机体免疫功能。研究提示，蜂房提取物对 HepG2 细胞具有显著的抑制作用，显示出较强的抗肿瘤活性；某些成分有明显诱导白血病细胞凋亡、抑制白血病细胞增殖的作用。

18. 绞股蓝

【性味归经】味甘、苦，性寒。归肺、脾经。

【功用主治】健脾益气，化痰止咳，清热解毒。用于恶性肿瘤患者体倦乏力、咳嗽、纳呆者，以及合并血脂偏高、脂肪肝患者。

《临床中药辞典》谓："化痰止咳，健脾理气，益气活血，生津止渴，解毒利湿。"

肿瘤治疗：临床上应用较多的是恶性肿瘤合并血脂高、脂肪肝者，降血脂，调节脂质代谢；脾虚气滞有嗳气、吞酸者，可配伍乌贼骨、煅瓦楞子等；脾虚气滞湿阻者配伍茵陈、郁金、茯苓等；治气虚血瘀胸部隐痛不适者，常与郁金、丹参、川芎等配伍；治气阴两虚所致的乏力、口咽干燥等症，可配伍太子参、南北沙参、天麦冬、山茱萸等；痰湿阻肺之咳嗽者，常配半夏、陈皮、生薏苡仁等。

煎服，15～30g；研末吞服，3～6g；亦可代茶服。

现代药理研究：绞股蓝有明显的体内外抗肿瘤作用，对肝癌、肺癌、食道癌、子宫癌、腹水癌、血癌、皮肤癌等二十多种癌细胞有明显的抑制作用，而对正常细胞无毒副作用。有报道显示，绞股蓝的主要成分是绞股蓝皂苷，也含有多糖、黄酮类化合物等多种化学成分，并富含有机酸和多种微量元素。绞股蓝总皂苷可以通过上调 Bax、下调 Bcl-2 的表达诱导人肝细胞瘤细胞 Huj-7 凋亡；绞股蓝提取物能有效发挥对肝细胞癌 Hep3B 抗增殖作用，抑制肿瘤细胞生长。

19. 山豆根

【性味归经】味苦，性寒，有毒。归肺、胃经。

【功用主治】清热解毒，消肿利咽。用于治疗食管癌、喉癌、鼻咽癌，以及火毒蕴结之咽喉肿痛、齿龈肿痛。

《开宝本草》谓："主解诸药毒，止痛。消疮肿毒，急黄发热咳嗽，杀小虫。"

《本草求真》谓："山豆根，功专泻心保肺，及降阴经火逆，解咽喉肿痛第一要药。"

《本草经疏》谓："山豆根，甘所以和毒，寒所以除热，凡毒必热必辛，得清寒之气，甘苦之味，则诸毒自解，故为解毒清热之上药。凡痛必因于热，毒解热散，则痛自止，疮肿自消。急黄，乃血热极所发，故必发热，热气上熏则发咳嗽。诸虫亦湿热所化，故悉主之，而多获奇效也。"

《本草图经》谓："采根用，今人寸截含之，以解咽喉肿痛极妙。"

《本草备要》谓山豆根："泻热解毒，去肺大肠风热，含之咽汁，止喉痛、齿肿、齿痛。"

肿瘤治疗：临床上，山豆根配伍白花蛇舌草等清热解毒类抗肿瘤药物，对肝癌、鼻咽癌、宫颈癌、膀胱癌、肺癌、喉癌、白血病都有一定的治疗效果，一般用量 3 ～ 6g/ 天，水煎服。治疗肝癌常配岩柏、干蟾皮、白花蛇舌草等；治疗膀胱癌常配土茯苓、苦参、蛇莓等；治疗肺癌常配石见穿、石上柏、蛇六谷等。

现代药理研究：山豆根水提取物对体外培养的人肝癌细胞增殖及代谢有抑制作用；对人非小细胞肺癌细胞（A549）具有抑制增殖和促进凋亡作用，能够使细胞周期停滞于 G0/G1 期；亦对人食管癌细胞株（Eca-109）有杀伤作用，其对细胞分裂指数抑制率接近或达到 100%。山豆根中的金雀花碱对人宫颈癌细胞（HeLa）和人乳腺肿瘤细胞（MDA-MB-231）细胞系具有明显的细胞毒性作用；山豆根中所含的紫檀素、槐树素和红车轴草根苷、山槐树苷等对小鼠肉瘤 180 也有抑制作用。在调节机体免疫方面，山豆根可促进淋巴细胞转化，提高 T 细胞比值，激发或增强淋巴细胞的细胞解毒作用，调整巨噬细胞吞噬功能；通过提高荷瘤小鼠血清中 TNF-α、INF-γ（干扰素 -γ）、IL-2 的水平，显著抑制肝癌 H22 腹水瘤、S180 实体瘤的生长。

（龚亚斌、赵晓珍）

二、药对配伍

1. 生黄芪 + 黄精

生黄芪甘微温，归肺、脾经，功能补气升阳、益卫固表、利水消肿、托疮生肌；在《神农本草经》中归上品，"主痈疽久败疮，排脓止痛，大风癞疾，五痔鼠瘘，补虚，小儿百病"。《本草新编》："气薄而味厚，可升可降，阳中之阳也，无毒。专补气。"《医学衷中参西录》："黄芪不但能补气，用之得当，又能滋阴。"《本草纲目》记载黄精"补诸虚，止寒热，填精髓"。两药相须配伍，脾肾同治，培补先后天之本起到益气养精之效。徐振晔教授认为手术及放化疗后脾气亏虚不能运化水谷精微，肾气亏虚不能固涩精微，患者出现乏力、腰膝酸软、纳差、消瘦等症状，常用黄芪补益元气、黄精滋补肾精，起到益气养精作用。

成人常用量：生黄芪：15～60g；黄精：15～30g。

2. 生黄芪＋灵芝

生黄芪甘、微温，归肺、脾经，为补气要药，功能补气升阳、益卫固表、利水消肿、托疮生肌。《本草求真》谓黄芪"入肺补气，入表实卫，为补气诸药之最，是以有耆之称"。灵芝是担子菌纲多孔科灵芝属真菌，包括赤芝、紫芝、薄树芝、白芝等品种，其中赤芝和紫芝是临床最常用的灵芝属真菌。灵芝味甘、微苦，性平，归心、肝、脾经，功能补气养血，养心安神，止咳平咳。《本草纲目》载赤芝"益心气，补中，增智慧，不忘"，紫芝"利关节，保神，益精气，坚筋骨，好颜色"。徐振晔教授临证常将黄精与灵芝两药相须配伍，肺肾同治起到"金水相生"作用。既有补气润肺，又可滋肾填精。现代药理学研究显示，二药联用可以延长细胞寿命，提高细胞增殖能力。

成人常用量：生黄芪：15～60g；灵芝：15～30g。

3. 仙灵脾＋骨碎补

仙灵脾辛、甘、温，归肝、肾经，功能温肾壮阳、强筋骨、祛风湿。《本草经集注》："主治阴痿，绝伤，茎中痛，利小便，益气力，强志。坚筋骨，消瘰疬"。《日华子本草》"治一切冷风劳气，筋骨挛急，四肢不仁，补腰膝，强心力，丈夫绝阳无子，女人绝阴无子，老人昏耄，中年健忘。"《本草纲目》记载仙灵脾"益精气，坚筋骨，补腰膝，强心力"。骨碎补苦、温，归肝、肾经，功能活血续伤，补肾强骨。《开宝本草》记："主破血止血，补伤折。"二者合用，温肾阳，强筋骨，益虚损，治疗恶性肿瘤患者腰背酸痛、腰膝酸软疗效颇佳。

成人常用量：仙灵脾：9～30g；骨碎补：9～30g。

4. 仙灵脾 + 仙茅

仙灵脾辛、甘、温，归肝、肾经，功能温肾壮阳、强筋骨、祛风湿。《日华子本草》："治一切冷风劳气，筋骨挛急，四肢不仁，补腰膝，强心力，丈夫绝阳无子，女人绝阴无子，老人昏耄，中年健忘。"《本草纲目》记载仙灵脾"益精气，坚筋骨，补腰膝，强心力。"仙茅辛、热，有毒，归脾、肝、肾经，功能温肾壮阳、强筋骨、祛寒湿、温脾止泻。《本草纲目》："仙茅，性热。补三焦、命门之火药也。"《本草正义》："仙茅乃补阳温肾之专药，亦兼能祛除寒痹，与巴戟天、仙灵脾相类，而猛烈又过之。"二者合用，温肾壮阳，强筋骨，祛寒湿，温脾阳止泻，治疗恶性肿瘤患者阳虚怕冷、腰膝酸软、冷泻腹痛等疗效较好。

成人常用量：仙灵脾：9～30g；仙茅：6～10g。

5. 制蜈蚣 + 制川乌

蜈蚣辛、温，有毒，归肝经，功能息风止痉、攻毒散结、通络止痛。《本草纲目》："小儿惊痫风搐，脐风口噤、丹毒、秃疮、瘰疬、便毒、痔漏、蛇瘕、蛇癥、蛇伤。"蜈蚣力猛性燥，善走窜通达，息风镇痉功效较强，又攻毒疗疮，通痹止痛效佳。制川乌辛、苦、温，有大毒，归心、肝、肾、脾经，功能祛风除湿、散寒止痛。《本草纲目》："主大风顽痹。"二药合用，温通宣痹，散结通络止痛力强，善治癌痛，徐振晔教授常用制蜈蚣、制川乌治疗恶性肿瘤骨转移，对骨转移疼痛有较好的止痛作用。现代药理学也证实蜈蚣、骨碎补对癌症骨转移出现的骨质破坏有修复作用，还可提高免疫力，起到扶正抗癌的作用。

成人常用量：制蜈蚣：1～3条；制川乌：6～12g。

6. 木香＋川黄连

木香辛、苦，温，归脾、胃、大肠、胆、三焦经，功能行气止痛，为行气止痛之要药。《神农本草经》将黄连列为上品，苦、寒，归心、肝、胃、大肠经，功能清热燥湿、泻火解毒，善除脾胃大肠湿热，为治疗湿热泻痢的要药，还善清心经实火。《神农本草经》黄连："主热气目痛，眦伤泣出，明目，肠癖腹痛下痢，妇人阴中肿痛。"两药配伍效仿左金丸，将吴茱萸改为木香即可增加行气止痛、通泄腑气之功，又可避免有些患者服用吴茱萸后出现恶心呕吐不适。徐振晔教授常将二药用于肝郁脾虚胃热患者，可泻胃中湿热之火，又可疏肝理气散结。

成人常用量：木香：6～12g；川黄连：3～9g。

7. 知母＋黄柏

知母为《神农本草经》中记载的药物，主消渴热中，除邪气，肢体浮肿，下水，补不足，益气。主入肺经而长于泻肺热、润肺燥；兼入肾经而能滋肾阴、泻肾火、退骨蒸，用治阴虚火旺所致的骨蒸潮热、盗汗。《用药法像》记载此药可"泻无根之肾火，疗有汗之骨蒸，止虚劳之热，滋化源之阴"。

黄柏亦为《神农本草经》中的药物，《神农本草经》曰："主五脏肠胃中结热，黄疸，肠痔，止泄利，女子漏下赤白，阴伤蚀疮。"本品清热燥湿，主入肾经而善泻相火、退骨蒸，用治阴虚火旺之潮热盗汗。

黄柏与知母两者相须为用，可增强滋阴降火之功。临床常用于肾病中阴虚火旺者，症见潮热、盗汗、五心烦热、腰膝酸软、小便短黄、大便干结、舌红少苔、脉细数。也常用于减轻大剂量激素副作用，症见面部或背部痤疮、失眠、烦躁等。

成人常用量：知母：9～30g；黄柏：6～15g。

8. 北沙参＋山茱萸

山茱萸为《神农本草经》中的药物，《神农本草经》曰其："主心下邪气，寒热，温中，逐寒湿痹，去三虫。"本品酸、微温、质润，其性温而不燥，即可补益肝肾，收敛止汗，固涩滑脱，又为平补阴阳之要药。《药性论》："止月水不定，补肾气，兴阳道，添精髓，疗耳鸣……止老人尿不节。"

北沙参为《本草汇言》中记载的药物，《本草汇言》引林仲仙医案："治一切阴虚火炎，似虚似实，逆气不降，清气不升，为烦，为渴，为胀，为满，不食，用真北沙参五钱水煎服。"本品甘润偏于苦寒，具有养阴清肺、益胃生津的作用。

山茱萸可补益肝肾，填精髓；北沙参滋肺胃阴，二者相组合，体现了"金水相生"的理论，肺属金，肾属水，肺金与肾水为母子关系，生理、病理均相互影响。肺为水之上源，肾为水之下源，肺主通调水道，肾为水脏，主津液，二脏相互配合，共同调节人体水液代谢；肺主气，司呼吸，肾主纳气，二脏共同维持正常呼吸。二药合用是临床上常用于同时治疗肺阴虚和肾阴虚的方法。

成人常用量：北沙参：15～30g；山茱萸：9～30g。

9. 炙地鳖虫＋桃仁

炙地鳖虫记载于《神农本草经》，《神农本草经》曰："行产后血积，折伤瘀血，重舌，木舌，小儿腹痛夜啼。"本品咸寒入血，主入肝经，性善走窜，可活血消肿止痛，续筋接骨疗伤；入肝经血分，可破血逐瘀而消积通经，多用于妇科恶性肿瘤。《本草经疏》谓其"治跌打扑损，续筋骨有奇效。乃厥阴经药也。"

桃仁也是《神农本草经》记载的药物，主瘀血，血闭瘕痕，邪气，杀小虫。本品入心肝血分，善泻血滞，祛瘀力强；味苦能降肺气，有止咳平喘之功；富含油脂，能润燥滑肠。《珍珠囊》谓其："治血结、血秘、血燥，通润大便，破蓄血。"

二者皆为活血化瘀药，桃仁伍以咸寒软坚之地鳖虫以加强化瘀消积之功，且破而不峻，能行能和。

成人常用量：炙地鳖虫：6～15g；桃仁：6～12g。

10. 芦根＋鱼腥草

芦根为《神农本草经》记载的药物，《神农本草经》曰其："主消渴客热"；《金匮玉函》谓其："治五噎膈气烦闷，吐逆不下食。"本品性味甘寒，既能清透肺胃气分实热，又能生津止渴、除烦，可用之热病伤津，烦热口渴者；入肺经善清透肺热，用治肺热咳嗽；还可清热利尿，用治热淋涩痛。

鱼腥草为《名医别录》中记载的药物，功能清热解毒、消痈排脓、利尿通淋。可用于治疗肺痈吐脓、肺热咳嗽、热毒疮痈、湿热淋证。《本草经疏》中记载："治痰热壅肺，发为肺痈吐脓血之要药。"《分类草药性》："治五淋，消水肿，去食积，补虚弱，消臌胀。"

芦根和鱼腥草都是清解肺热的良药，二者相合，常用于治疗肺痈吐脓、肺热咳嗽、痰热壅肺。同时二者又有利尿通淋的作用，相伍可清膀胱湿热，用于治疗热淋涩痛。

成人常用量：芦根：15～60g；鱼腥草：15～30g。

11. 木香＋槟榔

木香辛苦、温，归脾、胃、大肠、胆经。功能行气、调中、止痛，槟榔辛、苦、温，归胃、大肠经，功能行气利水、驱虫消积。木香善通行脾胃之滞气，为行气止痛之要药。《日华子本草》谓木香"治心腹一切气，止泻，霍乱，痢疾，安胎，健脾消食。疗羸劣，膀胱冷痛，呕逆反胃。"《本草纲目》谓槟榔"治泻痢后重，心腹诸痛，大小便气秘，痰气喘息。疗诸疟，御瘴疠。"两药配伍可行气化滞，消脘腹胀满，且能除里急后重。徐振晔教授临床常用于治疗晚期患者因食积内停，气机壅塞，郁而化热所致的脘腹痞满胀痛、大便不通、舌红、苔黄腻、脉弦等。

成人常用量：木香：3～10g；槟榔：6～15g。

12. 丹参 + 酸枣仁

丹参味苦、微寒，功能活血调经、凉血消痈、安神。酸枣仁味甘酸、平，功能养心安神、益肝敛汗，为安神要药。丹参为唇型科多年生草本植物丹参的干燥根，是最常用的活血化瘀药之一。"一味丹参，功同四物"。丹参入药，始见于《神农本草经》，被列为上品。《滇南本草》谓丹参："补心定志，安神宁心。治健忘怔忡，惊悸不寐。"《名医别录》谓丹参："养血，去心腹痼疾结气，腰脊强，脚痹；除风邪留热，久服利人。"酸枣仁归肝、胆、心经，宁心安神作用较强，《名医别录》谓酸枣仁："主烦心不得眠，脐上下痛，血转久泄，虚汗烦渴，补中，益肝气，坚筋骨，助阴气，令人肥健。"丹参活血安神，酸枣仁养心安神，二者养血活血并用，相辅相成，善治虚烦不寐。天王补心丹、复方丹参滴丸均有丹参、酸枣仁这一对药，治疗虚烦不眠、心悸怔忡、健忘等。二者合用常用于各种实体性肿瘤伴有阴血亏虚夹瘀之健忘、失眠者。

成人常用量：丹参：15～30g；酸枣仁：9～30g。

13. 杏仁 + 枇杷叶

杏仁苦、微温，有小毒，归肺、大肠经。《本草易读》："止嗽下气"；《雷公炮制药性解》："主胸中气逆而喘嗽，大肠气秘而难便。"；《本草通玄》："润肺燥，除风热，定咳嗽，散滞气，消食积，润大肠"。枇杷叶苦、微寒，归肺、胃。《证类本草》："治肺气，润五脏，下气，止吐逆并渴疾"；《神农本草经疏》："性凉，善下气，气下则火不上升，而胃自安，故卒哕止也。其治呕吐不止，妇人产后口干，男子消渴，肺热咳嗽，喘息气急，脚气上冲，皆取其下气之功。"《本草新编》："止阴虚之咳嗽。"《本草备要》："治热咳、呕逆、口渴。"枇杷叶主肺胃之病，取其下气之功，气下则火降痰顺，而呕逆、渴咳俱除矣。二者合用，常用于肺癌及其他恶性肿瘤见咳嗽症者。

成人常用量：杏仁：6～10g；枇杷叶：9～15g。

14. 桃仁 + 瓜蒌子

桃仁也是《神农本草经》记载的药物，功能主瘀血、血闭癥瘕、邪气、杀小虫。本品入心肝血分，善泻血滞，祛瘀力强；味苦能降肺气，有止咳平喘之功；富含油脂，能润燥滑肠。《珍珠囊》："治血结、血秘、血燥，通润大便，破蓄血。"瓜蒌子清热化痰、润肠通便，《本草纲目》："润肺燥，降火，治咳嗽，涤痰结，利咽喉，止消渴，利大肠，消痈肿疮毒。"

二者皆能通便，桃仁止咳平喘、活血通便，伍以瓜蒌子清肺化痰、润肠通便以加强通便之功而不伤正。

成人常用量：桃仁：6～15g；瓜蒌子：9～30g。

15. 葛根 + 丹参

葛根甘辛、凉，归肺、胃经，功擅升阳止泻、生津止渴、解肌透疹；《神农本草经》云葛根主"消渴，身大热，呕吐，诸痹"，能够"起阴气，解诸毒"。现代药理研究发现葛根水煎剂、醇浸膏，以及葛根中含有的总黄酮和葛根素均有明显的扩张冠状血管的作用，能使冠脉血流量增加；葛根素对微循环障碍有明显的改善作用，主要表现为增加微血管运动的振幅和提高局部微血流量；葛根总黄酮具有明显扩张脑血管的作用，可改善脑微循环和外周循环。丹参苦微、寒，归心、肝经，有活血祛瘀、通经止痛、清心除烦、凉血消痈之效。《本草别录》谓其："养血，去心腹痼疾结气，腰脊强脚痹，除风邪留热。久服利人。"丹参具有明显的改善微循环，改善血流动力学，抗心肌缺血作用。徐振晔教授不仅熟谙中药性味归经，也关注现代中药药理研究，两药相互配伍，专为临床常见的心脑血管缺血患者而设。

成人常用量：葛根：9～15g；丹参：10～15g。

（龚亚斌、赵晓珍）

三、组药经验

1. 止咳化痰组药：杏仁、芦根、枇杷叶、桃仁

徐振晔教授常用杏仁、芦根、枇杷叶、桃仁化痰止咳，用于肺癌咳嗽患者。杏仁辛则散邪，苦则下气，润则通秘，温则宣滞行痰，气味俱备，凡肺经风寒、疮疡均可调治；在宣肺行痰，润肠通便方面有独特的疗效；"夫血者阴也，有形者也，周流乎一身，一有凝滞，则为癥瘕瘀血"。桃仁专入心包肝，辛苦甘温，为厥阴心包肝血分主药，能破血消癥、散内痈，善除肺内瘀热排痈除痰。咳嗽多由胃气不和，肺气不顺，以致火气闭塞，因而咳嗽不已。丹溪云"气有余便是火"，火起则痰生。因此使用芦根专入肺胃，清肺降火，善清心肺、清上焦热，热解则肺之气化行。枇杷叶"专入肺，是泻肺降气，清肺治火止嗽要药。服此味苦而平，则肺金清肃，而气不得上逆而顺矣，气顺则痰与火皆顺"。杏仁、桃仁辛润润肺使肺气得升，芦根、枇杷叶清凉润肺使肺气得降，二者配合使用则肺气宣降合宜。四者合用，兼有清肺、润肺、泻肺之功。徐振晔教授常用于肺热痰湿型患者。用于胸中隐隐作痛，咳嗽咳吐黄脓痰，痰热肺瘀之证，既有清肺化痰之功，又有止咳平喘化瘀之效。

成人常用量：杏仁：6～10g；芦根：15～60g；枇杷叶：9～15g；桃仁：6～15g。

2. 肺癌常用组药：石见穿、石上柏、蛇六谷、干蟾皮

石见穿辛苦、微寒，归肝、脾经，有活血化瘀、清热利湿、散

结消肿功效，尤善治肺癌痰湿血瘀之证，配合石上柏清热解毒、散结除湿；肺癌咯血患者则少用，石上柏甘微苦，清热解毒、祛风除湿，用于肺癌患者祛内外之风邪，除素体之痰湿、清癌之热毒。蛇六谷功用化痰散积、行瘀消肿，主要用于肺癌痰浊壅肺患者，肺腺癌脑转移尤善用之。干蟾皮味苦，性凉，有毒，归心、肺、脾、大肠经，有清热解毒、利水消肿功效，其解毒抗癌力强，有一定保肝作用，用于偏邪实的肿瘤患者。四药配伍起到协同作用，清热解毒效果明显增强，且同入肺经，对于热毒蕴肺而致的肺癌有明显的抑制作用。

成人常用量：石见穿：15～60g；石上柏：15～30g；蛇六谷：15～30g；干蟾皮：3～12g。

3. 脑胶质瘤常用组药：天葵子、蛇六谷、半枝莲

天葵子、蛇六谷、半枝莲均为徐振晔教授治疗脑胶质瘤的常用中药，然而又各有侧重。天葵子、蛇六谷均具有化痰解毒之功，然天葵子味甘，微苦、微辛，性寒，有小毒，归肝、脾、膀胱经，能清热解毒、消肿散结、利水通淋。具有散诸疮肿毒、攻痈疽、排脓、定痛、治瘰、消散结核之效。除化痰散结之外，还能消除肿瘤压迫或者放疗引起的颅内水肿。蛇六谷辛温，有毒，归肺、肝、脾经，功用化痰散积、行瘀消肿。《开宝本草》有言，蛇六谷主痈肿风毒，化痰消积、解毒散结、行瘀止痛，可用于痰嗽、积滞、疟疾、瘰疬、癥瘕，除有化痰散结作用外兼具消肿、散瘀之力，还可用于肺癌痰浊壅肺之咳嗽，常配合天葵子用于脑胶质瘤兼颅内水肿患者。半枝莲辛苦、寒，归肺、肝、肾经，有凉血解毒、散瘀止痛、消肿和清热利湿之功效，半枝莲可用于各种肿瘤，具有凉血散瘀止痛作用，脑胶质瘤头痛患者尤其适用。

成人常用量：天葵子：15～30g；蛇六谷：15～30g；半枝莲：15～30g。

4. 乳癌常用组药：石见穿、蛇六谷、白花蛇舌草

乳腺癌的发生与情志的关系甚密，情志不畅而肝气郁结，脾失健运则痰湿内生，气滞痰凝，经络痞涩，致成本病。徐振晔教授常用石见穿、蛇六谷、白花蛇舌草防治乳腺癌。石见穿辛、苦，性微寒，归肝、脾经，有活血化瘀、清热利湿、散结消肿的功效，走肝经，利湿专散肝经之痰核，化瘀则消久停之瘀块。蛇六谷辛、温，有毒，归肺、肝、脾经，化痰力专，入肝经，化经络之顽痰。白花蛇舌草苦、甘，性寒、无毒，归心、肝、脾、大肠经，具有清热解毒、利湿之效，配合使用涤荡肝经之热毒，清利气滞停留之水饮，三药合用入肝经通络、活血、化痰、解毒之效共奏散结之功。

成人常用量：石见穿：15～60g；蛇六谷：15～30g；白花蛇舌草：15～60g。

5. 鼻咽癌常用组药：石上柏、蛇莓、山豆根

徐振晔教授临床常用石上柏、蛇莓、山豆根防治鼻咽癌。石上柏甘、微苦，具有清热解毒、祛风除湿的功效；蛇莓甘、酸，寒，有小毒，归肺、肝、大肠经，具有清热解毒、散瘀消肿之效；山豆根苦，寒，归肺、胃经，具有清热解毒、利咽消肿之功。三药合用解毒、消肿、散瘀，共奏抗癌之效。

成人常用量：石上柏:15～60g；蛇莓:15～50g；白花蛇舌草:15～60g。

6. 癌性胸水常用组药：生白术、茯苓、川椒目、葶苈子、桂枝、猫人参、龙葵

癌性胸水发病由各种病因而致邪流胸胁，阻滞三焦，水气化不利，发为胸水。生白术味苦而甘，既能燥湿实脾，复能缓脾生津，五脏各有阴阳，白术专补脾阳，故曰补气，生白术则利水渗湿力更胜，阳气得升，湿邪得散则水饮自去也。茯苓专入脾胃，兼入肺肝，渗脾肺之湿，下伐肝肾之邪，其气得升则清肺化源；椒目

苦、辛，专行水道，不行谷道，能治水蛊，除胀定喘。葶苈子为手太阴经正药，专泻肺气，肺如水源，故能泻肺即能泻水。《本草经百种录》有云凡积聚寒热从水气来者，此药主之。桂枝能入肺而利气，入膀胱化气而利水，且能横行于臂，调和营卫，利用桂枝温通散结，载药物直达病所，散结利水。猫人参、龙葵清热解毒、利水消肿。共奏泻肺健脾、解毒利水之功。

成人常用量：生白术：15～60g；茯苓：15～30g；川椒目：9～15g；葶苈子：9～30g；桂枝：6～15g；猫人参：15～30g；龙葵15～30g。

（龚亚斌、赵晓珍）

四、活血化瘀中药在肿瘤治疗中的应用经验

近年来许多医家治疗恶性肿瘤的主要治法有扶正祛邪、以毒攻毒、清热解毒和活血化瘀，后者是受质疑和争议最多的治法。活血化瘀法的应用是基于血瘀证的辨证而论治的，即临床中，部分肿瘤患者会出现唇舌青紫、疼痛、出血等血瘀之象，司外揣内，机体存在血瘀的病机，辨证论治，理应加用活血化瘀药物治疗。现代研究显示，活血化瘀药物具有扩张外周血管、促进血管新生、调节血管内皮细胞通透性等作用，随着"肿瘤生长依赖于血管生成"学说的提出，以及抗血管生成药物的应用，活血化瘀药在肿瘤中的应用受到质疑，同时不少体内外实验研究发现，某些活血化瘀中药（单味药或有效成分）具有促进肿瘤侵袭转移的作用，这让活血化瘀法在治疗恶性肿瘤的应用中备受争议。尽管如此，仍有不少医家坚持用活血化瘀法治疗恶性肿瘤，如主张复方配伍应用活血化瘀中药的张培彤教授和邱佳信教授等。徐教授多年来在恶性肿瘤的临床治疗中

也坚持合理运用活血化瘀中药。

1. 血瘀证与肿瘤

（1）血瘀证与肿瘤的形成

在中医古代文献中，肿瘤可归属于"癥瘕""积聚""石瘕""岩""石疽"等范畴，如《诸病源候论》详细描述道："……状如痤疖，硬如石，故谓之石疽也。"从病因分析，肿瘤的形成是多种因素的综合结果，如《灵枢·百病此生》曰；"若内伤于忧怒则气上逆，气上逆则主输不通，温气不行，凝血蕴裹而不散，津液涩渗，着而不去，而积皆成矣。"但古代不少医家发现血瘀在肿瘤的发生中起着重要的作用，如后世唐容川在《血证论》中明确提出"血瘀"是"癥瘕"形成的基础："瘀血在经络脏腑之间，则结为癥瘕，瘕者或聚或散，气为血滞，则聚而成形。"王清任在《医林改错》中也指出："气无形不能结块，结块者，必有形之血也。"同时"盖积之为义，日积月累，匪朝伊夕"，表明血瘀日久导致气滞、痰阻或津凝等，气血痰互结，积久蕴毒而导致癌肿形成。由此可见，古人已认识到血瘀是肿瘤形成的关键因素之一。

现代临床研究显示，血瘀体质的人有癌变的倾向，且相当一部恶性肿瘤患者存在血瘀。中医理论认为，血瘀既是病因也是疾病发生发展的一个病理产物。现代医学通过血液流变学的相关检测，从微观角度分析发现，大部分肿瘤患者存在不同程度的"高凝"状态，主要表现在凝血功能的增强和纤溶系统功能的降低，并且随着病情的加重，高凝状态也越明显。血液凝固性增加导致出现血栓的概率增大，统计显示，恶性肿瘤患者血栓发生率为 10%～30%，发生静脉血栓栓塞的风险是普通人群的 6 倍。临床研究还显示，大部分肿瘤患者有甲襞微循环障碍，表现为甲襞祥顶的动静脉比例失调、血流速度减慢、红细胞异常聚集；且超过 80% 的恶性肿瘤患者的微循环中有白色微血栓，且数量与病情严重程度正相关。传统中医的络脉（孙络）与循环系统中最小的结构和功能单位——微循环具有相似性，而"久病入络，瘀阻络脉"正体现了肿瘤患者多会出现微循环障碍的病理变化。由此可见，血液的"高凝"状态和外周微循环障碍均提示血瘀在恶性肿瘤的发生和发展中起着重要作用。

（2）血瘀证与肿瘤的侵袭转移

血瘀证不仅参与了肿瘤的形成，在肿瘤侵袭和转移中也起着关键性作用。在肿瘤局部微环境中，尽管肿瘤内血管增生明显，但由于这些血管结构紊乱，形态迂曲，微血管分布不均，且管壁扩张有裂隙、基膜厚薄不均甚至有缺如、周细胞覆盖少等，导致肿瘤细胞更容易渗漏进入血液循环而发生转移。同时，由于这些无效血管使局部肿瘤组织缺血缺氧，形成一个低氧、酸性的淤滞微环境，这一环境可以促进肿瘤细胞的免疫逃逸以及肿瘤细胞的增殖和转移；此外，增殖的肿瘤细胞也会挤压血管而发生血瘀，进一步促进了肿瘤细胞的渗出。由此可见，在肿瘤局部淤滞微环境促进了肿瘤细胞进入血液循环而发生血行转移。在外周血循环中，肿瘤患者会有不同程度的"高黏"状态，主要表现为全血黏度增加、血液流动性降低。结合前文所提到的"高凝"状态，血液流变学的变化促进了肿瘤细胞向组织侵袭和转移：血液黏滞，流速减慢，血小板活化聚集在肿瘤细胞细胞表面形成包被体，使肿瘤细胞在其掩护下逃脱免疫监视；同时与血小板结合聚集后易形成癌栓，在减少血流引起的机械损伤的同时，有利于肿瘤细胞从血管轴心向血管壁迁移迁移，进而粘附于血管壁，然后通过阿米巴样运动穿过血管内皮而转移到其他组织。张培彤等在探索肿瘤临床"血瘀证"本质的研究中发现，与早期肿瘤患者相比，中晚期肿瘤患者血小板粘附分子表达和释放增加，血小板广泛激活，导致血液呈现高凝、高黏状态并促进肿瘤细胞的转移，提示在肿瘤患者血液流变学变化所体现的血瘀状态随着病情的进展而加重。

由此可见，在大部分肿瘤患者中，血瘀证贯穿于肿瘤的发生发展、侵袭和转移整个过程的病理状态，并且血瘀证随着病情的进展而加重。对于血瘀证的治疗，《内经》记载"血实宜决之""疏其血气、令其调达"，这是古代中医用活血化瘀法治疗血瘀的理论基础。《景岳全书》对于血瘀证提出了先行气后活血、先补血再化瘀的治疗思路，进一步丰富了活血化瘀法的理论，这些理论也指导了现代中医肿瘤的治疗。

2. 活血化瘀中药治疗恶性肿瘤的作用

古代医家对于活血化瘀药物的记载颇为丰富，《本草纲目》中瘀血药专篇共收集活血化瘀药 150 种，如水蛭"治恶血、瘀血、月闭，破血积聚"，提示水蛭可用于"积聚"的治疗，且现代研究也揭示了水蛭抗肿瘤的分子机制。此外，《金匮要略》中对瘀血证创立了桃核承气汤、大黄牡丹汤、大黄䗪虫丸、黄芪桂枝五物汤、鳖甲煎丸等一直沿用至今的活血化瘀名方，其中大黄䗪虫丸也用于肝癌等腹部肿块疾病。目前临床中治疗肿瘤患者常用的活血化瘀药物有丹参、桃仁、当归、川芎、赤芍、丹皮、延胡索、三七、三棱、莪术、炙蜈蚣、地鳖虫、水蛭、穿山甲、五灵脂、红花、凌霄花、皂角刺等。

现代药理研究表明，活血化瘀中药通过抗凝、促纤溶、减少全血黏度、抑制血小板活性和改善微循环障碍等途径，发挥缓解血液的"高凝高黏"状态，抑制肿瘤细胞的转移和缓解疼痛等临床症状的作用。例如具有抗肿瘤作用的虫类活血药物蜈蚣、土鳖虫和地龙中均含有大量的纤溶活性物质，有显著的抗凝作用；炙蜈蚣在骨癌痛的治疗中疗效显著。此外，活血化瘀中药还能通过抑制肿瘤细胞的增殖、促进其凋亡、抑制血管生成、促进肿瘤血管正常化、提高免疫力等途径，发挥抗癌、预防复发转移、增效减毒以及提高患者体力状况的作用。如体外研究发现不同浓度（143mg/kg 和 71.5mg/

kg）的川芎嗪含药血清均能显著抑制人肝癌细胞 HepG2 增殖，可达 46% 的抑制率。此外，川芎嗪能明显下调 Colon26 肿瘤细胞免疫抑制分子的分泌，阻碍肿瘤细胞产生免疫抑制而发挥抗肿瘤效应。

对于活血化瘀中药的应用，也有学者提出了质疑。研究显示，活血化瘀药除了抑制肿瘤血管生成外，也通过提高肿瘤血管 VEGF 的表达，促进肿瘤血管生成，为肿瘤的生长提供了更丰富的血供，最终促进肿瘤的发展，因此他们认为活血化瘀药会导致癌毒扩散，促进肿瘤转移。然而，新的研究发现，活血化瘀药具有使肿瘤血管正常化的作用：如活血化瘀药灯盏细辛可以使肿瘤血管均匀扩张，密度适度增加，减少紊乱结构等促肿瘤"良性血管生成"的作用。正如前文所述，在肿瘤微环境中，病理性血管促进了局部肿瘤细胞的免疫逃逸以及肿瘤细胞增殖和转移。而适当的活血化瘀药具有保护血管内皮，逆转内皮功能等作用，使肿瘤内血管正常化，改善肿瘤局部微环境，发挥正常的免疫监控作用，并抑制肿瘤细胞的渗出和转移。由此可见，活血化瘀药不仅可以抑制肿瘤血管生成，也能改善肿瘤内异常血管的增生，这一双重作用"异曲同工"的抑制了肿瘤的增殖和转移。

3. 活血化瘀中药治疗恶性肿瘤的临床应用

尽管活血化瘀中药对肿瘤血管具有双重作用，但尚不能完全解释促肿瘤的现象。随着药理学研究的发展，活血化瘀中药自身成分的复杂性逐渐被认识，因此也不能排除其中某些成分有潜在促肿瘤的作用，不少学者也认为活血化瘀药具有抗肿瘤和促肿瘤的双重作用。活血化瘀中药在治疗肿瘤时，由于运用的时间窗不同、针对的肿瘤病种或病理类型不同、选用的药物及剂量不同、中药配伍方法不同等诸多因素，导致其对肿瘤或许不仅仅是单纯的抑制或促进作用，而是最终的综合作用——体现为对肿瘤的正效应或负效应。尽管可能存在促肿瘤的作用，但如果遵循中医辨证论治和整体观的基本理论，合理选用活血化瘀药，仍然可以取得抗肿瘤的综合效应，且大量的基础和临床研究结果也支持了这一点。因此，活血化瘀是治疗恶性肿瘤的有效方法，但如何合理的运用活血化瘀中药治疗恶性肿瘤还需临床医师谨慎把握。

徐教授从事中医临床肿瘤的诊疗几十载，对于活血化瘀药在恶性肿瘤防治中的应用积累了丰富的临床经验。介绍如下：

（1）活血化瘀中药的用法

徐教授认为肿瘤患者除了血瘀证外，还有复杂的正虚邪实的基本病机，如气血亏虚，或精气亏虚，或热毒内结，或痰凝气滞等，因此必须准确全面地辨证后，联合扶正抗癌的基础方药，不可见瘀就一味地活血化瘀或者单用活血化瘀中药治疗。徐教授在临床中发现，肿瘤患者多有癌因性疲乏，表现以气虚为主，故对于兼有血瘀者，徐教授多采用行气药——黄芪和活血药配伍应用，且黄芪多用量较大（30～60g）。实验研究也显示了活血药与行气药联合的良好疗效，如于明薇等选用丹参、苏木、水蛭3种不同类型的活血药与黄芪配伍治疗Lewis肺癌小鼠，发现3种活血药配伍益气药后均能增强活血药抑瘤和抗转移的作用。

（2）活血化瘀中药的用量

研究表明，过多运用活血化瘀中药可能会引起微血管内皮损伤，同时也会削弱血小板对血管内皮的营养作用，导致血管的完整性被破坏，从而使肿瘤细胞更加容易转移。而且实验研究发现，大剂量的活血化瘀药可能具有促进肿瘤的作用。徐教授认为活血化瘀中药不宜过量使用，如对于部分正在服用抗凝药物如阿司匹林等的患者，应酌情减少活血药物的应用；对于有血小板减少症，或者有出血倾向的患者，如肺癌咯血、消化道肿瘤吐血或者便血的患者，尽量避免使用活血化瘀药物，或者酌情选用止血活血药物。徐教授在对恶性肿瘤的治疗中，活血化瘀药在全方中所占比例较小，且多为常规剂量。

（3）活血化瘀中药的选择

肿瘤治疗中常用的活血化瘀中药可以分为养血活血药：当归、丹参、鸡血藤等；活血化瘀药：桃仁、川芎、赤芍等；破血逐瘀药：三棱、莪术、土鳖虫等；活血止痛药：炙蜈蚣、延胡索、骨碎补等，因此可以根据肿瘤患者血瘀证的严重程度选用不同类型的活血中药。此外，徐教授还比较注重参考所选药物的现代药理学研究结果，例如中药莪术具有破血行气止痛的作用，现代药理研究发现莪术中含有抗癌活性成分榄香烯，而目前临床中从郁金中提取的榄香烯（注射液）广泛用于治疗肺癌、肝癌、乳腺癌、胃癌、卵巢癌、癌性胸腹水等，徐教授将莪术运用于肝癌、卵巢癌以及脑肿瘤治疗中取得较好的疗效。但药物的选择也不可以完全参考单味活血化瘀中药或者中药单体的实验研究结果，毕竟这种研究模式与临床实践中的配伍应用不相符。此外徐教授在选择运用合适的活血化瘀中药时，还会考虑患者的机体免疫力状况，对于体虚明显、抵抗力较差，或者贫血兼有血瘀的肿瘤患者，将益气养血活血药作为首选，实验研究也证实免疫力正常有助于活血化瘀药发挥抑制肿瘤转移的作用。

（4）活血化瘀中药的运用时机

研究显示，手术以及放、化疗可以加重肿瘤患者普遍存在的血瘀证状况。徐教授认为这些常规治疗手段使患者处于邪去正虚或邪微正虚的状态，此时患者体内仍可能存在着极少量的肿瘤细胞，机体免疫力也较弱，故此时予以扶正化瘀的方法治疗，采用益气养阴活血的药物较适当。对于介入治疗后的患者，徐教授不主张立即运用活血药物，避免活血药物使局部介入治疗的癌肿组织中药物的扩散，降低疗效。对于病情稳定的肿瘤患者，在辨证的基础上予以相应的活血化瘀治疗，预防复发转移。对于疾病进展或者姑息治疗的患者，处于正虚邪胜或邪胜正衰的状态，此时需要充分结合患者的一般状况，准确辨证后，酌情加减活血化瘀药物。

（5）活血化瘀中药的病症结合运用

徐教授在长期的临床用药中发现，针对血瘀证肿瘤的患者，桃仁对兼便秘症状的肺癌、肠癌、卵巢癌疗效较好。对于有心慌胸闷症状，或有心血管疾病的肺癌、肝癌患者，丹参为首选。莪术活血破瘀，对于肝癌、脑肿瘤以及妇科癌症疗效较好。临床中对于伴有少阳和阳明头痛，或者腹泻的肿瘤患者以川芎为佳，若兼有四末麻木疼痛，川芎配桂枝为常用要对。除草药外，常用的血肉有情之品有炙蜈蚣、全蝎、地龙、地鳖虫等，其搜剔通络的作用较显著。其中炙蜈蚣对于有骨转移或脑转移疼痛的疗效较好；全蝎和地龙均对于伴有中风偏瘫、肢体麻木疼痛等肿瘤患者多选用或联合运用，而地鳖虫对于下焦肿瘤，如卵巢癌、宫颈癌等肿瘤患者疗效显著。

【验案】

彭某，女，86岁，2010年确诊为原位性肝癌 $r-T_2N_0M_0$，未进行手术切除，行 γ 刀保守治疗后开始中医药治疗。2011年3月1日初诊，患者乏力，头晕头痛，视物模糊，腰酸，烦闷燥热，夜寐欠安，舌质紫暗、边瘀斑，脉弦。辨证：肝肾亏虚，瘀毒内结。治以益气养肝补肾，化瘀解毒抗癌。方药：太子参15g，白术12g，茯苓15g，八月札15g，丹参30g，川芎15g，桃仁9g，川牛膝15g，制香附15g，半枝莲30g，岩柏30g，干蟾皮9g，白花蛇舌草30g，知母12g，黄柏6g，枸杞子15g，生地15g，熟地15g，山茱萸15g，生黄芪30g，绞股蓝24g，鸡内金12g，夜交藤30g。

患者服药半个月后，头晕头痛、腰酸等症状明显缓解，此后以上方为基础，随证加减，病情稳定。2016年9月复查肿瘤标志物、腹部 MRI 均未见异常。

2017 年 3 月 1 日复诊，患者诉左侧面颊时有抽搐，夜寐欠佳，舌质暗，脉弦。在上方的基础上加酸枣仁 18g、合欢皮 9g、柴胡 9g、白芍 24g、全蝎 3g。患者服药 1 个月后，抽搐症状显著改善。

按：肝癌是正气虚损，邪气乘袭，邪凝毒聚，日久成积所致。肝气宜舒，肝病日久必气机瘀滞，气不行血，则头晕头痛，舌质紫暗、边有瘀斑，故本方中八月札和制香附疏肝行气，川芎和川牛膝行气活血、通经止痛，桃仁和丹参活血化瘀、清心除烦。气血舒畅则能滋养五脏，并引药至病所。现代药理研究也显示，桃仁、丹参等均具有抗癌抑瘤的作用，如丹参中的指标性成分丹参酮ⅡA可以通过下调环氧化酶 2（COX-2）的表达来抑制肿瘤的血管生成，从而发挥其抗肿瘤活性。徐教授根据多年的临床经验，认为肝癌患者的临床表现多为肝郁脾虚、肝肾不足之证。本案患者正是此证型。《金匮要略》云："见肝之病，知肝传脾，当先实脾。"本方中选用四君子之意的太子参、白术和茯苓益气健脾，培补后天，使生化有源。患者癌毒未除，故选用半枝莲、岩柏、干蟾皮和白花蛇舌草，加大解毒抗癌的作用。知母和黄柏滋阴清热，枸杞子、生熟地和山茱萸补益肝肾。黄芪益气固本，研究显示，黄芪与活血药配合使用可以增强后者抑瘤和抗转移的作用。绞股蓝和夜交藤益气安神，鸡内金健胃助运。全方在活血化瘀的基础上，通过健脾补肾，先后天并补，化瘀解毒以达到舒肝养肝、解毒抗癌的功效，攻补兼施。复诊时，患者出现因气血失畅，经脉阻滞的面颊抽搐之象，故加用柴胡、白芍和全蝎柔肝止痉、活血通络。枣仁和合欢皮养心解郁安神。

（罗琴琴）

五、数据挖掘徐振晔教授治疗非小细胞肺癌病案证型特点及用药规律

（一）概述

徐振晔教授辨证精准、用药独到，为了能更好地继承发扬其辨治 NSCLC 的经验，数据库挖掘技术基于统一标准的系统全面、实时采集客观数据的即时分析和挖掘的研究方法，能适应中医个体诊疗模式临床研究的需要。它突破现有研究方法的瓶颈，使实时保存、整理和挖掘名老中医临床经验成为可能（建立数据库），同时从中揭示名老中医临床思维模式、诊疗规律和经验，优化其诊疗方案并推广应用。运用数据挖掘技术对于徐教授治疗非小细胞肺癌的医案进行总结，分析其辨证特点、证治规律及用药特色，进一步深层次挖掘徐振晔教授诊治非小细胞肺癌的方－药之间的复杂的多维的关联性，从多方面系统总结其诊治、辨证与用药经验，为研究徐教授学术经验开拓新的途径，为继承挖掘名老中医学术思想提供新思路，探索建立名老中医经验整理研究的新模式。

（二）研究对象与方法

选择 2009 ～ 2012 年徐振晔教授诊治的非小细胞肺癌患者，自患者初诊开始持续跟踪记录其至少 6 个月在徐振晔授处诊治的病程，具体录入并分析其中医辨证、诊治方法、处方用药。

运用基于复杂网络（complexnetwork）的数据挖掘技术，分析、总结徐振晔教授治疗非小细胞肺癌的证型特点及用药规律。通过对我院肿瘤科门诊及病房徐振晔教授诊治的 120 例非小细胞肺癌患者医案的数据输入汇总。

通过基于 Matlab 的复杂网络工具箱及 pajek 网络分析平台进行分析。

（1）基于上述各数据库信息，运用复杂网络技术建立徐振晔教授治疗非小细胞肺癌的处方药物配伍网络，药－证网络与方－证网络。

（2）通过对药物配伍网络的中心性研究，总结徐振晔教授治疗非小细胞肺癌的核心药物，相应的核心药对及核心药物三元组；通过对药物配伍网络的凝聚子群研究，发现徐振晔教授治疗非小细胞肺癌的小方及基本方。

（3）通过对药－证网络的中心性研究及凝聚子群研究，总结徐振晔教授治疗非小细胞肺癌的相关治则与治法规律；通过对药－证网络的结构分析，总结徐振晔教授治疗非小细胞肺癌的不同类方的关键桥接药物，从中挖掘徐振晔教授治疗非小细胞肺癌的临证加减药味的规律。

（4）通过对方－证网络的凝聚子群研究，总结徐振晔教授治疗非小细胞肺癌不同类方的内在联系与不同。

（三）结果

1. 数据库处理结果与初步分析

（1）药物出现频次、频率

本研究研究了 2009～2012 年徐振晔教授诊治的非小细胞肺癌患者 120 例。其中 I～Ⅱ期患者 32 人，Ⅲ～Ⅳ期患者 88 人。进行手术、化疗、放疗等西医治疗后行中药治疗的患者 93 人，用纯中医药治疗的患者 27 人。按照每位患者随访 6 次记录，记录完整处方 720 张，合计药物 227 味。其中使用频率 > 4% 的药物有 77 种，称为常用中药。将其中的扶正中药与祛邪中药分列如下，其使用频次和频率分布情况如表 1、表 2 所示。

表 1　常用扶正中药

药物	频率	总用药	单味药在总用药中的比例	总方数	单味药在总方数中的比例
生黄芪	661	13909	4.75%	720	91.81%
炒谷芽	549	13909	3.95%	720	76.25%
鸡内金	548	13909	3.94%	720	76.11%
炒麦芽	547	13909	3.93%	720	75.97%
白术	530	13909	3.81%	720	73.61%
茯苓	459	13909	3.30%	720	63.75%
黄精	392	13909	2.82%	720	54.44%
党参	389	13909	2.80%	720	54.03%
仙灵脾	265	13909	1.91%	720	36.81%
山茱萸	225	13909	1.62%	720	31.25%
灵芝	195	13909	1.40%	720	27.08%
女贞子	176	13909	1.27%	720	24.44%
北沙参	165	13909	1.19%	720	22.92%
麦冬	144	13909	1.04%	720	20.00%
陈皮	124	13909	0.89%	720	17.22%
川续断	121	13909	0.87%	720	16.81%
天冬	116	13909	0.83%	720	16.11%
骨碎补	60	13909	0.43%	720	8.33%
怀山药	57	13909	0.41%	720	7.92%
酸枣仁	49	13909	0.35%	720	6.81%
五味子	41	13909	0.29%	720	5.69%

续表

药物	频率	总用药	单味药在总用药中的比例	总方数	单味药在总方数中的比例
仙茅	40	13909	0.29%	720	5.56%
当归	38	13909	0.27%	720	5.28%
太子参	33	13909	0.24%	720	4.58%
制首乌	32	13909	0.23%	720	4.44%
生地	31	13909	0.22%	720	4.31%

表 2　常用祛邪中药

药物	频率	总用药	单味药在总用药中的比例	总方数	单味药在总方数中的比例
石见穿	630	13909	4.53%	720	87.50%
石上柏	531	13909	3.82%	720	73.75%
杏仁	504	13909	3.62%	720	70.00%
蛇六谷	386	13909	2.78%	720	53.61%
干蟾皮	384	13909	2.76%	720	53.2%
枇杷叶	383	13909	2.75%	720	53.19%
鱼腥草	274	13909	1.97%	720	38.06%
黄连	241	13909	1.73%	720	33.47%
芦根	238	13909	1.71%	720	33.06%
木香	236	13909	1.70%	720	32.78%
知母	199	13909	1.43%	720	27.64%
生薏苡仁	178	13909	1.28%	720	24.72%
桃仁	167	13909	1.20%	720	23.19%

药物	频率	总用药	单味药在总用药中的比例	总方数	单味药在总方数中的比例
八月札	164	13909	1.18%	720	22.78%
瓜蒌仁	163	13909	1.17%	720	22.64%
七叶一枝花	147	13909	1.06%	720	20.42%
川芎	144	13909	1.04%	720	20.00%
丹参	129	13909	0.93%	720	17.92%
黄柏	124	13909	0.89%	720	17.22%
黄芩	124	13909	0.89%	720	17.22%
白扁豆	116	13909	0.83%	720	16.11%
白花蛇舌草	92	13909	0.66%	720	12.78%
制大黄	80	13909	0.58%	720	11.11%
枳壳	79	13909	0.57%	720	10.97%
瓦楞子	66	13909	0.47%	720	9.17%
地骨皮	65	13909	0.47%	720	9.03%
山慈菇	63	13909	0.45%	720	8.75%
砂仁	63	13909	0.45%	720	8.75%
牡丹皮	62	13909	0.45%	720	8.61%
地龙	56	13909	0.40%	720	7.78%
猫人参	56	13909	0.40%	720	7.78%
柴胡	53	13909	0.38%	720	7.36%
枳实	51	13909	0.37%	720	7.08%
制半夏	50	13909	0.36%	720	6.94%

药物	频率	总用药	单味药在总用药中的比例	总方数	单味药在总方数中的比例
夏枯草	49	13909	0.35%	720	6.81%
蔻仁	48	13909	0.35%	720	6.67%
透骨草	42	13909	0.30%	720	5.83%
赤芍	41	13909	0.29%	720	5.69%
瓜蒌皮	40	13909	0.29%	720	5.28%
泽泻	38	13909	0.27%	720	5.28%
佛手	37	13909	0.27%	720	5.14%
生山楂	37	13909	0.27%	720	5.14%
半枝莲	33	13909	0.24%	720	4.58%
自然铜	32	13909	0.23%	720	4.44%
苍术	32	13909	0.23%	720	4.44%
蜂房	32	13909	0.23%	720	4.44%
参三七	31	13909	0.22%	720	4.31%
车前子	31	13909	0.22%	720	4.31%
白鲜皮	29	13909	0.21%	720	4.03%
蜈蚣	29	13909	0.21%	720	4.03%

表1中扶正类中药根据气、血、阴、阳亏虚的不同，可以分为益气类、养血类、滋阴类、补阳类之品。

表2中祛邪类中药根据邪毒、气滞、血瘀、痰凝的不同，分别予以行气活血、化痰散结、清热解毒之品。

按药物功效，将常用中药分为五类，见图1～图5。

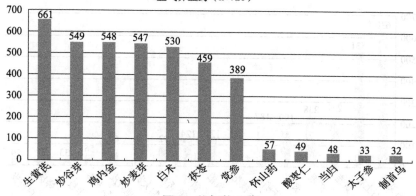

图 1　益气养血药

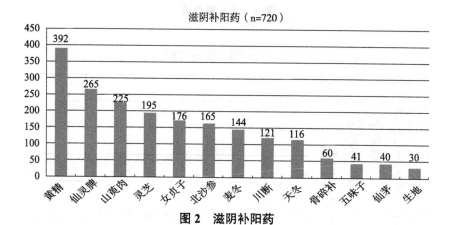

图 2　滋阴补阳药

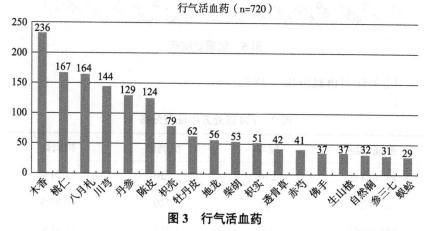

图 3　行气活血药

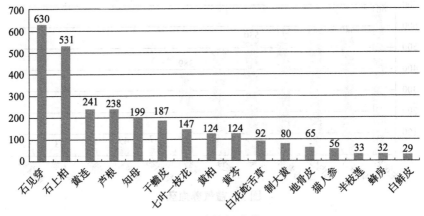

图4 清热解毒药

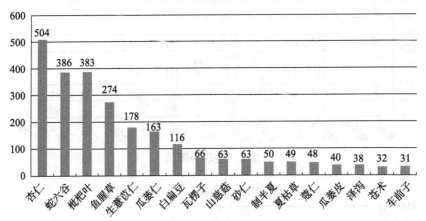

图5 化湿散结药

（2）证型出现频次、频率

表3 720张处方中证型分布

辨证分型	频率	病例数	构成比
精气两亏	296	720	41.11%
气阴两虚	151	720	20.97%
脾虚痰湿	80	720	11.11%

辨证分型	频率	病例数	构成比
肺脾气虚	74	720	10.28%
肺热痰湿	71	720	9.86%
气滞血瘀	18	720	2.50%
肝气郁结	15	720	2.08%
气血两亏	12	720	1.67%
肺肾阳虚	3	720	0.42%

表3中720张处方共涉及9个证型，按照构成比＞5%，常见证型为5个，有精气两亏、气阴两亏、脾虚痰湿、肺脾气虚、肺热痰湿。

2. 常见证型的基本方数据挖掘结果

（1）精气两亏型

①基本信息统计

共涉及药物178味，处方296张。每张处方平均用药味数19±3，最小8味，最大35味。

②网络中药物的中心度分析

对复杂网络的中心性研究有助于发现复杂网络中的重要节点，因而具有重要的应用价值。在药物配伍网络中可以发现在网络中具有重要作用的药物及核心药物。采用相对中心度指标（Relative Degree Centrality）描述在药物配伍网络中的节点，即各药味所产生的直接影响力，其数值为与药味直接相连的药味数比上理论最大连接数。设网络具有 m 个节点，即有 m 个药物，则药味 x 的中心度指标定义为

$C_d(x) = d(x)$，其中 $d(x)$ 表示与药味 x 直接相连的药味数，称为该药味的中心度，注意到具有 n 个节点的网络中节点的度不会超过 n-1，所以该药味的相对中心度定义为 $C_R(x) = \dfrac{C_d(x)}{n-1}$

经计算，排名前三十位的药物如下表（表4）：

表4 精气两亏型核心药物相关性分析

药名	相对中心度
生黄芪	1
石见穿	0.988701
白术	0.983051
鸡内金	0.949153
黄精	0.932203
石上柏	0.915254
茯苓	0.915254
炒谷芽	0.892655
炒麦芽	0.892655
仙灵脾	0.887006
杏仁	0.887006
党参	0.875706
蛇六谷	0.858757
枇杷叶	0.830508
干蟾皮	0.821347
女贞子	0.819209
灵芝	0.79096
八月札	0.734463
芦根	0.734463
山茱萸	0.728814
黄连	0.717514
川芎	0.700565
鱼腥草	0.694915

药名	相对中心度
木香	0.672316
七叶一枝花	0.666667
丹参	0.649718
知母	0.615819
川续断	0.60452
瓜蒌仁	0.59322
生薏苡仁	0.59322

表 4 中以生黄芪的中心度 1，与其他药物相关度分析，相关中心度越接近，表示药物之间关系度越大，说明生黄芪与石见穿、白术、鸡内金、黄精等药物关系较密切。通过相关中心度可以发现在精气两亏型中，徐振晔教授以益气养精、解毒散结法为治法，相关用药以黄芪、白术、茯苓、石见穿、石上柏、蛇六谷、鸡内金、黄精、仙灵脾、炒谷芽、炒麦芽、杏仁、枇杷叶等为主。

③小方及基本方的发现

采用基于极大团发现的 BK 算法进行凝聚子群研究。极大团分析的基本思想是要找寻这些子群体，即同一个子群体（包含 m 个成员）中的任一成员都与其他 m-1 个成员相配伍，同时群体内关系到群体外关系的比例达到最大。为了对发现到的基本方的可信度进行评估，在此本文定义基本方置信度（confidence based on whole network，CBWN）及其 α 水平下的支持度（support based on α confidence，SBC_α），设整个数据集中有处方 X_1，X_2……X_n 个，涉及药物共 m 个，则基本方（basic formula，BF）的置信度 CBWN：

$$CBWN = \frac{\sum_{i=1}^{n} number(BF \cap X_i) / number(BF)}{n}$$

则其 α 置信度水平下的支持度 SBCα：

$$SBC_{\alpha} = \frac{number[number(BF \cap X_i) / number(BF) \geq \alpha]}{n}$$

可见，CBWN 与 SBCα 均在 0～1 之间，数值越大则基本方的可信度越高，CBWN 反映的是基本方在所有药物基础上的可信度，如 CBWN 的值为 0.8，则该基本方中平均有 80% 的药物参与组成数据集中的每张处方；单由 CBWN 还不足以发现有效的基本方，因为可能存在这样一些基本方，它们整体的平均置信度水平并不高，但是在局部却拥有较高的支持度，这些方很可能代表着不同的治疗原则，因此本文又定义 SBCα 来反映基本方在 α 置信度水平上的支持度，如某基本方的 SBC0.7=0.25，则表示在数据集中有 25% 的处方由该基本方 70% 以上的药物组成。然而，在基本方的发现中仍然有两个关键的参数需要确定，那就是药物使用的支持度（support）与基本方的含药数，支持度较高发现的基本方数目及其含药数均会减少，而较低的支持度有利于发现含药数较多的基本方，为此本文根据处方的平均含药数及药物的平均支持度，本文取 α=0.8，并在支持度 0.1～0.4 下，运用 BK 算法对数据集进行分析，并筛选含药数至少为 8～12 的基本方，结果发现基本方的 support 对 CBWN 与 SBC0.8 值有显著影响（$P < 0.01$）。选定 support 为 0.25，最小含药数为 8，进行 BK 算法分析，结果发现 5 个小方如下（表 5）：

表 5　精气两亏型小方

编号	组成
1	党参、杏仁、生黄芪、白术、石上柏、石见穿、芦根、茯苓、黄精
2	仙灵脾、党参、杏仁、枇杷叶、炒谷芽、炒麦芽、生黄芪、白术、石上柏、石见穿、茯苓、鸡内金、黄精
3	党参、杏仁、枇杷叶、炒谷芽、炒麦芽、生黄芪、白术、石上柏、石见穿、茯苓、蛇六谷、干蟾皮、鸡内金、黄精

编号	组成
4	党参、灵芝、炒谷芽、炒麦芽、生黄芪、白术、石上柏、石见穿、茯苓、鸡内金、黄精
5	仙灵脾、山茱萸、杏仁、炒谷芽、生黄芪、白术、石见穿、鸡内金、黄精

综合表 5 中 5 个小方，可以分析出徐振晔教授在针对精气两亏型的基本方，用药包括：党参、白术、茯苓、杏仁、枇杷叶、芦根、生黄芪、黄精、仙灵脾、山茱萸、灵芝、石上柏、石见穿、蛇六谷、干蟾皮、鸡内金、炒谷芽、炒麦芽。

（2）气阴两虚型

①基本信息统计

共涉及药物 129 味，处方 151 张。每张处方平均用药味数 20±2，最小 15 味，最大 28 味。

②网络中药物的中心度分析

经计算，排名前三十位的药物如表（表 6）。

表 6　气阴两虚型核心药物相关性分析

药名	中心度
石上柏	0.96875
北沙参	0.953125
生黄芪	0.953125
石见穿	0.945313
麦冬	0.945313
杏仁	0.890625
炒谷芽	0.890625
炒麦芽	0.890625

药名	中心度
鸡内金	0.882813
天冬	0.828125
鱼腥草	0.789063
枇杷叶	0.78125
蛇六谷	0.78125
干蟾皮	0.776875
知母	0.773438
黄柏	0.71875
黄连	0.703125
白术	0.679688
木香	0.671875
芦根	0.671875
茯苓	0.671875
黄精	0.664063
八月札	0.65625
丹参	0.625
党参	0.625
山茱萸	0.625
五味子	0.59375
女贞子	0.59375
仙灵脾	0.5625
灵芝	0.546875

表 6 中通过相关中心度可以发现在气阴两虚型中，徐振晔教授以益气养阴、解毒散结法为治法，其中北沙参、麦冬、天冬、石上柏、杏仁、炒谷芽、炒麦芽、鸡内金等药物相关性较高。

③小方及基本方的发现

取 α=0.8，并在支持度 0.1 ～ 0.4 下，运用 BK 算法对数据集进行分析，并筛选含药数至少为 8 ～ 12 的小方，结果发现小方的 support 对 CBWN 与 $SBC_{0.8}$ 值有显著影响（$P < 0.01$）。选定 support 为 0.35，最小含药数为 8，进行 BK 算法分析，结果发现 4 个小方如下（表 7）：

表 7 气阴两虚型基本方

编号	组成
1	北沙参、天冬、杏仁、枇杷叶、炒谷芽、炒麦芽、生黄芪、石上柏、石见穿、蛇六谷、鸡内金、麦冬、五味子
2	北沙参、天冬、杏仁、枇杷叶、炒谷芽、炒麦芽、生黄芪、石上柏、石见穿、鱼腥草、鸡内金、麦冬、玄参
3	北沙参、天冬、杏仁、枇杷叶、生黄芪、石上柏、石见穿、芦根、鸡内金、麦冬
4	北沙参、天冬、杏仁、枇杷叶、生黄芪、石上柏、石见穿、鸡内金、麦冬、黄精

综合表 7 中 4 个小方，可以分析出徐振晔教授在治疗气阴两虚型的基本方，用药包括：北沙参、天冬、麦冬、五味子、玄参、杏仁、芦根、枇杷叶、生黄芪、黄精、蛇六谷、干蟾皮、石上柏、石见穿、鸡内金、炒谷芽、炒麦芽等。

（3）脾虚痰湿型

①基本信息统计

共涉及药物 125 味，处方 80 张。每张处方平均用药味数 19±2，最小 15 味，最大 27 味。

②网络中药物的中心度分析（表8）

表8 脾虚痰湿型核心药物相关性分析

药名	中心度
鸡内金	0.967742
生黄芪	0.887097
茯苓	0.887097
白术	0.879032
杏仁	0.870968
炒谷芽	0.870968
炒麦芽	0.870968
石上柏	0.854839
石见穿	0.854839
党参	0.790323
鱼腥草	0.741935
枇杷叶	0.733871
生薏苡仁	0.693548
陈皮	0.685484
黄连	0.685484
白花蛇舌草	0.669355
制半夏	0.653226
蛇六谷	0.645161
干蟾皮	0.621781
仙灵脾	0.612903
木香	0.556452
川芎	0.532258
苍术	0.483871

药名	中心度
丹参	0.459677
猫人参	0.459677
黄芩	0.459677
八月札	0.419355
龙葵	0.41129
夏枯草	0.395161
葶苈子	0.395161
旋覆花	0.387097

表 8 中通过相关中心度可以发现在脾虚痰湿型中，徐振晔教授以健脾化湿、宣肺止咳为治法，其中党参、杏仁、枇杷叶、鱼腥草、生薏苡仁、白术、茯苓、生黄芪、陈皮、鸡内金、炒谷芽、炒麦芽等药物相关性较高。

（3）小方及基本方的发现

取 $\alpha=0.8$，并在支持度 0.1 ～ 0.4 下，运用 BK 算法对数据集进行分析，并筛选含药数至少为 8 ～ 12 的小方，结果发现小方的 support 对 CBWN 与 $SBC_{0.8}$ 值有显著影响（$P < 0.01$）。选定 support 为 0.30，最小含药数为 8，进行 BK 算法分析，结果发现 5 个小方如下（表 9）：

表 9 脾虚痰湿型小方

编号	组成
1	党参、杏仁、炒谷芽、炒麦芽、生薏苡仁、生黄芪、白术、石上柏、石见穿、茯苓、鸡内金
2	党参、杏仁、枇杷叶、炒谷芽、炒麦芽、生黄芪、白术、石上柏、石见穿、茯苓、鱼腥草、鸡内金

下篇 治癌用药经验

编号	组成
3	党参、杏仁、炒谷芽、炒麦芽、生黄芪、白术、石上柏、石见穿、茯苓、蛇六谷、鸡内金、生薏苡仁、苍术
4	党参、炒谷芽、炒麦芽、生黄芪、白术、石上柏、石见穿、茯苓、鸡内金、黄连
5	党参、炒谷芽、炒麦芽、生黄芪、白术、茯苓、陈皮、鸡内金、黄连

综合表9中5个小方，可以分析出徐振晔教授在治疗脾虚痰湿型的基本方，用药包括：党参、白术、苍术、茯苓、陈皮、生薏苡仁、枇杷叶、杏仁、芦根、石见穿、石上柏、蛇六谷、干蟾皮、鸡内金等。

（4）肺脾气虚型

①基本信息统计

共涉及药物123味，处方74张。每张处方平均用药味数20±2，最小16味，最大25味。

②网络中药物的中心度分析

经计算，排名前三十位的药物如表（表10）。

表10 肺脾气虚型核心药物相关性分析

药名	中心度
生黄芪	0.983607
茯苓	0.983607
炒谷芽	0.95082
炒麦芽	0.95082
鸡内金	0.95082
石见穿	0.942623

药名	中心度
杏仁	0.934426
白术	0.92623
石上柏	0.918033
党参	0.909836
枇杷叶	0.827869
黄连	0.770492
蛇六谷	0.762295
鱼腥草	0.754098
木香	0.737705
生薏苡仁	0.696721
芦根	0.680328
桃仁	0.663934
八月札	0.557377
瓜蒌仁	0.557377
知母	0.516393
黄芩	0.508197
川断	0.491803
瓦楞子	0.491803
仙灵脾	0.483607
白花蛇舌草	0.459016
干蟾皮	0.450881
制大黄	0.450822
陈皮	0.45082
七叶一枝花	0.434426
白扁豆	0.42623

表 10 中通过相关中心度可以发现，在肺脾气虚型中徐振晔教授以益气健脾、宣肺止咳为治法，其中生黄芪、茯苓、白术、党参、杏仁、枇杷叶、炒谷芽、炒麦芽、鸡内金等药物相关性较高。

③小方及基本方的发现

取 $\alpha=0.8$，并在支持度 $0.1 \sim 0.4$ 下，运用 BK 算法对数据集进行分析，并筛选含药数至少为 $8 \sim 12$ 的小方，结果发现小方的 support 对 CBWN 与 $SBC_{0.8}$ 值有显著影响（$P < 0.01$）。选定 support 为 0.35，最小含药数为 8，进行 BK 算法分析，结果发现 5 个小方如下（表 11）：

表 11　肺脾气虚型小方

编号	组成
1	党参、杏仁、桃仁、炒谷芽、炒麦芽、生黄芪、石上柏、石见穿、茯苓
2	党参、杏仁、炒谷芽、炒麦芽、生黄芪、白术、石上柏、石见穿、茯苓、鱼腥草、白扁豆
3	党参、木香、杏仁、枇杷叶、炒谷芽、炒麦芽、生黄芪、白术、石上柏、石见穿、茯苓、蛇六谷、干蟾皮、鸡内金、黄连
4	党参、杏仁、枇杷叶、炒谷芽、炒麦芽、生黄芪、白术、石上柏、石见穿、芦根、茯苓、鸡内金
5	党参、杏仁、炒谷芽、炒麦芽、生薏苡仁、生黄芪、白术、石上柏、石见穿、茯苓、鸡内金、黄连

综合表 11 中 4 个小方，可以分析出徐振晔教授在治疗肺脾气虚型的基本方，用药包括：党参、白术、茯苓、杏仁、枇杷叶、生黄芪、石见穿、石上柏、蛇六谷、干蟾皮、木香、生薏苡仁、白扁豆、鸡内金、炒谷芽、炒麦芽等。

（5）肺热痰湿型

①基本信息统计

共涉及药物135味，处方71张。每张处方平均用药味数19±3，最小13味，最大35味。

②网络中药物的中心度分析

经计算，排名前三十位的药物如表（表12）。

表12　肺热痰湿型核心药物相关性分析

药名	中心度
杏仁	0.977612
炒谷芽	0.940299
炒麦芽	0.940299
枇杷叶	0.925373
鱼腥草	0.91791
鸡内金	0.880597
茯苓	0.865672
白术	0.828358
生黄芪	0.820896
黄芩	0.768657
党参	0.738806
野荞麦根	0.737721
陈皮	0.731343
白花蛇舌草	0.723881
石见穿	0.69403
生薏苡仁	0.679104
石上柏	0.679104

续表

药名	中心度
芦根	0.656716
炙麻黄	0.655224
桑白皮	0.647761
黄连	0.58209
瓜蒌仁	0.574627
黄精	0.559701
木香	0.552239
蛇六谷	0.552239
桃仁	0.537313
蒲公英	0.537313
制半夏	0.5
夏枯草	0.462687
川芎	0.432836
枳壳	0.432836

表 12 中通过相关中心度可以发现，在肺热痰湿型中徐振晔教授以宣肺化痰、清热解毒为治法，其中生杏仁、枇杷叶、黄芩、鱼腥草、白术、茯苓、炙麻黄、桑白皮、野荞麦根、鸡内金、炒谷芽、炒麦芽等药物相关性较高。

③小方及基本方的发现

取 α=0.8，并在支持度 0.1 ～ 0.4 下，运用 BK 算法对数据集进行分析，并筛选含药数至少为 8 ～ 12 的小方，结果发现小方的 support 对 CBWN 与 $SBC_{0.8}$ 值有显著影响（$P < 0.01$）。选定 support 为 0.25，最小含药数为 8，进行 BK 算法分析，结果发现 8 个小方如下（表 13）：

表 13　肺热痰湿型小方

编号	组成
1	党参、杏仁、枇杷叶、炙麻黄、炒谷芽、炒麦芽、生黄芪、白术、石上柏、石见穿、茯苓、鱼腥草
2	杏仁、枇杷叶、炒谷芽、炒麦芽、芦根、白花蛇舌草、鱼腥草、炙麻黄、桑白皮、鸡内金、黄芩
3	杏仁、枇杷叶、炒谷芽、炒麦芽、瓜蒌仁、茯苓、陈皮、鱼腥草、鸡内金、生薏苡仁
4	党参、杏仁、枇杷叶、炒谷芽、炒麦芽、生黄芪、白术、茯苓、野荞麦根、鱼腥草、鸡内金
5	杏仁、枇杷叶、炒谷芽、炒麦芽、生黄芪、白术、茯苓、野荞麦根、鱼腥草、鸡内金、黄芩
6	杏仁、枇杷叶、炒谷芽、炒麦芽、白术、茯苓、白花蛇舌草、炙麻黄、桑白皮、鱼腥草、鸡内金、黄芩
7	杏仁、枇杷叶、炒谷芽、炒麦芽、茯苓、白花蛇舌草、陈皮、鱼腥草、鸡内金、黄芩
8	杏仁、炒谷芽、炒麦芽、茯苓、蒲公英、白花蛇舌草、陈皮、鱼腥草、鸡内金、黄芩、桑白皮

综合表 13 中 8 个小方，可以分析出徐振晔教授在治疗肺热痰湿型的基本方，用药包括：党参、白术、茯苓、炙麻黄、杏仁、枇杷叶、鱼腥草、芦根、黄芩、白花蛇舌草、蒲公英、桑白皮、野荞麦根、陈皮、生薏苡仁等。

3. 各类证型用药配伍网络分析

由于中医肿瘤方剂的复杂网络的相关数据不独立，并且其分布特征也未知，所以在进行复杂网络的相关性研究时不能采用传统的统计方法，本课题组结合肿瘤方剂数据的特征拟采用以随机置换检验（random permutation test，RPT）为基础的 QAP（Quadratic

Assignment Procedure）技术来对药物配伍网络进行相关性研究。

表 14　由 PRT–QAP 方法得到的各证型
用药配伍网络的相关系数及其显著性检验结果如下：

证型	精气两亏	气阴两虚	肺脾气虚	肺热痰湿	脾虚痰湿
精气两亏	1	0.705173*	0.814444*	0.633214*	0.774982*
气阴两虚	0.705173*	1	0.643205*	0.514653*	0.606694*
肺脾气虚	0.814444*	0.643205*	1	0.70858*	0.888024*
肺热痰湿	0.633214*	0.514653*	0.70858*	1	0.749244*
脾虚痰湿	0.774982*	0.606694*	0.888024*	0.749244*	1

注：* 显著性检验 $P < 0.01$。

表 14 中可见各证型用药均呈现显著的相关性（$P<0.01$），其中肺脾气虚与脾虚痰湿的用药相关系数最高，说明此两证型用药配伍显示较高的相似性。

4. 各证型强相关联的药物分析

采用复杂系统网络方法进行分析（基于 RPT 的互信息关联法），由于互信息不能区分正负关联，因此采用正关联指数 Z：

$$Z = \frac{number(BF_1 \bigcap E_1)}{number(BF_1) * number(E_1) / \sum [number(BF_1), number(BF_0), number(E_1), number(E_0)]}$$

通过 RPT 方法，可以得到互信息意义下的药证显著相关的组合，但是由于互信息无法区分正相关与负相关，因此本文定义正关联指数 Z，由此定义正相关度量函数

$$\Re(X_i, X_j) = \begin{cases} 1 & \text{sig}[I(X_i, X_j)] < \alpha \text{ 且 } Z > 1, \\ 0 & \text{其他} \end{cases}$$

其中 $\text{sig}[I(X_i, X_j)]$ 是互信息 I 通过 RPT 方法得到的显著值，α 是 RPT 检验水平（通常取 0.05），Z 是正关联指数，仅当互信息的显著性 $P \leq 0.05$ 且正关联指数 > 1 时，药物与相应证型显示显著的正

相关性，即该药物显著的用于该证型。互信息对变量的分布类型没有任何特殊要求，而且它不仅能描述变量间的线性相关关系，也能描述变量间的非线性相关关系，基于互信息的关联法可以有效降低频次对关联的影响，能够发现使用频次少但显著关联于证型的药物。经计算与 9 个证型具有显著性正关联（$P < 0.05$）的药物如下（表 15）：

表 15　证型与正关联药物

证型	正关联药物
气滞血瘀型	当归、红花、地龙、桃仁、绿萼梅、枳实、佛手、八月札、瓜蒌仁、地鳖虫、川牛膝、代赭石、海藻、忍冬藤、威灵仙、补骨脂、水蛭、制大黄、车前子、骨碎补、降香、丹参、川芎、益母草、制香附、柴胡
气血两亏型	白芍、当归、阿胶、熟地、制首乌、火麻仁、旱莲草、女贞子、川牛膝、升麻、太子参、灵芝、仙灵脾、七叶一枝花、花生衣、鸡内金、赤芍
气阴两虚型	北沙参、南沙参、天冬、麦冬、五味子、石斛、山茱萸、女贞子、黄精、生地、枸杞、菟丝子、灵芝、生黄芪、太子参、知母、黄柏、牡丹皮、地骨皮、银柴胡、葛根、碧桃干、炙甘草、淮小麦、芦根、蚕蛹
精气两亏型	生黄芪、黄精、灵芝、熟地、杜仲、仙灵脾、女贞子、山茱萸、党参、白术、茯苓、补骨脂、紫石英、川续断、怀山药、白扁豆、灵磁石、蜈蚣、骨碎补、自然铜、半枝莲、七叶一枝花、干蟾皮、山慈菇、石见穿
肝气郁结型	柴胡、升麻、枳壳、八月札、川楝子、槟榔、川厚朴、乌药、佛手、地鳖虫、生山楂、泽泻、七叶一枝花、干蟾皮、野菊花、白蒺藜、防己、绞股蓝
肺热痰湿型	杏仁、枇杷叶、鱼腥草、葶苈、黄芩、桑白皮、地骨皮、炙麻黄、生石膏、制半夏、陈皮、橘叶、橘皮、竹茹、桔梗、牛蒡子、冬瓜子、生薏苡仁、藿香、佩兰、蒲公英、白花蛇舌草、马勃、紫菀、党参、辛夷、金银花、生牡蛎、白茅根、虎杖根、夏枯草、野葡萄藤、猫人参、炒谷芽、炒麦芽

证型	正关联药物
肺肾阳虚型	制草乌、制川乌、骨碎补、补骨脂、蜀羊泉、自然铜、透骨草、徐长卿、杜仲、川续断、巴戟天
肺脾气虚型	生黄芪、党参、白术、茯苓、生薏苡仁、莱菔子、蔻仁、砂仁、木香、黄连、炒麦芽、炒谷芽、浮小麦、陈皮、白扁豆、太子参、鸡内金、桃仁、芦根、枇杷叶、杏仁、生山楂
脾虚痰湿型	党参、茯苓、猪苓、苍术、黄连、陈皮、制半夏、焦六曲、白扁豆、川贝母、生薏苡仁、砂仁、蔻仁、竹茹、紫菀、葶苈子、鸡内金、苏梗、苏子、大腹皮、龙葵、泽泻、车前子、藿香、半枝莲、天葵子、白花蛇舌草、川芎、旋覆花、川椒目、桂枝、猫人参、生甘草、莱菔子、大枣

（四）讨论

1. 相关病机

本次数据挖掘中的 120 例肺癌患者的 720 张处方中出现常见证型 9 个，包括精气两亏、气阴两虚、脾虚痰湿、肺脾气虚、肺热痰湿、气滞血瘀、肝气郁结、气血两亏、肺肾阳虚等。可见肺癌的病机特点是正气亏虚、邪毒犯肺，导致肺失宣降，热毒灼津成痰，脾气亏虚运化失司，水液输布不利形成水湿，日久气机不畅，瘀阻血脉，终致邪毒痰湿血瘀胶结成积块。疾病发展过程中是虚实消长的过程，虚多以精亏、气虚、阴虚为主，实则多为热毒、痰湿、气滞、血瘀所成。

本次数据挖掘中虚证占 74.45%，实证占 25.55%，可见正气亏虚是肺癌形成的根本原因，肺癌发生多由精气亏虚，气血阴阳失衡，脏腑功能紊乱，使机体免疫能力下降，邪气乘虚而入所致。正如《医宗必读》所言：“积之成也，正气不足，而后邪气踞之。”以及《内经》所云：“正气存内，邪不可干。”在治疗中需根据疾病发展变化分清扶正与祛邪主次。在疾病早期，多以祛邪为主，兼以扶正，治疗上予清热解毒、化痰散结的同时，佐以益气养精之品；在肺癌中、晚期，或放化疗、手术后，患者肺、脾之气不同程度衰败，肾中精气亏虚，当以扶正为主，治以益气养精、补益肺肾为主。

2. 药物与药物关系讨论

（1）常用药物频次讨论

徐振晔教授治疗肺癌临床用药主要是依据肺癌病机特点辨证施治，认为肺癌总属癌毒蕴肺，痰瘀阻滞，故有以气阴两伤，肺络损伤，络伤血溢为主要表现者；有以痰浊阻肺，宣降失常，肺气上逆为主要表现者；也有肺气衰败，阴阳并损，正不胜邪者。随着病程进展，正气越虚，邪气越盛，最终导致精气两亏。因此在治疗上，要全面分析邪正虚实的主次轻重，确定思路以进行论治。故将常见中药按扶正与祛邪归纳如下：

表1中扶正类中药中根据气、血、阴、阳亏虚的不同，可以分为益气类、养血类、滋阴类、补阳类之品。补气药中常用的有生黄芪、党参、白术、茯苓、炒谷芽、炒麦芽、鸡内金、怀山药等；养血药中常用的有当归、制首乌、生地黄、酸枣仁等；养阴（精）药中常用的有北沙参、麦冬、天冬、女贞子、黄精、山茱萸、灵芝、五味子等；补阳药中常用的有仙灵脾、仙茅、川续断、骨碎补等。其中，养阴（精）药和补气健脾药占了较大比重。

表2中祛邪类中药中根据邪毒、气滞、血瘀、痰凝的不同，分别予以行气活血、化痰散结、清热解毒之品。活血化瘀药中常用的有桃仁、丹参、川芎、地龙、赤芍、蜈蚣等；理气药中常用的有柴胡、八月札、木香、枳壳、枳实、佛手等；化痰散结药中常用的有杏仁、枇杷叶、鱼腥草、制半夏、夏枯草、蛇六谷、山慈菇等；清热解毒药中常用的有石上柏、石见穿、七叶一枝花、白花蛇舌草、

干蟾皮、蜂房等。其中，其中清热解毒和化痰散结类药占了较大比重。

（2）相关药对配伍

通过相对中心度指标（relative degree centrality）在药物配伍网络中可以发现在网络中具有重要作用的药物，相关度越高配伍度越高，例如，生黄芪的中心度1，相关中心度越接近，表示黄芪与该药物之间关系度越大，通过这些相近的关系再结合临床经验可以归纳出相关药对如下：

① 生黄芪 + 黄精

黄芪味甘，性温，归肺、脾经，功效补中益气、托毒排脓、利尿、生肌；黄精味甘，性平，归脾、肺、肾经，功效养阴润肺、补脾益气、滋肾填精。两药相须配伍，脾肾同治，培补先后天之本起到益气养精之效。徐振晔教授认为手术及放化疗后，脾气亏虚不能运化水谷精微，肾气亏虚不能固涩精微，患者出现乏力、腰膝酸软、纳差、消瘦等症状，常用黄芪补益元气，黄精滋补肾精，起到益气养精治疗。

② 黄精 + 灵芝

黄精味甘，性平，归脾、肺、肾经，功效养阴润肺、补脾益气、滋肾填精；灵芝味甘、微苦，性平，归心、肺、肝、肾经，功效补气养血、养心安神、止咳平咳。两药相须配伍，肺肾同治起到"金水相生"的作用。既可补气润肺，又可滋肾填精。现代药理学研究显示，二药联用可以延长细胞寿命，提高细胞增殖能力等方面的优异功能。

③ 山茱萸 + 仙灵脾

山茱萸味酸、涩，性微温，归肝、肾经，功效补益肝肾、涩精固脱；仙灵脾味辛、甘，性温，归肝、肾经，功效补肾阳、强筋骨、祛风湿。两药同入肝、肾经，且"一阴一阳"，阴阳双补。徐

252

振晔教授认为一些放化疗及老年患者正气亏虚、肾精不足，日久阴损及阳，晚期多出现阴阳两虚，表现为乏力、腰膝酸软、形寒肢冷，舌淡、苔薄、脉细弱等症，两药联用起到"阴中求阳""阳中求阴"之效。

④ 仙茅 + 仙灵脾

仙茅味辛，性温，归肝、肾经，功效温肾阳、壮筋骨；仙灵脾味辛、甘，性温，归肝、肾经，功效补肾阳、强筋骨、祛风湿。同为补肾阳之药，仙茅较仙灵脾药性更峻猛，温阳之力更强。《本草正义》云："仙茅是补阳温肾之专药，亦兼能祛除寒痹，与巴戟天、仙灵脾相类，而猛烈又过之，惟禀性阴寒者，可以为回阳之用，而必不可以为补益之品。"对于肾阳亏虚明显者可用之。

⑤ 女贞子 + 制首乌

女贞子味甘，性平，归肝、肾经，功效补肝肾、强腰膝；制首乌味苦、甘、涩，性温，归肝、肾经，功效补肝益肾、养血、祛风。两药相须为用既可补益肝血，又可滋补肾精。徐振晔教授常用于放化疗后患者精血不生导致脱发，临床效果显著。

⑥ 北沙参 + 麦冬

北沙参味甘，性凉，归肺、胃经，功效养阴清肺、益胃生津；麦冬甘而微苦，性微寒，归肺、胃、心经，功效滋阴润肺、益胃生津、清心除烦。二者相伍，相须配对，肺胃同治，润肺益胃，养阴生津力量加强。《得宜本草》云："北沙参得麦冬，清肺热。"徐振晔教授临床常用于治疗气阴两虚型患者。徐振晔教授认为癌毒之邪，灼津生痰，日久肺阴亏虚，肺失宣肃，表现咳嗽少痰或痰黏、口干、消瘦、舌红、少苔、脉细等肺阴亏虚证，用养阴润肺治疗每得良效。

⑦ 鸡内金 + 炒谷芽 + 炒麦芽

鸡内金味甘，性平，归脾、胃、小肠、膀胱经，功效健脾消食、涩精止遗；炒谷芽和炒谷芽味甘，性平，归脾、胃经，功效消食化积、健脾开胃。三药配伍增强了健脾和胃作用。对于晚期肺癌患者胃口差以及放化疗期间出现恶心、呕吐不适均有缓解症状，增进饮食作用。

⑧芦根＋桃仁

芦根味甘，性寒，归肺、胃经，功效清热生津、除烦、止呕、利尿；桃仁味苦、甘，性平，归心、肝、大肠经，功效活血祛瘀、止咳平喘、润肠通便。二者相须配伍取苇茎汤之意，可用于痰热肺瘀之胸中隐隐作痛、咳嗽咳吐黄脓痰，既有清肺化痰之功，又可止咳平喘化瘀之效。徐振晔教授常用于治疗肺热痰湿型患者。

⑨知母＋黄柏

知母味苦、甘，性寒，归肺、胃、肾经，功效清热泻火、生津润燥；黄柏味苦，性寒，归肾、膀胱经，功效清热燥湿、泻火除蒸、解毒疗疮。两药相须为用，正如《本草正》云："古书言知母佐黄柏滋阴降火，有金水相生之义。盖谓黄柏能制膀胱、命门阴中之火，知母能消肺金，制肾水化源之火，去火可以保阴，是即所谓滋阴也。"徐振晔教授常用于阴虚火旺，肺肾亏虚所致的骨节蒸潮热、盗汗、心烦、小便黄等症。

⑩杏仁＋枇杷叶＋鱼腥草

杏仁味苦，性温，归肺、脾、大肠经，功效祛痰止咳、平喘、润肠、下气开痹；枇杷叶味苦，性微寒，归肺、胃经，功效清肺止咳、降逆止呕；鱼腥草味辛，性微寒，归肺经，功效清热解毒、消痈排脓。三药配伍增强了祛痰止咳平喘的功效，对临床上出现的反复咳嗽、痰多色黄、气急气喘疗效颇好。

⑪木香＋黄连

木香味辛、苦，性温，归肺、肝、脾经，功效行气止痛、温中和胃；黄连味苦，性寒，归脾、胃、心、肝、胆、大肠经，功效清热燥湿、泻火解毒。两药配伍效仿左金丸，将吴茱萸改为木香即可增加行气止痛、通泄腑气之功，又可避免有些患者服用吴茱萸后出现恶心呕吐不适。徐振晔教授将二药常用于肝郁脾虚胃热患者，可泻胃中湿热之火，又可疏肝理气散结。

⑫ 木香 + 槟榔

木香味辛、苦，性温，归肺、肝、脾经，功效行气止痛、温中和胃；槟榔味苦、辛，性温，归脾、胃、大肠经，功效杀虫、破积、下气、行水。两药配伍可行气化滞、消脘腹胀满，且能除里急后重。徐振晔教授临床常用于治疗晚期患者因食积内停、气机壅塞、郁而化热所致脘腹痞满胀痛、大便不通，舌红、苔黄腻，脉弦等。

⑬ 石见穿 + 石上柏 + 蛇六谷

石上柏味甘、辛，性平，入肺、大肠、肝经，具有清热解毒、活血消肿的功效；石见穿味辛苦，性微寒，归肺、脾两经，具有化瘀散结、清热利湿的功效；蛇六谷味辛、苦，性寒，归肺、肝经，功效化痰消积、解毒散结、行瘀止痛。三药配伍起到协同作用，清热解毒效果明显增强，且同入肺经，对于热毒蕴肺而致的肺癌有明显的抑制作用。

⑭ 蜈蚣 + 骨碎补 + 自然铜

蜈蚣味辛，性温，归肝经，功能息风镇痉、攻毒散结、通络止痛；骨碎补味苦，性温，归肾、肝经，功能补肾强骨、续伤止痛；自然铜味辛，性平，归肝经，功能散瘀、接骨、止痛。徐振晔教授常将此三药用于肺癌骨转移患者，对骨痛、骨质破坏、骨折有较好的缓解治疗作用。现代药理学也证实，蜈蚣、骨碎补、自然铜对骨转移出现骨质破坏有修复作用，还可提高免疫力，起到扶正抗癌作用。

3. 证型与药物关系讨论

该数据挖掘中采用复杂系统网络方法进行分析（基于RPT的互信息关联法），可以得到互信息意义下的药证显著相关的组合，仅当互信息的显著性 $P \leqslant 0.05$ 且正关联指数 > 1 时，药物与相应证型显示显著的正相关性，即该药物显著的用于该证型。计算与9个证型具有显著性正关联药物（见表14）。此项数据挖掘的意义在于可归纳出徐振晔教授对各证型的常用药，其病机与用药关系初步探讨如下：

（1）虚证正关联用药物

第一组：精气两亏型中正关联药物有生黄芪、黄精、灵芝、熟地、仙灵脾、女贞子、山茱萸、党参、白术、茯苓、补骨脂、紫石英、川续断、怀山药、白扁豆、灵磁石、蜈蚣、骨碎补、自然铜、半枝莲、七叶一枝花、干蟾皮、山慈菇、石见穿。结合扶正药物频次（表1）可知常用药物有：生黄芪、黄精、灵芝、山茱萸、女贞子、仙灵脾、党参、白术、怀山药、白扁豆等。现代药理学也指出黄精多糖和黄芪多糖有显著的抗肿瘤作用和免疫调节活性。

第二组：气阴两虚型中正关联药物有北沙参、南沙参、天冬、麦冬、五味子、石斛、山茱萸、女贞子、黄精、生地、枸杞、菟丝子、灵芝、生黄芪、太子参、知母、黄柏、牡丹皮、地骨皮、银柴胡、葛根、碧桃干、炙甘草、淮小麦、芦根、蚕蛹。结合扶正药物频次（表1）可知常用药物有：北沙参、麦冬、天冬、五味子、石斛、枸杞、山茱萸、女贞子、黄精等。《本草从新》谓北沙参："专补肺阴，清肺火，治久咳肺痿。"目前现代药理学研究显示，北沙参多糖能提高动物免疫功能。肾阴不足者可用枸杞、山茱萸、女贞子、黄精补益肾阴。现代药理学研究显示，女贞子多糖抗实体瘤的作用与其提高机体免疫，改善机体免疫能力而抑制肿瘤细胞生长有关。对于阴虚火旺者，徐振晔教授临床常以知柏地黄丸化裁，《本草纲目》谓："肾苦燥，宜食辛以润之；肺苦逆，宜食苦以泻之。知母之辛苦寒凉，下则润肾燥而滋阴，上则清肺金泻火，乃二经气分药也；黄柏则是肾经血分药，故二药必相须而行，昔人譬之虾与水母，必相依附。"

第三组：气血亏虚型中正关联药物有白芍、当归、阿胶、熟地、制首乌、火麻仁、旱莲草、女贞子、川牛膝、升麻、太子参、灵芝、仙灵脾、七叶一枝花、花生衣、鸡内金、赤芍。结合扶正药物频次（表1）可知常用药物有：生黄芪、当归、白芍、阿胶、制首乌等。张介宾撰《本草正》："当归，其味甘而重，故专能补血，其气轻而辛，故又能行血，补中有动，行中有补，诚血中之气药，亦血中之圣药也。"在临床上，徐振晔教授喜用当归补血汤化裁旨在益气养血生血，有扶正祛邪之功。

第四组：肺脾气虚型中正关联药物有生黄芪、党参、白术、茯苓、生薏苡仁、莱菔子、蔻仁、砂仁、木香、黄连、炒麦芽、炒谷芽、浮小麦、陈皮、白扁豆、太子参、鸡内金、桃仁、芦根、枇杷叶、杏仁、生山楂。结合扶正药物频次（表1）可知常用药物有党参、白术、茯苓、陈皮、鸡内金、炒谷芽、炒麦芽等。《本草从新》记载党参："补中益气、和脾胃、除烦渴。中气微弱，用以调补，甚为平妥。"现代药理学研究显示，党参多糖可提高 NK 细胞杀伤活性，增强了机体免疫功能，从而达到抗肿瘤的目的。

第五组：肺肾阳虚型中正关联药物制草乌、制川乌、骨碎补、补骨脂、蜀羊泉、自然铜、透骨草、徐长卿、杜仲、川断、巴戟天。结合扶正药物频次（表1）可知常用药物有仙灵脾、骨碎补、仙茅等。徐振晔教授临床常用二仙汤化裁治疗肺肾阳虚证患者，若阳虚明显，表现为气短、四肢厥冷、冷汗出、腰腿痿软等可加川乌、草乌温阳散寒，宣痹通络。

（2）实证正关联用药物

第一组：气滞血瘀型中正关联药物有当归、红花、地龙、桃仁、绿萼梅、枳实、佛手、八月札、瓜蒌仁、地鳖虫、川牛膝、代赭石、海藻、忍冬藤、威灵仙、补骨脂、水蛭、制大黄、车前子、骨碎补、降香、丹参、川芎、益母草、制香附、柴胡。结合祛邪药物频次（表2）可知常用药物有桃仁、地龙、枳实、八月札、佛手、红花等。现代药理学研究显示，地龙可以抑制肿瘤生长、促进细胞凋亡、免疫增强、抗氧化、改善血液高凝状态。

第二组：肺热痰湿型中正关联药物有杏仁、枇杷叶、鱼腥草、葶苈、黄芩、桑白皮、地骨皮、炙麻黄、生石膏、制半夏、陈皮、橘叶、橘皮、竹茹、桔梗、葶苈子、冬瓜子、生薏苡仁、藿香、佩兰、蒲公英、白花蛇舌草、马勃、紫菀、党参、辛夷、金银花、生牡蛎、白茅根、虎杖根、夏枯草、野葡萄藤、猫人参、炒谷芽、炒麦芽。结合祛邪药物频次（表2）可知常用药物杏仁，枇杷叶，鱼腥草、蒲公英、白花蛇舌草、制半夏、黄芩、桃仁、瓜蒌仁、生薏苡仁等。在临床上，徐振晔教授常用苇茎汤治疗肺热痰壅，苇茎汤化痰力强，兼有祛瘀通肺络之功。《金匮要略论注》有云："此治肺痈之阳剂也。盖咳而有微热，是在阳分也；烦满，则挟湿矣；至胸中甲错，是内之形体为病，故甲错独见于胸中，乃胸上之气血两病也。故以苇茎之轻浮而甘寒者，解阳分之气热；桃仁泻血分之结热；薏苡下肺中之湿；瓜瓣清结热而吐其败浊，所谓在上者越之耳。"临床上痰热互结较明显者，徐振晔教授喜用小陷胸汤化裁。《伤寒论》："小结胸病，正在心下，按之则痛，脉浮滑者，小陷胸汤主之。"痰热互结较明显者，在小陷胸汤基础上，增强清热化痰散结的力量，可加用清热药黄芩、蒲公英、石膏、银花、生牡蛎、桑白皮为常见，加用化痰药物以杏仁、竹茹、制半夏、紫菀常见。

第三组：肝气郁结型中正关联药物有柴胡、升麻、枳壳、八月札、川楝子、槟榔、川厚、乌药、佛手、地鳖虫、生山楂、泽泻、七叶一枝花、干蟾皮、野菊花、白蒺藜、防己、绞股蓝。结合祛邪药物频次（表2）可知常用药物柴胡、川楝子、槟榔、佛手、乌药、地鳖虫、枳壳、八月札等。临床上患者出现两胁胀满、腹胀腹痛、大便不调，徐振晔教授常用五磨汤化裁，选用柴胡、八月札、槟榔、枳壳、乌药疏肝理气，行气止痛；久病入络者再佐以活血散结通络之品每获良效。

第四组：脾虚痰湿型中正关联药物有党参、茯苓、猪苓、苍术、黄连、陈皮、制半夏、焦六曲、白扁豆、川贝母、生薏苡仁、砂仁、蔻仁、竹茹、紫菀、葶苈子、鸡内金、苏梗、苏子、大腹皮、龙葵、泽泻、车前子、藿香、半枝莲、天葵子、白花蛇舌草、川芎、旋覆花、川椒目、桂枝、猫人参、生甘草、莱菔子。结合扶正祛邪药物频次（表1、表2）可知常用药物党参、茯苓、陈皮、苍术、生薏苡仁、制半夏、砂仁、白扁豆、泽泻、车前子等。临床多以二陈汤与参苓白术散化裁。

4. 聚类后核心方药探讨

分析复杂网络是为了更好地了解全局与子群之间复杂交替的关系。全局组织、子群结构特征决定了整个网络的稳定性和健壮性，通过对复杂网络的子结构分析，我们逐渐发现了复杂网络的整体结构是通过若干个小群体结构组成的。这种小群体，在药物配伍网络中就是一些相对稳定、药味不多、较多配伍在一起使用的药群，这样的药群在中医用药中可以理解为是小方、基本方。根据聚类结果从720张处方中聚类出5个常见证型核心方，见下表（表16）：

表 16　核心方

证型	核心方
精气两亏型	生黄芪、白术、茯苓、石见穿、石上柏、蛇六谷、干蟾皮、鸡内金、黄精、仙灵脾、炒谷芽、炒麦芽、杏仁、枇杷叶
气阴两虚型	北沙参、天冬、麦冬、五味子、玄参、杏仁、芦根、枇杷叶、石见穿、石上柏、蛇六谷、干蟾皮、生黄芪、鸡内金、炒谷芽、炒麦芽
脾虚痰湿型	党参、白术、茯苓、杏仁、枇杷叶、芦根、陈皮、生薏苡仁、苍术、白扁豆、石见穿、石上柏、蛇六谷、干蟾皮、鸡内金
肺脾气虚型	党参、白术、茯苓、杏仁、枇杷叶、生黄芪、石见穿、石上柏、蛇六谷、干蟾皮、生薏苡仁、白扁豆、鸡内金、炒谷芽、炒麦芽
肺热痰湿型	党参、白术、茯苓、杏仁、枇杷叶、鱼腥草、芦根、黄芩、白花蛇舌草、蒲公英、桑白皮、陈皮、生薏苡仁、野荞麦根、炙麻黄

第一组：以精气两亏型为主，治则益气养精、解毒散结，方中以生黄芪、白术、茯苓、黄精、仙灵脾益气养精，石见穿、石上柏、蛇六谷、干蟾皮清热解毒，杏仁、枇杷叶止咳化痰平喘，鸡内金、炒谷芽、炒麦芽健脾和胃、调和脾胃。徐振晔教授针对放、化疗后，患者出现肾精亏虚，气血生化不能，故提出以益气养精法为大法贯穿整个治疗过程，研制出肺岩宁方，主要由生黄芪、黄精、石见穿、蜂房、干蟾皮、仙灵脾等组成。生黄芪为补气要药，《本草纲目》指出"黄耆既补三焦、实卫气，与桂同功，特比桂甘平，不辛热为异耳。但桂则通血脉，能破血而实卫气，耆则益气也。又黄芪与人参、甘草三味，为除燥热、肌热之圣药。脾胃一虚，肺气先绝，必用黄芪温分肉、益皮毛、实腠理，不令汗出，以益元气而补三焦。"黄精"补诸虚……填精髓"（《本草纲目》），补肾益精，滋补肺脾肾之阴

虚；仙灵脾"补命门，益精气，坚筋骨"（《本草备要》），补肾壮阳；山茱萸谓能"益精，安五脏"（《名医别录》），二药与黄精并用，寓"阴中求阳，阳中求阴"之义，阴阳互补；干蟾皮、蜂房、石见穿攻毒消肿、散结抗癌。诸药合用，补而不助邪，攻而不伤正。

第二组：以气阴两虚型为主，治则益气养阴，方中以北沙参、天冬、麦冬、五味子、玄参、生黄芪益气养阴，杏仁、芦根、枇杷叶宣肺止咳，石见穿、石上柏、蛇六谷、干蟾皮清热解毒散结，鸡内金、炒谷芽、炒麦芽健脾和胃、调和脾胃。临床上，徐振晔教授常以沙参麦冬汤为主方加减治疗气阴两虚患者，每得良效。沙参麦冬汤是清代名医吴鞠通为温病后期燥伤肺胃阴分而创立，堪称清养肺胃、生津润燥的代表方剂。徐灵胎指出："肺金全恃胃阴以生。"旨在养肺阴而不恋邪，清热化痰而不伤正。现代药理学表明，沙参麦冬汤具有抗炎作用、胃黏膜保护作用和免疫促进作用，并且有一定的抑瘤、提高化疗耐受力、改善临床症状的作用。

第三组：以脾虚痰湿型为主，治则健脾化湿、宣肺止咳，方中党参、白术、茯苓益气健脾，杏仁、枇杷叶、芦根宣肺止咳，生薏苡仁、苍术燥湿健脾，陈皮、白扁豆健脾化湿，石见穿、石上柏、蛇六谷、干蟾皮清热解毒散结，鸡内金健脾和胃。徐振晔教授临床经验中多以二陈汤或参苓白术散加减治疗脾虚痰湿患者。二陈汤有"化痰方之本"之称。方中半夏燥湿、生姜散湿、茯苓利湿，以使水湿去而痰饮自消。全然是《金匮要略》分治四饮之法的再现。参苓白术散功在健脾益气、和胃渗湿、补益肺气，临床上放化疗后导致的脾胃虚弱之食少便溏、气短咳嗽、肢倦乏力患者颇有疗效。

第四组：以肺脾气虚型为主，治则健脾益气、宣肺止咳，方中以生黄芪、党参、白术、茯苓益气健脾，白扁豆、生薏苡仁健脾化湿，杏仁、枇杷叶宣肺止咳，石见穿、石上柏、蛇六谷、干蟾皮清热解毒散结，鸡内金、炒谷芽、炒麦芽健脾和胃、调和脾胃。临床上，徐振晔教授常以四君子汤加减治疗肺脾气虚证。四君子汤最早见于宋《太平惠民和剂局方》，具有治疗荣卫气虚，脏腑怯弱之功效。方中人参甘温，益气补中为君；白术健脾燥湿，合人参以益气健脾为臣；茯苓渗湿健脾为佐；炙甘草甘缓和中为使。四味皆为平和之品，温而不燥，补而不峻。针对部分患者放化疗之后出现脾胃功能失调，气血生化不济，运用四君子汤不仅能防治化疗引起的胃肠道毒副作用，且能缓解骨髓抑制。

第五组：以肺热痰湿型为主，治则宣肺化痰、清热解毒，方中党参、白术、茯苓益气健脾，杏仁、枇杷叶、鱼腥草、芦根、野荞麦根清肺化痰，黄芩、白花蛇舌草、蒲公英清热解毒，桑白皮、炙麻黄泻肺平喘，陈皮、生薏苡仁健脾化湿。临床上，徐振晔教授常以清金化痰汤合二陈汤加减治疗肺热痰湿证。治疗中当分清热盛还是湿重，热甚者还可加石膏、知母、葶苈子清热泻肺；湿重者可加生薏苡仁、苍术、白术燥湿健脾；热灼伤津者可加用天花粉、北沙参、天冬、麦冬养阴生津；久病入络者还可加用桃仁、地龙活血通络。

数据库挖掘技术基于统一标准的系统，全面、实时采集客观数据的即时分析和挖掘的研究方法，能适应中医个体诊疗模式临床研究的需要。它突破现有研究方法的瓶颈，使实时保存、整理和挖掘名老中医临床经验成为可能（建立数据库），同时从中揭示名老中医临床思维模式、诊疗规律和经验，优化其诊疗方案并推广应用。

徐振晔教授辨证精准，用药独到，本研究运用基于复杂网络的数据挖掘技术，分析、总结徐振晔教授治疗非小细胞肺癌的特色经验及用药特色，主要涉及益气养精药、益气养阴药、益气健脾药、清热解毒药、止咳化痰药、行气散结药、养血生血药、活血祛瘀药等。运用BK算法对精气两亏、气阴两虚、肺脾气虚、肺热痰湿、脾虚痰湿等5个常见证型分析总结出5个核心方及常用药对14组。为研究徐教授的学术经验开拓新的途径，为继承挖掘名老中医学术思想提供新思路，探索建立名老中医经验整理研究的新模式。

（韩丹、周卫东、王立芳）

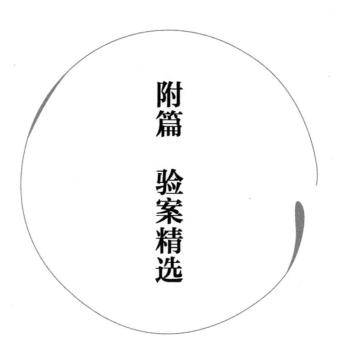

附篇　验案精选

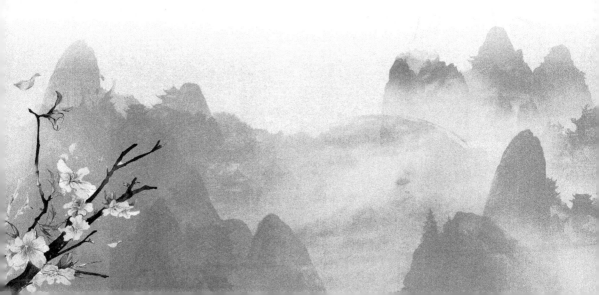

一、肺癌医案

1.气阴两虚型

医案1： 黄某，女性，77岁。2009年4月8日初诊。

患者于2007年7月因发热在龙华医院总院行肺部CT示，左下肺占位中心坏死，左下肺转移性小结节，纵隔淋巴结转移，左侧胸膜可受累，左肺门淋巴结稍大。未行放化疗，行中医药治疗，于2007年12月复查胸部CT发现左肺部肿瘤增大，遂在某医院行γ刀治疗，瘤体有所缩小。其后一直服用中药草至今。患者于2008年8月出现左侧背部疼痛，并可触及包块，9月10日骨ECT：全身骨显像未见明显异常。某医院诊断为：γ刀后炎性包块。行对症治疗后，包块缩小，仍有疼痛感。近2月来，患者时有咳嗽，晨起痰中带血、量少，无低热、盗汗、消瘦等症。

刻下：时有咳嗽、痰中带血、量少，左侧后背疼痛，口中干苦，纳尚可，二便尚调，夜寐欠安。舌质红苔少，脉细。

中医诊断：肺癌（肺肾阴虚）。

西医诊断：支气管肺癌，原发性，周围型，左肺下叶，$C-T_3N_2M_0$Ⅲa期，γ刀治疗后。

治法：养阴生津，清热化痰，解毒散结。

方药：北沙参15g，天冬9g，麦冬9g，生地15g，山茱萸9g，太子参15g，白术12g，茯苓15g，生薏苡仁15g，石见穿30g，石上柏30g，七叶一枝花15g，侧柏叶15g，杏仁9g，地榆30g，仙鹤草30g，大蓟30g，小蓟30g，鸡内金12g。

患者以此方加减服用1年余，定期复查胸部CT，病灶无明显进展，二诊时，时有腰酸，咳嗽咳痰，无明显痰血，左侧后背疼痛无作，纳尚可，大便尚调，夜尿频数，夜寐安。脉细，舌质淡红，苔少。治予益气养精，抑癌解毒，处方：生黄芪30g，白术12g，茯苓15g，生薏苡仁15g，黄精30g，灵芝15g，女贞子15g，石见穿30g，七叶一枝花15g，蛇六谷30g，仙灵脾24g，山茱萸15g，益智仁24g，金樱子20g，鸡内金12g，炒麦芽15g，炒谷芽15g。

服用此方2周后，患者夜尿次数明显减少，腰酸有所改善，治疗有效，按此方临证加减，门诊随访7年余，后失访。

按：患者初诊时于某医院行 γ 刀治疗，左侧背部 γ 刀后炎性包块长期未消，患者口中干苦、痰中带血，均为肺阴亏耗之征，徐教授选用沙参麦冬汤加减，源于清代吴鞠通的《温病条辨》，有清养肺胃、润燥生津之功效，是甘寒法治疗温燥证的代表方之一。方中北沙参味甘、微苦，微寒，归肺、胃经，源于《本草汇言》。《本草从新》："专补肺阴，肺火，久嗽肺痿。"麦冬源于《神农本草经》，味甘、微苦，微寒，属心、肺、胃经。《名医别录》："疗虚劳客热，干燥渴，保神，肺气，五脏。"辅以生地养阴生津，杏仁止咳化痰，石见穿、石上柏、七叶一枝花清热解毒散结，同时以太子参、白术、茯苓、生薏苡仁健脾和胃，山茱萸养血生精，侧柏叶、地榆、仙鹤草、大小蓟止血养血，以此方加减1年余，患者阴亏逐渐好转。然患者年事已高，病情复杂，癌瘤久羁，侵袭机体，损耗精气，正气虚衰，久病则见精神萎靡；肾精不足，故见腰酸；肾气不固，故见夜尿频数；肺虚宣肃无权、气血亏虚，则见咳嗽咳痰等肺系症状；舌质淡或淡红、苔少、脉细无力，皆肾中精气两虚之象。治以益气补精、散结消肿、宣肺止咳。方中加用仙灵脾补肾壮阳，山茱萸补精助阳，二药与黄精、女贞子并用，寓"阴中求阳""阳中求阴"之义，阴阳并补；患者夜尿频数，故加益智仁、金樱子温肾固气。肺癌患者治疗的不同时期，辨证论治亦有不同，根据病情的变化分清治疗的主要矛盾施治，方能获得满意的疗效。

（周航）

医案 2：倪某，女，72 岁。2008 年 11 月 28 日初诊。

患者于 2003 年年底出现咳嗽、胸闷等症状，2004 年初行胸 CT 示：右上肺不规则团块影。2004 年 4 月 2 日在上海某医院行支气管镜检查，确诊为"右上肺癌"，两次检测均未分型，因肺功能不全无法手术。2004 年 4 月 16 日行 NP 化疗 1 次，因胃肠道反应剧烈而停止化疗。近来患者出现乏力、咳嗽，为进一步治疗而求治于徐教授。

刻诊：乏力、咳嗽，咳痰，口干欲饮，有时头昏，纳可，便尚调，夜寐烦热。舌红苔薄，脉细。

中医诊断：肺积（气阴两虚）。

西医诊断：支气管肺癌，原发性，周围型，右上叶，$C-T_2N_0M_0$ Ⅰb 期。

治法：益气养阴，滋阴清热，解毒散结。

方药：党参 15g，白术 12g，茯苓 15g，黄精 30g，黄芪 30g，石上柏 30g，石见穿 30g，蛇六谷 30g，灵芝 15g，桃仁 15g，杏仁 9g，八月札 15g，鱼腥草 30g，丹参 30g，北沙参 30g，天冬 12g，麦冬 12g，怀山药 30g，黄柏 9g，知母 12g，鸡内金 12g。

治疗 2 个月后，2009 年 1 月 30 日复诊时患者症状明显缓解，仍夜间汗出，上方加牡丹皮 9g、地骨皮 12g。

随后定期来院诊治，病情稳定，目前健康生存达 9 年之久。

按：患者初诊时乏力、口干、夜寐烦热，舌红苔薄，脉细。肺主气，司呼吸，气行则水津四布。患者病位在肺，癌毒侵肺，肺气不足，病久则气阴两虚，故出现乏力、口干、舌红脉细等症状。阴虚甚则内热生，因此患者出现夜寐烦热的症状。四诊合参可辨证为气阴两虚。予治拟益气养阴、解毒散结、滋阴清热。方中党参、白术、茯苓合山药益气健脾、补益肺脾，有培土生金之意。北沙参配合天麦冬，养阴清肺，《本草从新》记载北沙参"专补肺阴，清肺火"。徐教授临床中惯用沙参麦冬汤滋阴润肺。石见穿和石上柏清热解毒，蛇六谷软坚散结，三药合用解毒抗癌，此为肺癌的常用药对。黄芪、黄精和灵芝补益肺脾肾，《珍珠囊》云"黄芪……补诸虚不足……益元气……壮脾胃"，《本草纲目》记载黄精亦补诸虚，现代药理研究也显示了黄芪和黄精具有增强人体免疫力的功能；方中灵芝益气血，补精髓。与生黄芪、黄精并用，补肾生髓，益气养精扶正，寓补于攻，兼祛其邪。黄柏和知母滋阴清热，其中黄柏分量需斟酌，用量过大恐伤胃气。所谓"凡治病者，必须常顾胃气，胃气无损，诸可无虑"。又云"存一分胃气则有一线生机"。丹参清心除烦；鱼腥草、杏仁清热润肺、止咳化痰；八月札配桃仁理气活血，气血运行畅达则有助于药物直达病所，全方以益气养阴、解毒抗癌为主，攻补兼施，扶正与祛邪并举，使祛邪不伤正，扶正不留邪。患者服药后症状改善，复诊时因盗汗明显，加用丹皮和地骨皮。《本草纲目》云牡丹皮："治血中伏火，除烦热。"《汤液本草》记载地骨皮"泻肾火，降肺中伏火……退热，补正气"。两者联合则清热凉血、益阴生津，盗汗症状明显缓解。患者9年来坚持服用中药维持治疗，病情平稳，生活如常。

（罗琴琴）

医案3：朱某，男，50岁。2013年10月19日初诊。

患者于2013年4月出现咯血，查出右侧肺癌，于2013年4月18日行手术，术后进行4次NP化疗，术后病理：右肺下叶根部支气管鳞状细胞癌，低中分化，4.3cm×4.5cm×4cm，支气管壁浸润，侵犯肺门、血管及心包。中下叶淋巴结 1+/1 枚见癌转移，心包脂肪（1.5cm×1.0cm×0.3cm）见癌累及。基因检测：EGFR 基因检测未见突变。

刻诊：口干，咳嗽，纳可，大便调，夜寐欠安。舌质红，苔少，脉细。

中医诊断：肺岩（气阴两虚）。

西医诊断：支气管肺癌，原发性，周围型，右肺下叶根部鳞状细胞癌低中分化，$P-T_3N_1M_0$ Ⅲa 期。

治法：滋阴润肺，补肾益精，清热解毒。

方药：北沙参 30g，天冬 15g，麦冬 15g，山茱萸 15g，芦根 30g，川续断 24g，桃仁 9g，石见穿 30g，石上柏 30g，蛇六谷 30g，鸡内金 12g，女贞子 24g，制首乌 15g，生黄芪 30g，丹参 24g，八月札 15g，酸枣仁 9g，夜交藤 30g。

二诊（12 月 16 日）：刻诊：口干欲饮，咳嗽，偶有眩晕，舌质红，苔少，脉细。

中医诊断：肺岩（气阴两虚）。

西医诊断：支气管肺癌，原发性，周围型，右肺下叶根部鳞状细胞癌低中分化，$P-T_3N_1M_0$ Ⅲa 期。

治法：滋阴润肺，补肾益精，清热解毒。

方药：北沙参 30g，天冬 15g，麦冬 15g，山茱萸 15g，芦根 30g，生地 15g，熟地 15g，桃仁 9g，石见穿 30g，石上柏 30g，蛇六谷 30g，鸡内金 12g，女贞子 15g，制首乌 15g，杏仁 9g，干蟾皮 9g，黄精 15g，旱莲草 15g，川续断 30g，生黄芪 30g，八月札 15g。

患者服用原方 2 月后，症状稳定，继守原方化裁。

患者病情稳定至今，症状明显改善。

按：患者经过化疗，症见口干，结合舌脉辨证为气阴两虚、癌毒内生，治以滋阴润肺、补肾益精、清热解毒，方中北沙参养阴生津、清肺止咳，天麦冬滋阴降火生津，三药合用既能养肺阴，又能清燥热。方中加女贞子、川断补肾生髓，酸枣仁、夜交藤安神助眠，桃仁、丹参活血化瘀解毒，祛癌毒之邪瘀结于体内的瘀血，再加抗癌解毒药清热解毒，佐以顾护脾胃之品防清热解毒药的寒凉之性。二诊时患者出现眩晕，徐教授认为肺癌患者属年老体虚者居多，而肾藏精，为先天之本，年老体虚者进入天癸渐衰阶段，且久病及肾，导致肾精不足，予旱莲草、生熟地、黄精加强滋阴补肾生髓功效，旨在补肾益精。

（金贵玉）

2. 精气两亏型

医案 1： 丁某，男，72 岁。2009 年 12 月 22 日初诊。

患者因咳嗽、咳痰半年余，2009 年 11 月就诊于上海市某专科医院，肺 FDG 显像："双肺野多发斑块高度异常放射性浓聚灶，考虑恶性病变"。遂行胸水引流术，引流黄色胸水 2400mL，胸水中找到腺癌细胞。2009 年 11 月 24 日胸部 CT：①左肺上叶肺癌可能；②右肺上叶磨玻璃结节，转移可能；③左侧胸腔积液，左肺部分不张。2009 年 11 月 24 日行 NP 方案化疗 1 个疗程，化疗后白细胞最低至 $2.9 \times 10^9/L$。本次因化疗后乏力明显，望减轻后续化疗反应，至徐教授处就诊。

刻诊：乏力明显，腰酸腿软，恶心，反酸，咳嗽，白痰，纳欠佳，二便尚调，夜寐安。舌红苔白腻，脉细弱。

中医诊断：肺癌（精气两亏兼湿热中阻）。

西医诊断：支气管肺癌，原发性，周围型，腺癌左肺上叶，双肺转移左侧恶性胸腔积液，$C-T_4N_2M_1$ Ⅳ期。

治法：益气养精，清热化湿和胃。

方药：抗瘤减毒方加木香 9g，乌贼骨 15g，煅瓦楞 15g，姜半夏 9g，陈皮 9g，瓜蒌仁（打）30g，枳实 12g，水蛭 6g，炒谷芽 30g，炒麦芽 30g。

患者后于 2009 年 12 月 25 日、2010 年 1 月 22 日、2010 年 2 月 24 日继续行 3 个疗程的 NP 方案化疗，期间连续服用中药无中断，化疗副反应症状有所改善。化疗结束后，患者诉乏力、稍咳嗽、痰黏、胃纳平、二便调、夜寐安。舌红苔少，脉细弱。

中医诊断：肺癌（精气两亏）。

西医诊断：支气管肺癌，原发性，周围型，腺癌，左肺上叶，双肺转移左侧恶性胸腔积液，C-T$_4$N$_2$M$_1$ IV 期。

治法：益气养精，抑癌解毒。

方药：肺岩宁方加杏仁 9g，鱼腥草 30g，川芎 15g，炒谷芽 30g，炒麦芽 30g，大枣 3 枚。

患者服药后症情平稳，3 月左右来院诊治，目前健康生存 7 年余。

按：患者年事已高，本身存在肾气不足，肾精亏耗的体质基础；且久病及肾，加之化疗易伤精耗气，损伤脾胃，使精气损害的表现尤为明显；其精不足者，则脊髓空虚，而见腰膝酸软；其气不足者，则运化失司，四肢不荣，而见神疲乏力、纳谷不馨；"肾藏精，主骨生髓"，肾精受损则见骨髓抑制；"脾胃为水谷之海"，脾胃受损，则中焦运化不利，胃失和降，而见纳呆口苦、恶心呕吐。根据中医辨证，此属精气亏损，兼有湿热中阻之证。治拟益气养精为主，兼清热化湿和胃。故初诊使用抗瘤增效方，运用补肺益肾、益气养精的黄芪、黄精、灵芝配伍运脾健胃、燥湿合中的制苍术、姜川黄连，一方面补益精气而又畅达气机，另一方面顾及脾胃之气，以达补后天而养先天的目的。在临床上，通过改善患者体质，防治化疗可能产生的不良反应，达到"减毒"的效果；同时通过提高机体免疫，增强抗癌能力，起到"增效"的作用。复诊时化疗结束，治拟益气养精，抑癌解毒，予肺岩宁方加味，经治疗患者症状改善，病情平稳。

（蔡玥娇）

医案 2：张某，男，63 岁。2007 年 11 月 6 日初诊。

患者 2006 年 2 月胸部 CT 示：左肺上叶肺动脉旁占位。2006 年 3 月行同期放化疗，DT 40Gy/20fx、NP 化疗 1 个疗程。复查胸部 CT 示病灶较前缩小，2006 年 4 月 25 日行左肺上叶切除术。痰液涂片：找到癌细胞，鳞型。术后于 2006 年 5 月 31 日行原瘤床＋纵隔放疗 1 个疗程，DT 24 Gy /12fx。先后行 NP 化疗 4 个疗程，末次化疗时间：2006 年 9 月 22 日。2006 年 11 月发现右锁骨上淋巴结肿大，穿刺病理示：鳞癌。2006 年 11 月 17 日行 TP 方案 1 个疗程，2006 年 11 月 22 日起针对右锁骨上淋巴结行放疗，DT 36Gy /18fx。2007 年 2 月 1 日行 PET/CT 示：左上肺癌术后，肝区放射性分布欠均匀。此次因乏力严重来徐教授门诊进行中医治疗。

刻诊：乏力，纳一般，二便调，寐可。舌淡红苔薄白，脉细。

中医诊断：肺癌（精气两亏）。

西医诊断：支气管肺癌，原发性，周围型，左上叶，左上肺叶切除术后，鳞癌，P-$T_2N_3M_0$ Ⅲ b 期。

治法：益气养精，解毒散结，佐以理气畅中和胃。

方药：肺岩宁方去干蟾皮，加鸡内金 12g，炒谷芽 30g，炒麦芽 30g，八月札 15g。

连服 1 月，症状改善。继服原方加味治疗。患者基本上 2 月左右来院诊治一次。目前已健康生存达 10 年之久。

按：患者初诊来时乏力，纳一般，二便调，寐可。舌淡红苔薄白，脉细。中医认为肺癌大都存在正气亏损、阴阳两虚的基础，加之化疗药物进一步损伤脾胃，脾胃虚衰以致气血生化乏源，更使正气亏虚、气血瘀滞，病症经久不愈。患者因化疗后以及疾病本身致使体内正气不足，气血不能正常运化，精气两亏，正气虚而外邪乘虚入内，瘀热湿毒与外邪互结于体内，日久而成此证，精气亏虚而见舌红、苔白、脉细。初治益气养精，解毒散结，佐以理气畅中和胃，药后病情改善，虽病情仍在进展，但脾胃功能明显好转。脾为后天之本，气血生化之源，精与气的生成依赖脾之运化。四诊合参即可辨证为"精气两虚"。由于本患者肺岩的病机以精气虚损为本，痰瘀阻滞为标，虚实相互促进为患，所以治疗上一方面要谨守补虚的原则，另一方面还必须同时兼顾泻实之则。补虚当分辨阴阳气血，以阴中求阳、阳中求阴、兼顾阴阳平衡的基本原则。泻实当分瘀血痰浊气结，辨别因寒因热，总以益气养精为基本原则。而虚实之间也因随病程的不同有轻重缓急之别，所以补泻主次之分需要灵活机动，以解毒散结，不可始终墨守一规。予治拟益气养精、解毒散结，佐以理气畅中和胃，症状改善。

（杨鹭）

医案 3：黄某，男，60 岁。2009 年 1 月 21 日初诊。

患者 2001 年 10 月体检发现左肺空洞，上海市某专科医院诊断为"左肺上叶结核空洞"，予抗结核治疗。2003 年 3 月复查发现左肺占位较前发展，故于 2003 年 3 月 31 日于该院行手术切除，术后病理示：左上叶腺癌，Ⅰ～Ⅱ级。术后行 TP 方案（紫杉醇 300mg，第 1 天；顺铂 40mg，第 1～3 天）化疗 6 次。2005 年 7 月复查发现双肺多发结节，于某医院行 γ 刀治疗 7 次，并行 TP 方案化疗。2005 年 8 月发现脑转移，于华山医院行 γ 刀治疗。2006 年肺转移灶进展。2007年9月起口服吉非替尼（250mg，每日1次）治疗。2008年1月23日肺科医院复查胸部CT示：双肺肺转移灶较2007年9月减少。2008年6月复查脑CT未见明显占位。2009年1月13日胸CT示两肺小结节与前片相似。

刻诊：乏力，咳嗽，痰少色白，偶头晕不适，偶恶心，胃纳一般，寐欠安，二便调。舌淡红，苔薄白，脉细。

中医诊断：肺癌病（精气两亏）。

西医诊断：支气管肺癌，原发性，周围型，左肺上叶，左肺癌术后，腺癌，P–$T_1N_2M_0$，r–$T_0N_0M_1$（双肺、脑）。

治法：益气养精，软坚散结，兼以祛痰。

方药：党参15g，生黄芪30g，白术12g，茯苓15g，生薏苡仁30g，石上柏30g，黄精30g，山茱萸15g，仙灵脾15g，扁豆30g，北沙参15g，怀山药30g，夜交藤30g，灵芝15g，鸡内金12g，枇杷叶9g。

上方连服1个月后，患者自觉乏力有好转，故予原方加减续服，门诊定期随访。

二诊（9月23日）：患者乏力较前减轻，无明显咳嗽咳痰，胃纳可，寐尚安，小便调，大便偏溏。舌淡红，苔薄白，脉细。

原方去枇杷叶、夜交藤、灵芝，加石见穿30g，蛇六谷30g，蔻仁6g，诃子15g，赤石脂15g。患者服用2周后，大便无明显溏薄，再予2周巩固，后定期于门诊调整处方。

三诊（2010年2月5日）：乏力减轻，胃纳可，寐尚安，二便调。舌淡红，苔薄白，脉细。原方加菟丝子24g，黄柏6g，金樱子30g。

患者长期于门诊随访，继服原方加味，病情稳定。

按:《难经·论五脏积病》中描述，肺之积名曰："息贲……

久不已，令人洒浙寒热，喘咳，发肺痈。"肺癌是整体疾病的局部表现，整体属虚，为气血阴阳不足，精气亏虚；局部属实，为癌毒结聚，久踞胸中，发为癌肿。该患者年老体弱，禀赋不足，长期操劳致使体内正气不足，加之手术、化学、放射疗法耗气伤精，《医宗必读》有云："积之成者，正气不足，而后邪气踞之。"精气亏虚，外邪乘虚而入，痰浊与外邪交结，凝聚体内。"正气存内，邪不可干"，当机体正气亏虚，阴阳失调，气血运行不畅时，则无力驱邪外出；痰瘀互结，气机逆滞，升降失调，又进一步加剧了正气的耗损。《素问》"邪之所凑，其气必虚"即表明，正气不足，易遭邪侵，邪气侵袭滞留，易导致正气耗伤，日久而成精气两亏之证，舌淡红苔薄白，脉细，俱为佐证。《素问》云"夫精者，身之本也"，精气是构成人体和维持人体生命活动的最基本物质，因而精气亏虚易至乏力、头晕等症状；"肺为气之主，肾为气之根"，肺虚宣肃无权，肾虚而不纳气，故而出现咳嗽、咳痰；肾精不足，脾胃失养，运化失司，故胃纳一般，偶有恶心；肾藏精，具有贮存、封藏精气的功能，用药应补养肾精，以"益气养精"为法。患者全身多处转移，为邪毒未清，痰瘀热毒交阻，随气血运行于周身各处，结而为块，亦不可忽视"软坚散结"。故而初诊时应以益气养精、软坚散结，兼以祛痰为治疗法则。党参为补气之品，《本草从新》谓其"补中益气，和脾胃，除烦渴"，生黄芪为补气要药，《名医别录》谓之"补丈夫虚损，五劳羸瘦"，张元素《珍珠囊》指出"黄芪甘温纯阳，其用有五：补诸虚不足，一也；益元气，二也"，党参、生黄芪与白术、茯苓合用，化裁自四君子汤，发挥益气健脾之功效。石上柏清热解毒，散结抗肿瘤。黄精"补诸虚……填精髓"，山茱萸补肝肾、涩精固脱，仙灵脾补肾壮阳、强筋骨，二药配合黄精，寓"阴中求阳""阳中求阴"之义，阴阳并补。灵芝，《本草纲目》载赤芝"益心气，补中，增智慧，不忘"，紫芝"利关节，保神，益精气，坚筋骨，好颜色"，该方灵芝、生黄芪、黄精并用，补肾生髓，益气养精扶正，寓补于攻，兼祛其邪。白扁豆、怀山药益气健脾止呕，鸡内金顾护胃气；患者咳嗽少痰，予枇杷叶止咳化痰；失眠，予夜交藤宁心安神助眠。

二诊时患者乏力较前减轻，无明显咳嗽咳痰，寐尚安，原方去枇杷叶、夜交藤、灵芝，加石见穿、蛇六谷增强软坚散结、抗肿瘤之功效。患者大便偏溏，予蔻仁、诃子、赤石脂涩肠止泻。

三诊时患者乏力减轻，加菟丝子补肝肾、益精髓，金樱子顾护肾气，黄柏清下焦湿热。

（钦敬茹）

3. 肺脾气虚

医案 1：李某，男，63 岁。2011 年 6 月 10 日初诊。

2010 年 12 月 29 日胸部 CT 增强：右肺下叶支气管周缘可见 1 枚软组织肿块影，约 40mm×50mm，右肺下叶可见散在小斑片状模糊影，右侧锁骨上、纵隔内及右肺门可见肿大淋巴结，2010 年 12 月 31 日支气管镜示气管及支气管通畅，未见新生物，右侧主支气管未见新生物，右肺下叶管口新生物完全堵塞，病理示考虑复合性小细胞癌，复合肿癌瘤或分为腺泡型腺癌。确诊为右下肺复合性小细胞癌，未行手术治疗，化疗 6 次，方案为 EP 方案，末次化疗 2011 年 6 月。2011 年 2 月起放疗共 30 次，末次时间为 2011 年 3 月 21 日。2011 年 5 月 31 日 B 超示：双侧锁骨上、腹股沟淋巴结。

刻诊：怕冷，纳谷可，大便调，脉细，苔少舌质红。

中医诊断：肺岩（肺脾气虚）。

西医诊断：支气管肺癌，原发性，周围型，右肺下叶复合性小细胞癌。

治法：益气健脾，温阳解毒。

方药：党参 15g，白术 12g，茯苓 15g，杏仁 9g，丹参 15g，鱼腥草 30g，石见穿 45g，石上柏 45g，蛇六谷 30g，八月札 15g，黄精 30g，灵芝 30g，仙灵脾 15g，生黄芪 30g，鸡内金 12g，炒谷芽 15g，炒麦芽 15g。

二诊（9 月 11 日）：患者症见耳鸣，纳可，大便调，不怕冷。舌质淡红苔少，脉细。

治法：益气健脾，温阳解毒。

方药：党参 15g，白术 12g，茯苓 15g，杏仁 9g，鱼腥草 30g，石见穿 45g，石上柏 45g，蛇六谷 30g，黄精 30g，灵芝 30g，仙灵脾 15g，生黄芪 30g，丹参 15g，八月札 15g，鸡内金 12g，干蟾皮 9g，灵磁石 30g，炒谷芽 15g，炒麦芽 15g。

患者继服原方加减数年，症状明显好转，每 2 个月进行复诊。现患者生活如常人，现已生存 6 年。

按：小细胞肺癌恶性程度高、进展快、易转移、中位生存期短，对放、化疗敏感，但是放化疗后患者易骨髓抑制，毒副反应大，影响生活质量。中医诊断为肺岩，患者怕冷，鉴于多次放化疗，辨证为肺脾气虚、热毒内生。徐教授注重顾护脾胃，健脾和胃之法贯彻始终，脾乃后天之本，气血生化之源，正气存内之根本，古有云"留得一分胃气，便有一分生机"。治以益气健脾、温阳解毒，初诊方中党参、茯苓、白术益气健脾，杏仁、鱼腥草宣肺，重用石见穿、石上柏、蛇六谷清热解毒抗癌，黄精、灵芝补肺益精，生黄芪益肺气，仙灵脾温阳补肾，丹参活血祛瘀，八月札、鸡内金、炒谷麦芽调和脾胃理气，共奏益气健脾、温阳解毒之功效。二诊中患者怕冷症状消失，出现耳鸣，予灵磁石重镇安神，干蟾皮增加清热解毒抗癌的作用，以免发生转移，巩固疗效。

（金贵玉）

医案 2： 许某，女，55 岁。2009 年 4 月 20 日初诊。

现病史：患者 2009 年 3 月 16 日至上海市某专科医院行胸部 CT 示"双肺散在小结节影，右肺上叶前段见一结节影，右肺下叶实变影，形态不规则，密度不均。右侧胸腔积液，胸膜增厚，右肺下叶受压部分肺不张，纵隔淋巴结肿大"。2007 年 3 月 17 日行右侧胸水引流术，共引出血性胸水约 2000mL，胸水内找到腺癌细胞。2009 年 3 月 20 日查胸部 CT 示"右肺上叶结节，右肺下叶间胸膜散在小结节，考虑肺癌伴转移可能，肺门纵隔部分淋巴结肿大，右侧胸腔积液"。患者于 2009 年 3 月 24 日行 GP 方案（吉西他滨 2.0+顺铂 120mg）化疗 1 次。患者因右侧胸部闷痛不适，乏力明显，至徐教授门诊行中医治疗。

刻诊：右侧胸部闷痛不适，乏力，偶咳少痰，胃纳欠佳，大便每日 2 次，质稀，夜寐欠安。舌红，苔白腻，脉细。

中医诊断：肺岩（肺脾气虚）。

西医诊断：支气管肺癌，原发性，周围型，右肺上叶，腺癌，肺门及纵隔淋巴结转移，两肺转移 C-$T_4N_2M_1$ IV 期。

治法：益气健脾，解毒散结。

方药：四君子汤加减：太子参 15g，白术 12g，茯苓 15g，杏仁 9g，瓜蒌皮 15g，枇杷叶 9g，八月札 15g，木香 9g，生薏苡仁 30g，生黄芪 30g，北沙参 15g，天冬 12g，麦冬 12g，丹参 30g，鸡内金 12g，制首乌 15g，炒谷芽 30g，炒麦芽 30g，板蓝根 30g，猫人参 30g。

上方服用 14 剂。

二诊（5 月 20 日）：患者 2009 年 4 月 23 日行 NP 方案（长春瑞滨 40mg，第 1 天、第 8 天；顺铂 40mg，第 1～3 天）化疗 1 次，患者食欲不振，纳少，时有恶心呕吐，口干，口苦，仍右侧胸部闷痛不适，乏力，偶咳少痰，便调。舌红，苔少，脉细。拟清热化湿和胃：姜川连 6g，木香 9g，八月札 15g，枳壳 15g，姜半夏 15g，姜竹茹 9g，瓜蒌仁 30g，瓜蒌皮 15g，杏仁 9g，延胡索 30g，炙鸡内金 12g，炒谷芽 15g，炒麦芽 15g，柴胡 12g。

上方服用 28 剂。

三诊（9月11日）：患者 2009 年 8 月 4 日查胸部 CT：①右下肺癌，下叶部分不张，右肺多发转移瘤；②右侧少量胸水；③纵隔多发淋巴结肿大；④心影增大。患者分别于 2009 年 5 月 28 日、2009 年 7 月 1 日继续行 NP 方案（长春瑞滨 40mg，第 1 天、第 8 天；顺铂 40mg，第 1～3 天）化疗 2 次，患者乏力、胸闷痛较前好转，右肋下不适，纳可，大便调，寐安。舌淡苔薄脉细。治拟健脾止呕：杏仁 9g，瓜蒌皮 15g，旋覆花 9g，佛手 12g，藿梗 15g，苏梗 15g，枳壳 15g，荜澄茄 9g，丹参 15g，瓜蒌仁（打）30g，炙鸡内金 12g，炒谷芽 30g，炒麦芽 30g，猫人参 30g，北沙参 15g，麦冬 12g，知母 9g，姜半夏 15g。

上方服用 28 剂。

四诊（11月18日）：患者 2009 年 9 月 16 日行 NP 方案（长春瑞滨 40mg，第 1 天、第 8 天；顺铂 40mg，第 1～3 天）化疗 1 次，右胸、右肋骨阵发疼痛，腰背部强板不适，口角溃疡，胸闷，可平卧，胃纳可，二便调，夜寐欠安。舌红剥苔，脉细。治拟益气养精，解毒散结：北沙参 15g，太子参 15g，生黄芪 15g，天冬 12g，麦冬 12g，杏仁 9g，瓜蒌皮 15g，鱼腥草 30g，水蛭 15g，白花蛇舌草 45g，板蓝根 30g，猫人参 30g，龙葵 30g，地龙 15g，枸杞子 15g，丹参 30g，陈皮 9g，薤白 6g，牛膝 15g，鸡内金 12g，延胡索 15g。

患者用中医药联合化疗不仅延长了生存时间，而且改善了生活质量。

按：徐教授提出肿瘤治疗过程中"扶正"与"祛邪"相结合的原则。根据化疗的不同时期，辨证采用中药辅助化疗，发挥中医药与化疗药物的综合作用，减轻化疗药物的毒副作用，提高疗效。由于癌症患者在化疗期间伴随着化疗药物对机体生理功能的损伤，其毒副反应的主要病机为精气亏损、气血损伤及脾胃失调等，因此化疗期间的治疗原则以扶正为主，即益气养精、补气养血、健脾和胃。出现湿热证时可酌情增加清热化湿和胃之剂，通过中医扶正为主，即补益精气、健脾和胃、清热化湿法治疗，能有效地防治这些毒副反应，增强抗癌能力，改善患者体质，促进机体恢复阴阳平衡。

化疗结束后，机体功能逐渐恢复，体内癌细胞也逐渐活跃，肿瘤开始恢复生长。癌细胞在体内的存在生长是肿瘤病情发展恶化的根本原因，由于肿瘤细胞具有代谢迅速、侵袭转移的特征，不断地损伤机体正气，导致人体正气亏虚。就肺癌而言，可表现为神疲乏力、形体消瘦、腰膝酸软、少气懒言、头晕耳鸣、气短而喘或痰中带血、口干咽燥或自汗盗汗等症状。徐振晔教授认为肺癌的病因病机主要是邪毒聚积、精气亏虚所致的阴阳失调。扶正祛邪、标本兼治是治疗肺癌的基本原则。肺癌晚期以邪实正虚为主，治宜祛邪扶正，采用益气养精、解毒散结治法。化疗后应把抗癌扶正的原则贯穿肺癌治疗的全过程。尤其对晚期癌症患者，在治疗时一方面用大量益气养精补肾中药扶正，一方面用抗癌解毒中药祛邪。本病例正是遵循了扶正祛邪的原则。

（徐祖红）

二、乳腺癌医案

医案 1：刘某，女，58 岁。2011 年 10 月 10 日初诊。

2011 年 3 月 1 日患者行左乳癌改良根治术，术后病理：浸润性导管癌，Ⅲ级，左腋下淋巴结（1/27）＋；免疫病理：E-cad（＋）、MDR（＋）、CK141（＋）、CAM52（＋）、TopoII（＋）P450（＋），2011年3月12日至2011年7月（艾素＋环磷酰胺）共6次，2011年10月8日B超示右乳瘤样增生结节。舌质红苔少黄腻，脉细弱。

刻诊：左上肢疼痛，午后不热，口苦，矢气稍多，咽痛，偶咳嗽，有痰，稍烦躁，大便少结。

中医诊断：乳岩（肝气郁滞）。

西医诊断：左侧乳腺癌。

治法：疏肝理气，软坚散结。

方药：柴胡15g，八月札15g，制香附9g，夏枯草15g，泽泻15g，石见穿30g，蛇六谷30g，生牡蛎30g，瓜蒌皮15g，赤芍15g，川黄连6g，枳壳12g，杏仁9g，黄芩15g，枇杷叶9g，生黄芪30g，鸡内金12g，炒谷芽30g，炒麦芽30g。

二诊（12月12日）：咳嗽，痰少，纳谷少，口苦，盗汗。舌质红苔少，脉细。治以疏肝理气，滋阴软坚散结：柴胡15g，八月札15g，制香附9g，夏枯草15g，木香9g，石见穿30g，蛇六谷30g，生牡蛎30g，瓜蒌皮15g，桃仁9g，川黄连6g，枳壳12g，杏仁9g，黄芩15g，仙灵脾15g，枇杷叶12g，生黄芪30g，知母12g，白花蛇舌草30g，鸡内金12g，炒谷芽30g，炒麦芽30g。

患者连续服用2个月后，症状明显改善，继服原方加减，患者每2月进行就诊。现已生存6年。

按：乳腺癌是目前全世界女性癌症发生率最高，死亡率第二的恶性肿瘤。乳腺癌属中医乳岩范畴，癌症病机是脏腑气血阴阳失调。此案患者烦躁，女性乳房属肝经，肝气喜条达，故肝气易郁滞，而且患者属于中年女性，易肝肾亏虚，故方用柴胡舒肝散加减。初诊时，用柴胡、八月札、制香附疏肝理气止痛；夏枯草、生牡蛎、瓜蒌皮软坚散结行气，石见穿、蛇六谷清热解毒抗癌；患者矢气较多、口苦，用川黄连、枳壳、黄芩理气、清热利湿；咳嗽有痰，予杏仁、枇杷叶宣肺止咳；泽泻、赤芍清虚热，又凉血；生黄芪补脾肺之气，即走表，又走里；鸡内金、炒谷麦芽调和脾胃。共奏疏肝理气，软坚散结之功效。二诊时患者仍咳嗽，加大枇杷叶用量以宣肺止咳，加用白花蛇舌草提高清热解毒之效，患者盗汗，舌质红苔少，脉细，予知母滋阴清热；纳谷少，予木香调理脾胃之气；佐少量桃仁活血，仙灵脾平补肾阳。

（金贵玉）

医案 2：黄某，女，67 岁。2009 年 12 月 14 日初诊。

患者 1997 年体检时发现右乳房肿块，遂在上海某综合医院行手术切除，后行化疗 3 次，末次化疗时间为 1997 年 9 月。此后定期门诊复查。2009 年 6 月患者无明显诱因出现咳嗽、胸痛，2009 年 6 月 12 日于该医院骨扫描示"胸骨柄中段病变"。2009 年 6 月 25 日查胸骨 MRI 示"右乳癌术后，胸骨及右侧前胸壁异常信号伴局部软组织肿块形成，转移性肿瘤首先考虑"。遂予弗隆内分泌治疗。此次因乏力、胸痛明显来徐教授门诊处寻求中医治疗。

刻下：咳嗽少痰，偶有头晕，胸痛，乏力，纳可，二便调，寐尚安。舌质暗，苔薄白，脉细。

中医诊断：乳岩（肾阴亏虚，阴虚火旺，络脉瘀阻）。

西医诊断：右乳癌术后骨转移。

治法：滋肾泻火，益气化瘀，通络止痛。

方药：玄参 15g，北沙参 15g，天冬 12g，麦冬 12g，川石斛 15g，生地 15g，女贞子 15g，丹参 30g，干蟾皮 9g，山慈菇 15g，石见穿30g，蛇六谷30g，蜂房9g，木香6g，川芎9g，水蛭3g，杏仁9g，鱼腥草30g，枇杷叶12g，徐长卿30g，炙鸡内金12g。

二诊：上方连服1周，胸痛、乏力较前稍有改善，牙龈肿通，胃纳一般，大小便可，夜寐欠佳，患者舌红苔白腻，脉细。处方：生黄芪30g，山茱萸12g，生地30g，蜂房9g，石见穿30g，蛇六谷30g，黄柏9g，知母15g，制香附9g，八月札15g，仙灵脾15g，玄参30g，牡丹皮12g，地骨皮18g，水蛭6g，透骨草30g，炙鸡内金12g，炒谷芽30g，炒麦芽30g。

三诊：上方加减治疗2月余，患者一般情况可，乏力，时有胸背痛，咳嗽，痰白，纳可，二便调，寐尚安。舌质暗苔薄白，脉细。方药：生黄芪30g，山茱萸12g，生地15g，蜂房9g，石见穿30g，蛇六谷30g，黄柏9g，知母15g，制香附9g，八月札15g，鱼腥草30g，板蓝根15g，杏仁12g，枇杷叶12g，金荞麦根30g，川芎15g，鸡内金12g，炒谷芽30g，炒麦芽30g。

此后患者基本1个月左右来徐教授门诊随访1次，生活质量得到改善。目前健康生存达20年之久。

按：本例为晚期乳腺癌、骨转移患者。骨转移属中医"骨痹"范畴，《素问·痹论》曰："肾主骨，生髓，其充在骨。""病久入深，营卫之涩行，经络时疏，故不通。"该患者正气大衰，而邪气残存。徐教授认为，本证属虚实夹杂之证。患者久病及肾，络虚不荣，骨失所养，故不荣则痛；又久病入络，脉络瘀阻，不通则通。故治当虚实兼顾，补肾滋阴泻火，化瘀通络止痛。拟乳岩宁方加减。

乳岩宁方以知柏地黄丸为基础加减，是徐教授治疗乳腺癌的经验方。乳腺癌好发于绝经前后妇女，常有更年期症状。《素问》曰：女子七七四十九岁、男子八八六十四岁，天癸竭。"天癸竭"，即肾气衰退，精气亏耗之意，故患者表现为神疲乏力、头晕、腰膝酸软等精气亏虚，余毒未清之证。据此治拟滋阴泻火、益气解毒，方中生熟地、山茱萸、川续断补肾养阴，阴虚有火予知母、黄柏泻虚火。生黄芪，甘，微温，为"补气诸药之最"（《本草求真》）。方中石见穿、蛇六谷、白花蛇舌草解毒散结消肿，为徐教授治疗乳腺癌常用经验中药组合，石见穿败毒抗癌、活血化瘀、解毒散结，《本草纲目》云其："主骨痛，大风，痛肿。"通过扶正与攻癌相结合，调整体内阴阳平衡，从而防止肿瘤复发转移。

（徐祖红）

三、肝癌医案

医案 1：李某，男，49 岁。2008 年 4 月 30 日初诊。

患者 2007 年 4 月体检时 B 超发现肝占位，遂于 2007 年 5 月 9 日于某综合医院行"肝癌切除术＋胆囊切除术＋DDS 泵植入术"，术后病理：原发性肝细胞肝癌，中分化，结节性肝硬化。2007 年 4 月 27 日（术前）行 TACE+TAE 治疗 1 次，7 月 30 日又在当地某医院行介入治疗 1 次（表阿奇霉素 40mg+5 氟尿嘧啶 1.0g）。分别于 6 月 21 日、7 月 19 日、9 月 13 日、10 月 18 日行 4 次泵内化疗（5- 氟尿嘧啶 0.5mg ＋丝裂霉素 6mg）。患者术后反复乏力，2007 年先后于我科经华蟾素、胸腺肽等治疗 4 次后乏力减轻。期间检查白细胞持续偏低，最低 1.8×10^9/L。2008 年 4 月 15 日于当地某医院行上腹部 CT 示：肝脏术后改变，肝周少量腹水，脾肿大。近 1 月来患者反复出现乏力，为进一步诊治收入我科，为进一步诊治而收住。本次发病以来，患无呕血、黑便等症。

刻诊：气虚乏力，面色少华，右胁区偶有隐痛，便溏，夜寐欠安。舌淡红，苔少，脉弦。

中医诊断：肝癌（气阴两虚）。

西医诊断：原发性肝癌术后，肝介入后。

治法：益气养阴，解毒散结。

方药：肝岩舒方去干蟾皮，加生地30g，炒谷芽30g，炒麦芽30g，炙鸡内金12g，牛角鳃30g，山茱萸12g，炙山甲9g，炙鳖甲9g。

上方服用14剂，500mL水煎，日1剂，早晚温服。

二诊时，患者乏力缓解，腹部水肿未有缓解，时有口干，伴午后低热。舌红，苔少，脉细。方药：肝岩舒方，七叶一枝花改用30g，加生薏苡仁30g，生地30g，黄柏6g，鸡内金12g，牛角鳃30g，石斛15g。上方服用14剂，500mL水煎，日1剂，早晚温服。

三诊（2009年9月28日）：患者一般情况可，胃纳不佳。予肝岩舒方去干蟾皮，生地用30g，加枸杞子15g，炙山甲6g，炙鳖甲6g，扁豆30g，牛角鳃30g，花生衣9g，丹参30g，首乌15g，川芎15g，赤芍15g。上方服用14剂，500mL水煎，日1剂，早晚温服。

按：《内经》认为肿瘤是由"邪气居其间"而引起，华佗认为肿瘤的发病与"蓄毒"有关。"夫痈疽疮肿之所作也，皆五脏六腑蓄毒之不流则生矣，非独营卫壅塞而发者也"（《中藏经·论痈疽疮肿第四十一》）。结合西医学对肿瘤的认识，徐教授认为肺癌是由癌毒侵袭于肺而发生于肺部的癥积，随癌肿大小及阻滞部位等的差异，可表现出咳嗽、咯痰、气喘、胸痛、发热、咯血、消瘦、疲劳等症状。《杂病源流犀烛》所云："邪积胸中，阻塞气道，气不宣通，为痰、为食、为血，皆得与正相搏，邪既胜，正不得而制之，遂结成形而有块。"说明肝癌多因湿热邪毒，虫蛊、酒毒为害日久所致，气滞、血瘀、湿热、痰湿、热毒等结为有形之邪，酿生癌毒，癌毒与有形之邪结于肝脏，逐渐蓄积而发病。患者术后正气衰弱，加之化疗4个疗程，人体正气进一步受损，正不胜邪，病情进展。初诊时，患者舌淡红，苔少，脉弦。证属肺积之气阴两虚，治疗当益气养阴、解毒散结，故徐教授认为肺岩宁方中四君子汤可以起到健脾益气的功效；配合生地、黄芪、黄精、灵芝等益气养阴，扶其虚损；石见穿、石上柏、蛇六谷祛其邪毒，因为癌毒阻肺为致病之根，癌毒伤正为病变之源，癌毒走注为传变之因。治疗肺癌要重视消除癌毒药物的运用。然而癌毒是日积月累经久而成，非朝夕之功，应用攻毒药物要图缓攻，切忌急功近利，防太过伤正气，正伤不能运化，而邪反固，故去干蟾皮防治损伤正气。牛角腮止血化瘀，炒谷麦芽、炙鸡内金健脾消食。二诊时，患者阴虚症状加重，水肿未消肿，予生薏苡仁利水消肿，生地黄、黄柏、石斛滋阴。三诊时，患者症情平稳，脾胃消化功能较弱，肝脾木土相乘，肝气郁结，必致脾运受伤，应时时顾护脾胃，故予白扁豆治疗脾胃虚弱，花生衣消肿，丹参补益气血治疗肝郁气滞，赤芍活血。后患者一直以此方为基本方加减，服药1年来病情稳定。

（王雯珺）

医案 2：郁某，男，48 岁。2008 年 2 月 11 日初诊。

患者乙肝肝硬化病史多年，于 2006 年 6 月体检时发现 AFP 升高，查 CT 示"肝方叶 4×4cm 占位。"遂于 2006 年 6 月 27 日在上海市某肝胆专科医院行肝方叶肿瘤切除术＋胆囊切除术，术中门静脉未及癌栓，术中顺利。术后病理示：肝细胞癌。2006 年 8 月于上海当地某医院行介入治疗 1 次。2006 年 11 月 22 日复查上腹部 CT示：①肝癌术后改变，未见明显复发及转移征象；②肝硬化；门脉高压；脾大；胃底及食道下段轻度静脉曲张。2007 年 3 月复查上腹部 CT 示：肝癌术后改变，部分肝内胆管轻度扩张，脾脏肿大，胆囊切除。近半月自觉乏力明显，故至我科门诊寻求中医药治疗。

刻诊：乏力，纳可，二便尚调，寐安。

中医诊断：肝癌（肝郁脾虚）。

西医诊断：原发性肝癌，肝方叶肿瘤切除术后，肝细胞癌，乙肝后肝硬化。

治法：疏肝健脾，益气养精，解毒散结。

方药：肝岩舒方加减：炒党参15g，炒白术9g，茯苓15g，生薏苡仁30g，半枝莲30g，岩柏30g，干蟾皮9g，七叶一枝花15g，八月札15g，枳壳15g，砂仁9g，蔻仁9g，柴胡15g，生黄芪30g，扁豆30g，怀山药30g，灵芝30g，川续断30g，仙灵脾15g，鸡内金12g。

患者长期服用肝岩舒方加减，病情稳定。2008年9月3日复查上腹部CT示①肝癌术后改变，未见明显复发及转移征象；②肝硬化；门脉高压；脾大；胃底及食道下段轻度静脉曲张，胆囊切除。2009年3月，患者出现肝区不适、乏力，纳可，二便尚调，夜寐安。舌淡苔少腻，脉细。查腹部MRI示：肝癌术后、胆囊术后改变，肝多发小囊肿可能大，建议结合超声，脾大。予更改治法及方药。

治法：益气养精，解毒散结，行气活血，清热利湿。

方药：肝岩舒方加减。生黄芪改用50g，加丹参30g，延胡索30g，金铃子9g，扁豆30g，砂仁6g，蔻仁6g，郁金15g，虎杖9g。

2009年9月21日复查上腹部CT示：肝癌术后改变；肝右叶多发小低密度灶，请与老片对照；肝硬化表现，脾大；胆囊结构显示不清。至我院查上腹部MRI示：结合病史肝癌术后改变，肝硬化、脾大，肝脏多发小囊肿，胆囊结构不明确，总胆管扩张。肝区仍胀痛，伴有乏力，纳可，二便尚调，夜寐安。舌淡红，苔稍腻，脉细。予调整处方，上方加怀山药15g、木香9g。

此后患者长期口服中药，随访至今，病情稳定，肝区不适及乏力显著改善。

按：患者肝恶性肿瘤术后，徐振晔医师以肝岩舒方为基础，灵活加减变化，该方扶正祛邪并举；以黄芪、党参、灵芝等益气养精，充实精气，先安未受邪之地，又以岩柏、干蟾皮、白花蛇舌草、八月札等抑癌解毒，使癌毒无力自壮，无法侵及他处。其中八月札既有抗癌功效，又可疏肝行气，与金铃子等搭配改善肝区不适症状，辨病、辨证兼顾，为肝癌要药。

（吴时礼）

医案 3：夏某，女，70 岁。2011 年 9 月 22 日初诊。

患者 2011 年 6 月因右上腹部阵发性胀痛不适，于外院行上腹部增强 CT：原发性肝恶性肿瘤伴肝内转移，AFP：60.89ng/mL，查体：巩膜无黄染，肝脏右侧肋下、剑突下未及肿大，当时诊断为原发性肝恶性肿瘤伴肝内转移，因无手术指征，患者于上海东方肝胆医院行介入栓塞治疗 TACE 术 2 次，2011 年 9 月 15 日行肝功能检查：TB 21.4umol/L，ALT 158.9U/L，AST 129.1U/L；肿瘤标志物 AFP 39.81ng/mL，CEA 6.53ng/mL，CA199 81.67U/mL，2011 年 9 月 17 日 B 超：肝癌介入术后，肝转移性癌可能，肝多发肝囊肿。患者有慢性乙型肝炎、脑梗塞病史等病史。患者及家属为行中西医结合诊治于 2011 年 9 月 22 日求诊于徐教授处。

刻诊：患者诉右上腹部阵发性胀痛不适，乏力，夜寐不安，偶头晕，胃脘痛，口干饮水，大便每天 1 次，口苦。舌质淡红，苔薄少津，脉细。

中医诊断：肝癌（肝郁血虚脾弱）。

西医诊断：原发性肝癌，肝内转移，介入术后。

治法：益气健脾，疏肝解郁，养血柔肝。

方药：太子参 15g，白术 12g，茯苓 15g，柴胡 9g，桃仁 12g，半枝莲 30g，岩柏 30g，白花蛇舌草 30g，木香 9g，乌贼骨 12g，槟榔 12g，枳壳 12g，黄柏 6g，鸡内金 12g，生地 15g，枸杞子 12g，八月札 15g，丹参 30g，莪术 15g，黄芩 12g，生黄芪 30g，酸枣仁 15g，知母 12g，干蟾皮 9g，北沙参 15g，川黄连 6g。14 剂，后上方裁减，持续服用。

复诊（2012 年 8 月 12 日）：介入栓塞 TACE 术治疗后血常规：WBC 3.41×10^{12}/L，RBC 2.26×10^9/L，Hb 83g/L，PLT 90×10^9/L，上腹部 CT：肝内不均质块。患者病情稳定（SD）。患者诉右上腹部阵发性胀痛不适，胃脘痛，恶心，口苦，大便干结，尿黄赤，舌红苔黄脉细。证系肝郁侮脾，气郁化火。以疏肝解郁，清热和胃为主要治则。处方：柴胡 12g，八月札 15g，枳壳 15g，木香 9g，川黄连 6g，瓜蒌子 30g，黄芩 15g，黄柏 6g，制苍术 9g，川牛膝 9g，生大黄 9g，姜半夏 9g，鸡内金 12g，炒谷芽 30g，炒麦芽 30g。

三诊（2013 年 9 月 26 日）：患者 ALT 125U/L、AST 136U/L，CA199 136ng/mL、CA 5053U/mL，胃镜：胃窦部糜烂，上腹部 CT：肝右叶阴影。患者诉肝区疼痛时做，胃脘作胀，口臭，大便不畅，尿黄，头晕时做，舌质淡红，苔黄腻，脉细。证系湿热内蕴，肝胃不和。以清热利湿，疏肝和胃为主要治则。处方：肝岩舒方加木香 9g，槟榔 12g，川黄连 9g，蒲公英 30g，瓜蒌仁 30g，制大黄 5g，垂盆草 30g，川厚朴 9g，枸杞子 15g，黄柏 9g，鸡内金 12g，炒谷芽 15g，炒麦芽 15g，煅瓦楞 30g。14 剂，水煎服。

四诊（2014 年 9 月 22 日）：肝癌介入治疗后，2014 年 9 月 17 日上腹部 MRI：原发性肝癌伴肝内多发转移，9-15 肿瘤标志物：AFP 39.81ng/mL，CEA 6.53ng/mL，CA199 81.67U/mL，ALT 158.9U/L，AST 129.1U/L，TB 21.4umol/L。患者诉肝区疼痛时做，神寐不安，胸部疼痛，偶头晕，胃痛，口干欲饮，饮水较多，大便稍干结，口苦，舌质淡红，苔薄腻少津，脉细。证系气阴两虚，肝郁化热。以益气健脾，清热利湿，化瘀柔肝为主要治则。处方：太子参 15g，白术 12g，茯苓 15g，柴胡 9g，八月札 15g，丹参 30g，莪术 15g，枸杞子 12g，桃仁 12g，半枝莲 30g，岩柏 30g，白花蛇舌草 30g，干蟾皮 9g，川黄连 6g，黄芩 12g，北沙参 15g，木香 9g，乌贼骨 12g，槟榔 12g，枳壳 12g，生黄芪 30g，酸枣仁 15g，知母 12g，黄柏 6g，鸡内金 12g，生地 15g。14 剂，每日 1 剂，水煎服。

五诊（2015 年 9 月 10 日）：AFP 62.3ng/mL，上腹部 MRI：原发性肝癌，肝内多发转移。患者诉腹鸣，胃嘈杂，口苦，口干少饮，大便干，乏力倦怠，舌质红苔少脉细。证系肝血不足，肝胃不和。以养血柔肝，疏肝和胃为主要治则。处方：太子参 15g，白术 12g，茯苓 15g，八月札 15g，木香 9g，黄连 6g，制香附 9g，半枝莲 30g，岩柏 30g，丹参 15g，生黄芪 30g，白花蛇舌草 30g，灵芝 15g，绞股蓝 15g，女贞子 15g，垂盆草 30g，知母 9g，生地 15g，鸡内金 12g，炒谷芽 15g。14 剂，水煎服，日 1 剂。

六诊（2017 年 2 月 23 日）：患者 2017 年 2 月 20 日查：AFP 63ng/mL，多导联心电图：ST-T 改变，μ 波增高，短阵性房速，房早多发。上腹部 MRI：原发性肝癌，肝内多发转移，肿块大小同前相仿。患者诉眼睛干涩，口干多饮，胃脘不适，嘈杂，烧灼感，纳可，口苦甚，胸闷，大便调，尿黄，舌质淡红，苔少脉弦滑。证系肝气阴两亏，湿热内蕴。以益气养阴柔肝，清热利湿为主要治则。处方：太子参 15g，白术 15g，茯苓 15g，八月札 15g，川楝子 9g，木香 9g，半枝莲 30g，芦根 30g，岩柏 30g，白花蛇舌草 30g，干蟾皮 9g，北沙参 30g，川石斛 15g，枸杞子 15g，桃仁 15g，枇杷叶 12g，瓜蒌仁 30g，生黄芪 30g，黄柏 9g，川黄连 6g，瓦楞子 30g，鸡内金 12g，杏仁 9g。14 剂，水煎服，日 1 剂。

按：肝癌属于中医"胁痛""黄疸""肝积""积聚""癥瘕""鼓胀"等范畴。《内经》云："正气存内、邪不可干；邪之所凑，其气必虚。"徐教授认为，肝癌的发生是外来邪气侵袭与机体正气不足导致机体脏腑功能失调、气血阴阳失和，正气虚弱是病理基础，本质为本虚标实。在临床表现上常有肝之气血阴阳失和，气机失调等表现。徐教授用太子参、白术、茯苓、生黄芪健脾益气扶正，半枝莲、半边莲、岩柏清热解毒；干蟾皮、桃仁、莪术软坚散结，八月札、郁金、佛手疏肝理气，肝体阴而用阳，故肝癌多有肝阴不足，阴不制阳之候，因此予北沙参、川楝子养阴柔肝，脾胃乃后天之本，肝气郁结，横逆犯胃，影响胃之摄纳，予鸡内金、炒谷麦芽顾护胃气。本肝癌病例中医中药与介入相配合治疗，在介入治疗后，患者往往毒副反应作用较大，表现出肝气郁滞，胆腑不通，郁而化热，以实证为主。二诊时治以疏肝清肝，通腑泄浊，以祛邪为主。而在介入治疗间歇期间，患者又表现出肝脾两虚，肝气郁滞，胆郁化火。当以攻补兼施，固本清源，以改善晚期肝癌患者生存质量，带瘤生存 6 年余。本例患者当属中医药与介入治疗联合应用比较成功的案例。

（潘龙赐）

四、胃癌医案

医案 1：叶某，男，31 岁。2009 年 10 月 30 日初诊。

患者 2009 年 9 月行胃镜示：胃癌。遂于 2009 年 10 月 12 日在上海市某综合医院行远端胃癌根治术（远端胃大部切除术），术后病理示"肿瘤组织弥漫分布，浸润至浆膜层，胃底后壁低分化腺癌，部分印戒细胞癌"。患者因术后神疲乏力，伴有皮肤荨麻疹，加之素体亏虚，未能耐受放化疗，遂至徐教授处寻求中医治疗。

刻诊：神疲乏力，皮肤荨麻疹，纳可，二便尚调，夜寐尚安。舌淡苔腻，脉细。

中医诊断：胃癌（脾气虚）。

西医诊断：胃癌术后，腺癌，部分印戒细胞癌，淋巴结转移。

治法：益气健脾，养血疏风。

方药：党参15g，白术12g，茯苓15g，八月札15g，枳壳15g，绿萼梅9g，木香9g，藤梨根30g，野葡萄藤30g，生薏苡仁30g，川黄连4.5g，生黄芪60g，天龙6g，鸡内金12g，炒谷芽30g，炒麦芽30g，砂仁6g，蔻仁6g，白鲜皮24g。

二诊（2010年4月6日）：患者连服中药半年后，症状改善，荨麻疹未复发，遂于2009年11月12日于上海市某综合医院行艾素+CF+5-Fu化疗1个疗程，因不能耐受化疗之苦，遂停止化疗。2009年2月16日患者因病情进展于上海市某肿瘤医院行ECF化疗（法玛新80mg+DDP 120mg+5-FU 0.63g）。2009年12月25日查腹部CT示：①部分横结肠壁略厚；②后腹膜小淋巴结影。2010年1月12日至2010年2月18日于上海某肿瘤医院行腹部放疗1个疗程，同期口服希罗达4周。患者因病情进展遂至徐教授门诊寻求中医治疗。

刻下：神疲乏力，纳可，二便尚调，夜寐尚安。舌淡，苔稍腻，脉细。

方药：党参12g，白术9g，茯苓15g，生薏苡仁30g，八月札15g，生黄芪30g，当归9g，红藤15g，野葡萄藤30g，菝葜30g，天龙9g，乌药9g，绞股蓝15g，佛手15g，木香9g，炒谷芽30g，炒麦芽30g，鸡内金12g。

继服上方加味治疗。患者基本上2月左右来院诊治1次。目前健康生存达6年之久。

按：患者初诊来时有明显乏力，皮肤荨麻疹，舌淡，苔稍腻，脉细。胃为水谷气血之海，主受纳与腐熟水谷。由于患者胃部受损，胃腐熟水谷，化生气血功能受到限制，精不养神，故见明显乏力。气血生化不足，发于肌肤，血虚生风，则生荨麻疹；水湿停滞，则舌质淡，苔稍腻。患者体内正气不足，气血不能正常运化，脾气亏虚，正气虚而外邪乘虚而入，湿毒与外邪互结固于体内日久而成此证。四诊合参即可辨证为"脾气虚证"。治拟益气健脾，养血疏风，血荣则风自止。正如《景岳全书·杂证谟·反胃》："治反胃之法，当辨其新久及所致之因，或因酷饮无度，伤于酒湿；或以纵食生冷，败其真阳；或因七情忧郁，竭其中气，总之，无非内伤之甚，致损胃气而然。故凡治此者，必宜以扶助正气，健脾养胃为主。"所以治疗胃癌根本是恢复脾之健用，顾护胃气，故重用党参、黄芪、白术、薏苡仁等健脾养胃之药。

（王瑞）

医案 2：章某，男，75 岁。1998 年 4 月 13 日初诊。

1998 年 3 月患者无明显诱因下出现进食困难，食入即吐，遂至胸科医院行胃镜检查示：胃小弯侧新生物。病理示：低分化癌。患者诉胃脘作胀，两胁作痛，进食困难，食入即吐，呕吐物为胃内容物，气味酸腐，纳少，二便调，寐安。舌淡暗，苔少，脉细结代。

中医诊断：反胃（肝胃不和）。

西医诊断：贲门癌。

治法：疏肝解郁，理气健脾和胃，清热解毒散结。

方药：太子参 15g，白术 12g，茯苓 15g，八月札 24g，绿萼梅 9g，枳壳 15g，生薏苡仁 30g，菝葜 60g，佛手 15g，鸡内金 15g，生山楂 15g，野葡萄藤 30g。

二诊（5月10日）：患者遵前方连续服用1个月，胃中胀满不适感较前明显好转，时有隐痛，两胁疼痛无作，进食有所改善，进食后仍时有呕吐，口干明显，舌脉同前。遵原方加川石斛15g，姜半夏9g。

三诊（1999年1月4日）：遵医嘱按前方为基础加减，服用近8月余，胃中偶有隐痛、胀闷，进食后梗阻感较前明显缓解，自诉近2周来自觉胃中寒冷，朝食暮吐，大便溏泄，四肢不温，神疲乏力，夜寐欠佳。

辨证：肝胃虚寒。

治法：暖肝和胃，温中散寒。

方药：生黄芪40g，白术15g，茯苓15g，八月札30g，枸橘李30g，菝葜60g，石见穿30g，野葡萄藤30g，姜川连3g，姜半夏9g，仙灵脾15g，巴戟天15g，肉苁蓉30g，荜澄茄6g，淡吴茱萸9g，佛手15g，枳壳15g，鸡内金15g。

服药1周后患者胃中寒冷感觉缓解，大便开始成形，仍有乏力，睡眠欠佳，原方加酸枣仁续服1个月，睡眠转好。后以此为基础方临证加减，随访之2001年3月，患者未肿瘤控制稳定，未见转移，后失访。

按：徐教授在胃肠道恶性肿瘤的辨治中始终注意顾护患者的脾胃功能。首先，脾胃之气的强盛有助于正气的恢复。《本草纲目拾遗》云："土为万物之母，凡物得土之精气者，均入脾胃而能扶正气，正气足，则百病自除。"可见，脾胃弱则正气虚，脾胃盛则正气足、百病自除。患者首诊时，胃脘作胀，两胁作痛，进食困难，食入即吐，呕吐物为胃内容物，气味酸腐，为肝胃不和之征。中医认为肝属木，脾属土，故曰"见肝之病，知肝传脾，当先实脾"。故本病以理气健脾为根本，故组方中以太子参、炒白术、茯苓健脾益气；薏苡仁健脾燥湿；菝葜、野葡萄藤解毒散结消瘤；佛手、绿萼梅、枳壳理气疏肝；鸡内金、生山楂和胃以助运化。二诊时患者病情已有好转，但反胃呕吐仍有，原方基础上加姜半夏以止呕；患者时有口干，应为肝胃不和，肝气横逆，损及阴津，加川石斛以养阴生津。三诊时患者自觉胃中寒冷，朝食暮吐，大便溏泄，四肢不温，神疲乏力，夜寐欠佳，为肝胃虚寒之征，在疏肝理气、健脾和中的基础上，加仙灵脾、巴戟天、肉苁蓉、荜澄茄、淡吴茱萸等暖肝和胃之药，患者病情随之好转，嘱其注意饮食，莫贪食生冷，后患者症情平稳。

（周航）

五、大肠癌医案

医案1：王某，女，59岁。2009年9月14日初诊。

患者于2007年4月15行肠镜示：乙状结肠肿瘤，行腹腔镜手术，术后病理示：乙状结肠中分化腺癌，浸润性生长至浆膜层，术后行FOLFOX方案化疗6次，于2008年12月发现肝转移，于某肝胆医院行手术切除+DDS泵植入术，术后行FOLFOX方案化疗3次。2009年9月做肠镜示：直肠癌术后改变。胸部CT示：两肺多发转移瘤。此次因乏力明显，寻求中医药治疗。

刻诊：乏力，右侧伤口处疼痛，腰酸，纳欠佳，大便每日4～5次，成形，夜寐不安。舌淡，苔白，脉细。

中医诊断：肠癌精气两亏。

西医诊断：乙状结肠癌术后，肝转移，肺转移。

治法：益气养精，解毒散结，佐以理气畅中和胃。

方药：党参18g，白术12g，茯苓12g，生薏苡仁30g，八月札30g，山慈菇9g，浙贝母12g，生牡蛎30g，陈皮10g，玄胡12g，川楝子 12g，乌药 12g，天龙 9g，川黄连 5g，佛手 15g，灵芝 30g，苦参 15g，藤梨根 15g，半枝莲 30g，鸡内金 12g，谷芽 15g，麦芽 15g。

二诊（12 月 28 日）：乏力明显改善，头痛，腰酸，纳可，二便尚调，夜寐欠安。舌淡，苔白脉细。方药：抗癌精方加川续断 30g，生薏苡仁 30g，川芎 30g，炙鸡内金 12g，炒谷芽 30g，炒麦芽 30g。

三诊（2010 年 1 月 25 日）：患者诉左后背疼痛，时有中上腹胀，二便尚调，夜寐安。舌淡苔白腻，脉细。方药：抗癌精方加川芎 30g，地龙 15g，徐长卿 30g，炙地鳖虫 9g，砂仁 6g，蔻仁 6g，木香 9g，佛手 12g。

四诊（2010 年 2 月 18 日）：患者诉左后背疼痛，腹胀改善，二便尚调，夜寐欠安。舌淡苔白，脉细。上方去地鳖虫。

五诊（2010 年 4 月 9 日）：患者 2010 年 3 月 11 日胸椎 MR：中段胸椎轻度压缩，左侧肋骨破坏，胸腔积液。2010 年 3 月 15 行胸椎放疗 1 个疗程，2010 年 3 月 25 结束。现服用卡培他滨治疗。刻诊：胸背部轻度疼痛不适，腰酸，纳欠佳，时有恶心，二便调，夜寐安。舌淡，苔白腻，脉细。方药：抗癌精方加骨碎补 15g，透骨草 30g，延胡索 15g，制半夏 9g，怀山药 15g，佛手 12g，鸡内金 12g，炒谷芽 30g，炒麦芽 30g。

按：患者初诊来时乏力，右侧伤口处疼痛，腰酸，纳可，大便每日 4～5 次、成形，夜寐不安。舌淡，苔白，脉细。患者因化疗后以及疾病本身致使体内正气不足，气血不能正常运化，精气两亏，正气虚而外邪乘虚而入，瘀热湿毒与外邪互结固体内，日久而成此证，精气亏虚而见舌红、苔白、脉细。张景岳云："气虚者，宜补阳；精虚者，宜补阴。"指导治疗时兼顾阴阳双补。《医宗必读·积聚》："积之成也，正气不足，而后邪气居之……初中末之三法不可不讲也。初者，病邪初起，正气尚强，邪气尚浅，则任受攻；中者，受病渐久，邪气较深，正气较弱，任受且攻且补；末者，病魔经久，邪气侵凌，正气消残，则任受补。盖积之为义，日积月累，非伊朝夕，所以去之亦当有渐，太函伤正气，正气伤则不能运化也，而邪反固矣。"指导在治疗过程中的不同阶段的治疗思路，治拟益气养精，解毒散结，佐以理气畅中和胃，正邪兼顾，药后病情改善，虽病情仍在进展，但脾胃功能明显好转。脾为后天之本，气血生化之源，精与气的生成依赖脾之运化。整个治疗前后1年半余，患者大便基本正常，生活质量明显改善。

（杨鹭）

医案 2：程某，男，80 岁。2009 年 11 月 4 日初诊。

患者 2006 年 11 月因排便习惯改变，于某医院查肠镜考虑"升结肠癌"，2016 年 11 月 7 日行右半结肠癌根治术，术后病理示：结肠肝管状腺癌Ⅱ–Ⅲ级。术后未行放化疗。2009 年 3 月患者因咳嗽、胸闷于仁济医院检查胸部 CT 示：①两肺多发转移瘤；②纵隔小淋巴结，行 FOLFIRI 方案（伊利替康 200mg，第 1 天；亚叶酸钙300mg，第 1～2 天；5-氟脱氧尿核苷 600mg，第 1～2 天；5-氟脱氧尿核苷 1000mg，第 1～2 天）化疗 1 个疗程，后因患者体质无法耐受，遂停止静脉化疗。化疗后复查 CT 示：两肺多发转移瘤，右下肺原发不排除。患者 2009 年 7 月起在我院予艾迪、迈普新及中药口服抗肿瘤提高免疫治疗。9 月 16 日起口服卡培他滨化疗，现已停药。2009 年 10 月我院胸部 CT 示：两肺多发转移瘤表现，右侧为多，侵犯邻近胸膜，纵隔内小淋巴结。此次因乏力严重、大便次数多来徐教授门诊中医治疗。

刻诊：乏力，纳可，大便日行 3～4 次，小便可，夜寐可，舌红，苔薄稍黄，脉细。

中医诊断：肠癌（精气两亏）。

西医诊断：结肠癌术后，两肺转移。

治法：益气养精抗癌。

方药：炒党参 15g，白术 15g，茯苓 15g，生薏苡仁 30g，菝葜 30g，藤梨根 30g，石见穿 30g，枳壳 15g，仙鹤草 15g，仙灵脾 15g，怀山药 30g，谷芽 15g，麦芽 15g，夜交藤 30g，合欢花 9g，炙甘草 9g，陈皮 9g，白扁豆 30g。

上方每日 1 剂，水煎服 300mL，早晚餐后温服，服用 14 剂。

二诊（12 月 25 日）：上方连服 1 月，患者乏力较前好转，胃纳可，大便日行 1～2 次。夜寐差，多梦。舌红，苔薄稍黄，脉细。

治法：益气健脾养精，化痰解毒安神。

方药：生黄芪 15g，党参 15g，白术 15g，茯苓 15g，生薏苡仁 30g，菝葜 30g，藤梨根 30g，石见穿 30g，枳壳 15g，仙鹤草 15g，川黄连 3g，仙灵脾 15g，女贞子 15g，怀山药 30g，谷芽 15g，麦芽 15g，夜交藤 30g，合欢花 9g。

上方每日 1 剂，水煎服 300mL，早晚餐后温服，服用 14 剂。

三诊（2010 年 2 月 18 日）：上方连服近 2 月，患者无明显乏力，胃纳可，二便可，夜寐可，胃纳可，二便可。舌淡红苔薄白，脉细。

按：患者初诊来时有明显的乏力症状，舌红，苔薄稍黄，脉细，又患者已年过半百，正气不足，复感毒邪，体内阴阳失衡，气滞血瘀邪毒交结成肿块，固结日久，耗伤精气，而成精气两亏之象。脾乃后天之本，主运化，脾运健旺，气血生化有源，精微四布，湿痰不生。患者因化疗后正气不足，且痰毒胶结致脾失健运，水谷精微不能布散，肢体失养，则乏力倦怠；精气亏虚，瘀毒内积，久而化热则舌红，痰热交织则苔薄稍黄。四诊合参即可辨证为肺脾气虚。患者病程日久，正气亏虚、邪毒犯肺，导致肺失宣降，精气不布，故患者乏力。久病脾气亏虚，运化失司，又癌毒留存日久，走窜全身，热毒灼津成痰，水液输布不利形成水湿，且患者体虚，又行化疗，湿邪郁滞，故而大便日行3～4次。正气不足，热邪扰动心神，故夜寐差，多梦。徐教授认为，疾病的发展过程中是虚实消长的过程，虚多以精亏、气虚、阴虚为主，实则多为热毒、痰湿、气滞、血瘀所成。故二诊予益气健脾兼养精，化痰解毒，理气畅中和胃，安神宁心。

徐教授认为，晚期癌症患者，或是化疗后患者见虚证者较多，正如《医宗必读》所曰："初者，病邪初起，正气尚盛，邪气尚浅，则任受攻；中者，受病渐久，邪气较深，正气较弱，任受且攻且补；末者，病魔经久，邪气侵凌，正气消残，则任受补。"治疗上应该予扶助机体正气为主，从而改善患者症状，提高患者生活质量。在临床用药上，徐教授重视精气的补益以及脾胃的顾护，用生黄芪大补元气，女贞子滋阴养血，仙灵脾填补肾阳，怀山药、谷麦芽顾护脾胃，达到阴平阳秘，调理气机，滋其气血生化之源的效果。徐教授认为，癌症患者，特别是晚期癌症患者，扶正治疗更具有独特效果，在清热解毒化痰的同时，从整体方面加以调理，做到整体与局部、扶正与祛邪相结合，可收事半功倍之效。分清痰毒、正虚的不同，结合患者的整体状况，全面分析，辨证应用。若滥用清热解毒之药，损伤机体正气，反而有利于癌瘤的增长和扩散，故而临床上应该正确灵活地辨证论治，并时时注意掌握好扶正与祛邪的尺度，方能提高疗效。

（谢瑜）

六、甲状腺癌医案

卫某，女，50岁。2009年8月12日初诊。

患者于2000年3月30日行右侧甲状腺切除术，术后病理：右侧甲状腺乳头状腺癌Ⅱ级。术后口服优甲乐，2002年11左侧甲状腺发现肿块，2002年11月20日行左侧甲状腺切除术，病理左侧甲状腺乳头状腺癌Ⅱ级。于2002年12起口服中药治疗。2009年5月15日甲状腺MRI：甲状腺癌全切术后改变。此次因乏力明显，来徐教授处行中医治疗。

刻诊：乏力，颈部胀痛，右侧髋部疼痛，纳差，寐安，二便调。舌淡，苔白腻，脉细。

中医诊断：石瘿（气滞痰凝）。

西医诊断：甲状腺癌术后腺癌。

治法：行气化痰，益气健脾，佐以畅中和胃。

方药：生黄芪50g，太子参30g，白术15g，茯苓15g，天龙9g，蛇六谷30g，天葵子30g，夏枯草12g，水蛭6g，川牛膝15g，参三七9g，佛手12g，川续断30g，地龙15g，鸡内金12g，谷麦芽30g，仙灵脾15g。

二诊（9月21日）：颈部胀痛，右侧髋部隐痛，左下腹胀痛，纳欠佳，寐安，二便调。舌淡，苔黄腻，脉细。方药：上方去天龙、水蛭、地龙，加八月札15g，徐长卿30g，威灵仙30g，延胡索15g，瓜蒌仁30g，藿香9g，佩兰9g。

三诊（10月22日）：颈部胀痛，右侧髋部隐痛，左下腹胀痛，纳欠佳，寐安，大便日1次，不成形，小便调。舌淡苔薄白，脉细。方药：上方去藿香、佩兰，加山药30g。

四诊（11月24日）：疼痛明显改善，纳欠佳，寐安，二便调。

舌淡，苔黄腻，脉细。继服上方。

按：患者初诊来时有明显的乏力、纳差，舌淡，苔白腻，脉细。《济生方·瘿瘤论治》谓："夫瘿瘤者，多由喜怒不节，忧思过度，而成斯疾焉。大抵人之气血，循环一身，常欲无留滞之患，调摄失宜，气血凝滞，为瘿为瘤。"脾乃后天之本，主运化，脾运健旺，气血生化有源，精微四布，湿痰不生。患者因术后以及疾病本身的痰毒胶结致脾失健运，水谷精微不能布散，肢体失养，则乏力倦怠；脾失运化，消化吸收迟滞，故纳谷不香。脾为生痰之源，脾气亏虚，水湿不运，聚湿成痰，阻滞气机。不通则痛，故见颈部胀痛。癌毒留注于骨，阻滞气机运行，故右侧髋部隐痛。四诊合参即可辨证为"气滞痰凝"。《太平圣惠方》提出了分类治疗方法："瘿有三种，有血瘿，可破之；有息肉瘿，可割之；有气瘿，可针之。""色白者，痰聚也，行痰顺气，已成色红坚硬，渐大微痒微疼者，补肾气、活血消坚。"指出在不同阶段的治则，予患者治拟行气化痰、益气健脾，佐以畅中和胃，症状改善，病情平稳。

（杨鹭）

七、妇科癌医案

医案 1：张某，女，65 岁。2015 年 8 月 13 日初诊。

患者于 2015 年初自觉下腹部坠胀，就诊于当地医院，查盆腔 CT 示盆腔内囊性实性肿块，考虑来源于右侧子宫附件等恶性病变，黏液性囊腺癌可能大。CA125 69.34U/mL。排除手术禁忌证，于 2015 年 3 月 31 日上海肿瘤医院行全子宫＋双附件＋大网膜切除术，术中见回盲部结节 3cm×4cm 大，右侧卵巢明显增大，大小 8cm×7cm×7cm。术后病理示：（左输卵管＋卵巢）高级别浆液性癌，大小 2.5cm×2.5cm×1.5cm，宫颈黏膜慢性炎症，子宫内膜呈萎缩性改变。大网膜未见癌累及，（回盲部结节）纤维脂肪组织中见少量癌组织浸润。术后行 TP 方案化疗 5 次（紫杉醇 210mg＋洛铂 50mg），末次化疗时间为 2015 年 7 月 30 日，期间复查 CA125 10U/mL。2 周期化疗后复查 PET/CT：未见明显复发转移灶。化疗后患者出现 Ⅱ 度胃肠道反应，及 Ⅳ 骨髓抑制（中性粒细胞 0.3×10^9/L，血小板 27×10^9/L）。末次血常规复查示：WBC 1.6×10^9/L，AUN 0.3×10^9/L，PLT 27×10^9/L，予瑞白升高白细胞、特比奥升高血小板治疗。患者近 2 周乏力明显，时有恶心、干呕，无发热，无头晕，四肢乏力，无胸闷，无心悸，无气促，为行进一步中医治疗收治入院。

刻诊：乏力，头晕，口渴，两颧潮红，咳嗽稍有，纳呆，大便欠佳，夜寐安。舌红，少苔，脉细弱。

中医诊断：妇科癌（气阴两虚）。

西医诊断：卵巢高级别浆液性癌切除术后。

治法：益气养阴，补益肝肾，软坚散结。

方药：北沙参 30g，天冬 12g，麦冬 12g，生地黄 15g，女贞子 15g，制首乌 15g，桃仁 9g，瓜蒌仁 30g，八月札 15g，白术 12g，茯苓 15g，生黄芪 30g，黄精 30g，阿胶（烊化）9g，枳壳 15g，制香附 9g，鸡内金 12g，炒谷芽 15g，炒麦芽 15g。

上方服用 14 剂，500mL 水煎，日 1 剂，早晚温服。

二诊：服药 1 个月后，患者潮热症状明显改善，复查盆腔 MRI 增强，提示：卵巢癌术后改变，子宫缺如，建议随访。腰骶部浅筋膜水肿。舌淡红，少苔，脉细。方药：生地 30g，玄参 30g，八月札 15g，佛手 15g，制香附 9g，瓜蒌仁 30g，桃仁 15g，蜀羊泉 30g，土茯苓 30g，龙葵 30g，红豆杉 3g，仙灵脾 15g，生黄芪 50g，生甘草 9g，枳壳 15g，垂盆草 30g，鸡内金 12g，炒谷芽 15g，炒麦芽 15g。

上方服用 14 剂，500mL 水煎，日 1 剂，早晚温服。

三诊：1 个月后患者乏力减轻，潮热缓解，自行停服中药。2016 年 11 月出现骨痛。2016 年 1 月 11 日肿瘤医院 PET/CT：盆腔肠系膜、膀胱直肠窝多发转移结节，肠系膜转移，肝左叶转移，甲状腺两叶 FDG 代谢增高，左肾囊肿及 T9 血管瘤同前，纵隔及两侧肺门淋巴结炎性增生，左肺数枚小结节。2016 年 11 月 16 日患者于肿瘤医院行 TC 方案化疗 1 个疗程（白蛋白紫杉醇 400mg+ 卡铂 450mg+ 安维汀 400mg），出现Ⅲ°骨髓抑制，用瑞白升白后白细胞恢复正常。但乏力明显，伴口干，潮热，舌红、少苔，脉弱。处方：生地 15g，熟地 15g，北沙参 30g，天冬 15g，麦冬 15g，瓜蒌仁 30g，八月札 15g，木香 9g，川黄连 6g，姜竹茹 6g，姜半夏 9g，川芎 15g，桂枝 6g，女贞子 15g，生黄芪 30g，生薏苡仁 45g，生山楂 15g，煅瓦楞（先煎）30g。制大黄 9g，鸡内金 12g。

上方服用 14 剂，500mL 水煎，日 1 剂，早晚温服。

四诊：患者服药 1 个月后，自觉乏力缓解，潮热减轻舌淡红、苔薄白，脉细。证治同前，于原方基础上加肉苁蓉、半枝莲，去煅瓦楞、姜竹茹、姜半夏等。

随访至今，病情稳定。

按：朱丹溪在《阳有余·阴不足》论中，引申《内经》，指出"年至四十，阴气自半"，"男子六十四岁而精绝，女子四十九岁而经断，夫以阴气之成，止供给得三十年之视听言动"。徐教授认为，女子妇科类诸病都因阴液气血耗损，与冲任督带息息相关，故治疗妇产科疾病多以奇经理论为基础，奇经依附于肝肾，肝肾虚损，精血耗伤，必累及奇经致病，故治疗奇经的主要法则是调补肝肾。在辨治方面，重视养阴，以滋补肝肾之阴为主，可兼以益气固本、清心火等。此外，徐教授还重视阴血与妇科的密切关系，阴血同为人体的营养物质，且致病常相互影响，治疗则有养阴、养血与益气、清热相兼为用的不同。患者首诊时，阴虚症状明显，方中北沙参、生地、女贞子、阿胶、天麦冬入任脉以养阴息风；八月札抗肿瘤，黄精滋阴；制首乌补益肝肾；黄芪、白术、茯苓益气固本，瓜蒌仁、枳壳、制香附行气，鸡内金、谷麦芽调理脾胃。从而全方益气养阴，补益肝肾，软坚散结。二诊时，患者症情平稳，阴虚症状明显改善，去除部分滋阴药后，加红豆杉、龙葵、蜀羊泉等清热解毒抗肿瘤。三诊时，患者肿瘤全身转移，行化疗后，正气虚脱，气阴两亏，故以滋阴液为主，调理治疗。四诊时，患者出现排便困难，配合肉苁蓉后症状明显改善。患者一直以此方为基本方加减，服药半年来症情稳定。

（王雯珺）

医案 2：邹某，女，65 岁。2009 年 6 月 22 日初诊。

患者 2000 年 5 月因子宫肌瘤于上海市某妇产科医院行手术切除，术后病理示子宫内膜样腺癌，术后行 6 次化疗，化疗方案不详。2001 年 6 月复发，于上海市虹口区中心医院行手术切除，术后行 6 次化疗。2006 年 7 月于上海市某综合医院查 MRI 示：左侧盆壁及盆腔腹膜外间隙转移，伴骶骨部分骨质破坏；查骨扫描示：骨转移。2006 年 8 月于该院行放疗，2006 年 9 月结束放疗。2006 年 10 月 26 日行化疗（顺铂 40mg，第 1～3 天；吡柔比星 60mg，第 1 天）8 个疗程，末次化疗时间为 2007 年 8 月。2008 年 4 月出现乏力，于上海中医药大学附属龙华医院查盆腔 CT 示：子宫术后缺如，左侧盆壁转移可能。遂求诊于徐教授。

刻诊：乏力，纳可，二便调，寐安。舌淡，苔白腻，脉细。

中医诊断：妇科癌（肾气亏虚）。

西医诊断：子宫内膜癌术后腺型，盆腔转移，骨转移。

治法：益气养精，解毒散结。

方药：党参15g，白术9g，茯苓15g，陈皮12g，当归12g，生黄芪40g，制首乌15g，熟地黄15g，八月札15g，莪术15g，蜀羊泉30g，水蛭5g，土茯苓30g，仙灵脾15g，川续断30g，骨碎补15g，川牛膝15g，蛇莓15g，鸡内金12g，炒谷芽30g，炒麦芽30g，制大黄15g。

连服半月，症状改善，乏力减轻。继服原方加味治疗。2009年6月于上海中医药大学附属龙华医院查骨扫描示：T7、L4～L5、骶骨、右侧髋臼放射性异常浓聚，考虑肿瘤骨转移可能。

二诊（2009年10月13日）：尾骶部疼痛，纳差，大便未行，夜寐尚安。舌淡，苔白腻，脉细。证属内科癌之肾气亏虚。治拟益气养精，解毒散结，佐以健脾理气，处方：党参15g，白术9g，茯苓15g，陈皮12g，生黄芪40g，骨碎补15g，川续断30g，生地15g，熟地15g，八月札15g，蜀羊泉30g，土茯苓30g，天龙9g，莪术15g，水蛭5g，川牛膝15g，炙土鳖虫9g，鸡内金12g，怀山药15g，炒谷芽30g，炒麦芽30g。

患者基本上2月左右来院诊治一次。目前生存达17年之久。

按：患者初诊来时有明显的乏力，舌红质淡苔白腻，脉细。《灵枢》谓："寒气客于肠外，与卫气相搏，气不得营，因有所系，癖而内著，恶气乃起，息肉乃生，其始生也，大如鸡卵，稍以益大，至其成，如怀子之状，久者离岁，按之则坚，推之则移，月事以时下，此其候也。"本病病位在女子胞，与肝、肾、冲、任密切相关。肾乃先天之本，主藏精，《内经》云："女子六七则三阳脉衰于上，面皆焦，发始白。"患者中老年女性，平素体虚，肾精不足，不能濡养四肢，则症见倦怠乏力，舌淡脉细。又放化疗后损伤正气，耗伤阴液，津凝成痰，痰毒胶结，痰湿中阻，脾失健运，水谷精微不能布散，肢体失养，亦可见乏力倦怠。痰湿困于中焦，胃气上蒸于舌面故见苔白腻。四诊合参即可辨证为肾气亏虚。治拟益气养精，解毒散结，症情平稳。二诊，尾骶部疼痛，纳差，大便未行，舌淡，苔白腻，脉细。《素问·痿论》曰"肾主身之骨髓"，肾气亏虚，骨髓生化乏源，髓无以充养，故见骨痛。《素问·六节藏象论》中指出"肾者主蛰，封藏之本，精之处也"。肾藏精，肾气亏虚，肾精不足，不能濡润机体。正气亏虚，脾气虚弱，运化不利，可见纳差。脾胃气虚，升降失司，下焦气机不利，肠道壅塞，糟粕内结，故见便秘。痰湿中阻，则苔白腻。脾虚则气血不足，舌体失于荣养而质淡。四诊合参即可辨证为肾气亏虚。治拟益气养精，解毒散结，佐以健脾理气，症情平稳。

（胡紫洁）

八、其他癌病医案

医案 1：张某，女，13 岁。2008 年 7 月 25 日初诊。

患者 2016 年出现行走抽搐不定，2007 年 10 月因头痛呕吐、站立行走不稳，于当地医院就诊发现脑部肿瘤。2007 年 11 月 16 日行小脑蚓部肿瘤切除术。术后病理示：脑蚓部髓母细胞瘤。术后行全脑放疗并联合同步化疗（CSI 方案：顺铂＋长春新碱＋洛莫司丁）共 4 次。

刻下：患者行走不稳，抽搐不定，偶有头晕，无呕吐，一般情况可，舌质淡红少苔，脉细弦滑小数。

中医诊断：脑瘤（肝肾阴虚，气虚血瘀）。

西医诊断：脑蚓部髓母细胞瘤术后，放疗后。

治法：滋补肝肾，益气活血，软坚化痰，散瘀通络。

方药：太子参12g，白术9g，茯苓12g，天龙3g，天葵子15g，丹参9g，生黄芪15g，山茱萸9g，生地9g，黄精15g，鸡内金9g，绞股蓝9g，生甘草3g，夏枯草9g，当归9g。28剂，水煎服，每日1剂。

二诊（9月7日）：服上药后抽搐明显减少，头晕缓解，纳谷渐馨，二便畅通，但时感疲劳，舌质淡红少苔，脉细。方药方：生地12g，山茱萸9g，黄精15g，丹参12g，天龙4.5g，天葵子15g，夏枯草9g，当归9g，生黄芪24g，白术9g，茯苓12g，绞股蓝9g，生甘草3g，鸡内金9g，僵蚕6g。

28剂，水煎服，日1剂。

三诊（2016年8月4日）：上方药随症加减，患者多年坚持服用，抽搐、呕吐、头晕悉除，病情明显好转，复查病灶基本稳定。现月事来潮时少腹隐痛，经血量少，色泽偏暗。脉细带数，苔少，舌质偏红。方药：生地15g，当归9g，山茱萸15g，制香附9g，柴胡9g，天葵子30g，天龙6g，蛇六谷30g，生牡蛎30g，川芎15g，女贞子15g，茯苓15g，生黄芪30g，炒白芍15g，炙甘草9g，八月札12g，僵蚕9g，鸡内金12g，丹参15g。14剂，水煎服，日1剂。

患者目前活动一如常人，可以完成简单舞蹈动作。饮食起居规律，情绪稳定乐观。仍在服用中药以巩固疗效。

按：中医典籍中并无脑肿瘤的直接记载，临床表现与"中风""真头痛""癫证""痛证"相近。早在《内经》中就有关于其症状的描述，如《灵枢·厥病》云："真头痛，头痛甚，脑尽痛，手足寒至节，死不至。"《灵枢·口问》曰："上气不足，则脑为之不满，耳为之苦鸣，头为之苦倾，目为之眩。"脑瘤病位在脑，可见头痛、头晕目眩、耳鸣等症。

徐教授认为脑部肿瘤的虚责之肝肾阴虚和气虚。脑为髓海，为肝肾之阴精所化生，故扶正固本之法当补益肝肾，滋水涵木，填精生髓。盖痰瘀胶结为癌毒又往往由于气虚不能化痰行瘀所致，是以重用补气之剂。徐教授喜选用六味地黄汤、四君子汤、补阳还五汤等名方化裁，推陈致新，熔于一炉，见方中太子参、白术、茯苓、生地、山茱萸、生黄芪、当归，并根据临证经验加入黄精、绞股蓝、丹参等相须配合以建功。针对脑肿瘤，除清窍中之胶结顽痰，徐教授常用的抗癌药有天龙、天葵子、蛇六谷、夏枯草，认为化痰散结的作用较强。脑肿瘤往往伴随肢体不利，僵蚕息风止痉，缓解抽搐效果明显。女子以肝为先天，月事不调治以疏肝解郁，酌情加入柴胡、制香附、八月札升阳解郁而又固护肝阴。全方构思超妙，组方严谨，遣药精准，尽显名医大家的风范。

（于璟璐）

医案2：盛某，女性，83岁。2009年11月5日初诊。

患者2009年10月因腹胀、纳差就诊于某医院，B超示：子宫内液性暗区，右卵巢稠厚囊块，盆腔大量积液。腹水找脱落细胞见癌细胞，腹水CA125 364 U/mL；2009年10月25日盆腔CT示：下腹部及盆腔大量积液。未做特殊治疗。近1月来患者感乏力、腹胀、纳差，无高热烦渴、白带恶臭等症。

刻下：乏力，腹胀，纳差，双下肢轻度水肿，二便尚调，寐一般。舌淡红，苔白腻。

中医诊断：内科癌（脾肾阳虚，痰瘀互结，水饮内停）。

西医诊断：盆腔恶性肿瘤，盆腔积液。

治法：健脾化瘀散结，温阳化气行水。

方药：太子参15g，生白术30g，猪苓15g，茯苓15g，黄芪30g，防己15g，川椒目12g，葶苈子15g，桂枝9g，甘草6g，木香9g，大腹皮15g，川厚朴9g，桑白皮9g，猫人参30g，龙葵15g，白花蛇舌草30g，半枝莲15g，蛇莓30g，丹参15g，制大黄9g，鸡内金12g，炒谷芽30g，炒麦芽30g。

每日1剂煎服。同时配合口服西药利尿剂氢氯噻嗪片、安体舒通。嘱定期复查电解质。

二诊：腹胀减轻、精神好转；舌淡红，苔少白，脉细。上方加黄精30g，车前子30g继服。继续配合利尿剂治疗。

按：本病总属阳衰阴盛，本虚标实，临床表现以虚实夹杂为主。在治疗方面，《金匮要略》有宣散、利水、逐饮、温化等不同治法。《内经·病机十九条》云：诸病水液，澄澈清冷，皆属于寒。可见由于饮为阴邪，遇寒则聚，得温则行，无论宣散、利水、逐饮之剂，需注意温化的一面，即"病痰饮者，以温药和之"。偏于阳虚者，以健脾温肾为主，固其本。本患者正气虚弱、邪气入侵，脾肾阳虚，不能温化水湿，积于腹中，为痰为饮，导致气机不利。现患者腹胀，纳差，双下肢轻度水肿，故治疗扶正以健脾温阳为主，祛邪则以泻下利水、行气化瘀为主，扶正与祛邪相互配合，标本兼治。治疗选用苓桂术甘汤、实脾散、己椒苈黄丸加减。方中太子参、生白术健脾利水，攻补兼施，治疗痰饮水肿之良药，猪茯苓渗湿利水；川椒目、葶苈子行气利水，生黄芪、防己补气健脾利水；桂枝温阳化饮，性温可佐制葶苈子之寒凉之性，助且其归肺、膀胱经，引诸药达病所；木香、大腹皮、川厚朴、桑白皮行气利水；大黄通腑泄浊利水、丹参血活血而行其瘀；猫人参、龙葵、白花蛇舌草、半枝莲热解毒散结。方中诸药寒温并用，收结合，降相宜，反相成，本兼治，奏健脾化瘀散结、温阳化气行水之效。《素问》曰："正气存内，不可干……邪之所凑，气必虚。"本证的形成，要在于肺、脾、肾三脏的正气亏虚，还应注意补虚培元。方中选用黄芪益气健脾，二诊加用黄精补肾填精，调补肺脾肾，补虚培元。如此则脏腑功能健旺，津液的输布、运行和排泄功能恢复正常，从而达到扶正消饮的目的。

（周航）

医案 3：王某，男，65 岁。2016 年 6 月 8 日。

患者 2016 年 5 月 3 日因"小便欠畅 2 年，加重 1 周"于当地医院行 B 超检查示：前列腺占位。行前列腺穿刺病理示：前列腺癌。2016 年 5 月 4 日于当地医院行全身 ECT 检查示骶骨、左侧耻骨支、双侧坐骨支、左侧股骨上段异常放射性浓聚灶，考虑多发骨转移。2016 年 6 月 4 日于当地医院行雷德＋康士德阻断雄激素治疗，并予以唑来膦酸（1 次 /4 周）治疗骨转移。患者既往有高血压和糖尿病病史，目前口服药物治疗控制均可。

刻诊：乏力，左侧坐骨疼痛，腰酸，口干，纳可，二便调，夜寐安。舌淡红，苔薄白，脉细无力。

中医诊断：内科癌（精气亏虚）。

西医诊断：前列腺癌，骨转移。

治法：益气养精，解毒散结。

方药：太子参 15g，白术 12g，茯苓 15g，仙灵脾 15g，川芎 15g，土茯苓 30g，蜀羊泉 30g，龙葵 30g，红豆杉 6g，生地黄 15g，山茱萸 12g，黄连 6g，生黄芪 30g，制川乌 9g，制草乌 9g，骨碎补 15g，甘草 9g，鸡内金 12g。

二诊（2017 年 4 月 27 日）：患者疼痛症状有所缓解，仍有乏力，口干欲饮，时有烦热，左侧坐骨时有疼痛，纳谷不馨，二便调，夜寐安，舌淡红，苔稍白腻，脉细无力。原方去制川草乌、骨碎补、仙灵脾、甘草和川芎，加黄柏 6g，知母 9g，北沙参 30g，炙蜈蚣3g，透骨草30g。患者服药2周后，乏力及烦热等症明显好转，随后定期来院诊治，随诊加减用药，患者病情稳定。

按：肾为"先天之本"，肾精化肾气，肾气分阴阳，肾阴肾阳为"五脏阴阳之本"。本案患者初诊时已处于肾癌晚期，久积而气血亏损，阴阳虚损终累及肾精亏虚。患者乏力、腰酸、脉细无力以及口干、舌淡等症状提示精气亏虚之象，故治疗予以益气养精、解毒散结法治疗。方中黄芪、太子参、白术、茯苓益气健脾，其中太子参即有益气之功又无升高血糖之虞，对于糖代谢异常的患者可代替党参。八月札理脾胃之气，土茯苓、蜀羊泉、红豆杉和龙葵清热解毒抗癌，土茯苓、蜀羊泉和龙葵为徐教授治疗下焦恶性肿瘤的常用抗癌药物。《难经·三十一难》说："下焦……主分别清浊，主出而不内，以传道也。"此三味药合用清热解毒、通利水湿，对于下焦病变疗效显著。红豆杉解毒抗癌，现代研究显示红豆杉中含有的紫杉醇，具有独特的抗癌机制和较高的抗癌活性，能阻止癌细胞的繁殖、抑制肿瘤细胞的迁移，被公认是当今天然药物领域中最重要的抗癌活性物质。生地黄、山茱萸补肾养精，此两味药体现了"六味"经方的"补""泻"之意。黄连清热和胃，骨碎补合制川草乌补肾健骨，温经止痛；甘草益气补中，调和诸药；鸡内金消食助运。诸药合用，共奏益气养精、解毒散结之功。复诊时患者出现烦热、口干等阴虚内热之象，故加用黄柏、知母、北沙参滋阴清热。仍有疼痛，去制川草乌和骨碎补，改用炙蜈蚣和透骨草，增强通络止痛之效。患者后期加减用药，病情控制稳定，药证合度。

（罗琴琴）

医案4：葛某，女，51岁。2014年7月8日初诊。

患者因"左肾透明细胞癌术后2月余，伴乏力1周"就诊。患者 2014 年 4 月体检发现左肾占位。2014 年 4 月 15 日于某医院做腹膜后增强 CT 示：左肾肿块，肾细胞癌不除外。2014 年 4 月 21 日于中山医院行腹腔镜左肾根治性切除，术后病理"左肾肾细胞癌，透明细胞型，Ⅱ级，癌组织侵及肾被膜，肾门血管未见癌栓，输尿管切缘未见癌累及"。患者 2014 年 6 月开始行胸腺肽皮下注射免疫治疗。近 1 周患者自觉乏力。

刻下：患者诉乏力，头晕眼花，腰酸稍作，潮热，夜寐欠安，每日夜尿 2～3 次，大便调。舌淡红，苔薄白，脉细。

中医诊断：肾积（肝肾阴虚，湿热蕴结）。

西医诊断：左肾透明细胞癌术后。

治法：滋补肝肾，行气活血，清热利湿，解毒散结。

方药：生地 30g，熟地 30g，山茱萸 15g，枸杞子 15g，女贞子 15g，制香附 9g，土茯苓 30g，蜀羊泉 30g，龙葵 30g，知母 12g，黄柏 6g，丹参 30g，酸枣仁 15g，麦冬 12g，五味子 9g，生黄芪 40g，菟丝子 15g，金樱子 30g，乌药 9g，延胡索 30g，桃仁 15g，首乌 15g，鸡内金 12g。

14 剂，水煎服，日 1 剂。

二诊（8 月 25 日）：乏力肢倦，神疲头晕，白天偶见发热汗出，近日脘闷不思饮食，食后作胀，时有嘈杂。腰酸稍作，心烦夜寐欠安，夜尿 2～3 次，大便调。舌淡红，苔薄白，脉细弦。方药：党参 15g，白术 12g，当归 9g，柴胡 9g，升麻 12g，乌药 9g，木香 9g，槟榔 12g，蜀羊泉 30g，龙葵 30g，土茯苓 30g，蛇莓 30g，川芎 15g，知母 9g，黄柏 6g，生黄芪 30g，女贞子 15g，枸杞子 15g，制香附 9g，乌贼骨 15g，瓜蒌子 20g，丹参 30g，酸枣仁 15g，生地黄 15g，山茱萸 9g，鸡内金 12g。

14 剂，水煎服，日 1 剂。

三诊（11 月 14 日）：患者诸症减轻，无明显不适，舌脉如前。

方药：太子参15g，白术12g，当归9g，柴胡9g，升麻9g，乌药9g，桃仁15g，川续断30g，蜀羊泉30g，龙葵30g，土茯苓30g，蛇莓30g，知母12g，关黄柏6g，女贞子15g，制首乌15g，枸杞子15g，八月札15g，丹参30g，瓜蒌子30g，生地黄15g，山茱萸15g，生黄芪30g，酸枣仁15g，鸡内金12g，金樱子30g。

14剂，水煎服，日1剂。

四诊（2015年4月23日）：乏力仍作，腰脊酸软，胃脘嘈杂泛酸，小便淋漓涩痛。偶有心悸，夜间潮热。方药：生地30g，熟地30g，山茱萸15g，当归9g，八月札15g，土茯苓30g，蜀羊泉30g，猫人参30g，桃仁15g，珍珠母30g，莪术15g，瞿麦15g，枸杞子15g，麦冬9g，五味子9g，川续断30g，杜仲30g，生黄芪40g，木香9g，瓦楞子15g，鸡内金12g，知母12g，黄柏9g，炙甘草9g，龙葵30g。

五诊（2016年3月14日）：乏力，咳嗽咳痰时有，胸闷心悸时有。纳便调，夜寐安。方药：生地15g，熟地15g，山茱萸15g，知母9g，黄柏9g，八月札15g，土茯苓30g，蜀羊泉30g，龙葵30g，蛇莓30g，丹参30g，降香9g，瓜蒌皮15g，枸杞子15g，川芎9g，女贞子15g，生黄芪40g，茯苓15g，红藤15g，炙甘草15g，酸枣仁30g，鸡内金12g。

六诊（2017年1月4日）：诸症减轻，病情稳定，方药：生地30g，熟地30g，山茱萸15g，八月札15g，土茯苓30g，蜀羊泉30g，龙葵30g，蛇莓30g，知母9g，丹参30g，莪术30g，枸杞子15g，麦冬12g，五味子9g，女贞子24g，生黄芪40g，珍珠母30g，金樱子30g，炙甘草9g，夜交藤30g，酸枣仁15g。

按：历代典籍中无肾癌的直接记载，与"腰痛""癥积""肾积""尿血"等病名相关。《丹溪心法》曰："腰痛主湿热、肾虚、瘀血、挫闪，有痰积。"奠定了此病辨证的基础。张介宾曰："腰痛之主虚证十之八九。"强调了腰痛发病的虚在于肾虚。关于肾癌的治疗，《证治汇补·腰痛》提出："唯补肾为先，而后随邪之所见者以施治，标急则指标，本急则治本，初痛宜疏邪滞，理经遂。久痛宜补真元，养气血。"

患者的治疗可以分为三个阶段：

1. 初诊首重补肾填精，滋阴降火

知柏地黄丸是徐老师治疗更年期女性下焦肿瘤的常用方，应用时抓住潮热烘热，虚烦盗汗，腰脊酸痛等阴虚内热的主证，不必悉俱。患者证见潮热、腰酸、失眠，故治以滋阴降火法。《丹溪心法·火六》曰："补阴则火自降，炒黄柏、生地黄之类。"同时重用生熟地，温清并用，寓清热凉血于补血养阴中，滋而不腻，平调寒热。加入枸杞子、女贞子、菟丝子仿景岳左归之意，加重滋肾水、填真阴的力量，用纯甘壮水之剂补阴以配阳，培左肾之元阴而精血自充。麦冬养阴润肺，五味子敛阴止汗，麦冬、五味子合用资水之上源，寓金水相生之意。患者有潮热汗出，生黄芪补气健脾，益卫固表又不助热，与养血填精药相配取益气养精之意，生地黄、黄柏则从当归六黄汤化出，益气固表与育阴清热并举，内外兼顾，汗止热清。龙葵、蜀羊泉、土茯苓清热利湿、抗癌解毒，源出龙蛇羊泉汤，为治疗泌尿系统肿瘤肾癌、膀胱癌的验方。制香附、乌药、延胡索辛散温通、疏利气机，行气活血，化瘀止痛。丹参一味，功同四物，既活血消癥，又合生地黄、知母、酸枣仁凉血育阴，养血安神。桃仁化滞散瘀，以助泄热消痈，首乌活血解毒，二者相配使邪从谷道而出。首乌又可补肝肾，益精血，患者肝肾不足，夜尿频多，首乌与枸杞子、菟丝子并进，共收填精补肾、固精缩尿之功。此外，方中山茱萸、五味子、首乌、枸杞子、菟丝子、金樱子均有固精缩尿的作用。患者阴亏血少，故睡眠不佳，患者有虚烦少寐，神疲不安表现，药用生地黄、麦冬、五味子、丹参、酸枣仁，取自

天王补心丹，滋阴养血、补心安神。鸡内金一味最为徐教授所喜，每每处方必用之。认为其不仅消食和胃，适于脾胃虚弱的肿瘤病人长期服药，且本身有化瘀消积作用，再者可运化诸药，使药至病所。总览全局，立法有据，组方严谨，配伍精当，各方各药并行不悖，又环环相扣，严丝合缝，相得益彰。

2. 第二阶段脾肾同治，滋后天以养先天

二诊辨为脾肾两虚，心神失养证。治以补中益气，养血安神。以补中益气汤合酸枣仁汤加减。肾癌总体治以扶助先天之本，顾护后天之本，据不同时机，灵活处方。脾为后天之本，主运化转输，脾气散精，脾运健旺，气血化生有源，精微四布，则形体安和。且脾主四肢、肌肉。脾虚则水谷精微不归正化，复四肢肌肉承受无由，故见体倦乏力、神疲肢软。脾胃虚中气亦虚，摄纳无力，阳气下陷阴中，故有发热汗出。又脾主升清，气虚升举无力，清阳不能上达荣养头面，则见头晕神疲。考虑患者肾虚日久，火不生土，脾土失于温煦，亦须兼顾脾胃。故采用健脾补肾法，从脾论治，滋后天以养先天，且使脾运湿化，兼顾扶正祛邪。师以东垣补中益气法，"劳者温之"，甘温除热。黄芪、党参、白术益气健脾，当归补血和血，升麻、柴胡升举、提振阳气。柯琴曰："至若劳倦形气衰少，阴虚而生内热者……惟东垣知其为劳倦伤脾，谷气不盛，阳气下陷阴中而发热，制补中益气之法。谓脾胃内伤其气为不足……遵《内经》'劳者温之''损者益之'之意……选用甘温之品……凡东垣治脾胃方俱是益气。"患者肾癌术后，气血耗伤，气阴两虚，神疲头晕，夜寐不宁，正是"虚劳虚烦不得眠"的体现，故治以酸枣仁汤养血安神，清热除烦。酸枣仁养血补肝，宁心安神；川芎调养肝血；知母滋阴清火；丹参凉血养血，补心定志。使心为血养，阴升阳潜，虚热退，眠自安。胃脘不适，辨为肝气犯胃。考虑患者绝经期女性，肿瘤术后，难免情绪波动，七情感伤，肝气郁结，胃失和降。故仿四磨汤之意，行气降逆，宽胸散结。乌药、香附行气疏肝以解郁，木香顺气降逆，槟榔行气化滞，人参益气扶正，使郁气得散而正气不伤。瓜蒌仁一味，不仅润降通腑，导滞以助气行，且舒肝郁，润肝燥，平肝逆，缓肝急，药证相合。胃中嘈杂，加乌贼骨以制酸护胃。肾阴虚于下是病本所在，故仍以生地、山萸、女贞、枸杞、知柏填育肾水，清热坚阴，且以制约升、柴之升提以免动摇真阴。

三诊药证相合，故守方稍作加减。

3. 第三阶段辨为肾虚精亏，湿毒蕴结证

治以补肾填精，清热利湿，解毒抗癌。腰为肾之府，肾主骨生髓，脑为髓海。肾精亏虚则腰脊酸痛，肾精不足不能生髓上济于脑，髓海空虚则寐差、头昏。《素问·灵兰秘典论》："肾者，作强之官，技巧出焉。"肾虚则疲乏无力。故以六味丸滋肾阴，益精髓，并加杜仲、川断强筋骨，壮腰膝，夜间潮热，加知柏以清相火。患者术后已1年，未行其他抗肿瘤治疗，且经过前期中药扶正调补，正气有所恢复，此时应加强清热解毒力量，防止复发转移。以土茯苓、蜀羊泉、猫人参、龙葵清热解毒，桃仁、八月札、莪术、瓦楞子化瘀消癥、软坚散结。且猫人参、龙葵、八月札合瞿麦清湿热、利水通淋，治疗患者小便淋漓涩痛。瓦楞子兼有护胃、制酸止痛之功。徐教授时时注重顾护胃气，方中木香、鸡内金、八月札、莪术行气活血，消食助运，麦冬清养胃阴。患者夜间潮热不宁，珍珠母同入心、肝二经，平肝潜阳、重镇安神与宁心安神之五味子并进，以期改善睡眠之功。偶有心悸，故以炙甘草补益心脾，地黄、当归、麦冬甘润滋阴、补血养心，五味子敛阴宁心。人体一身生理功能赖于气的推动，精血与气相互化生，故扶正必先补气，生黄芪一味必不可少。

五诊时，患者体力改善，故守法同上，仍有心悸、胸闷，以活血化瘀法治之，降香伍丹参，寒温相配，是治疗心系疾病的常用药对，合瓜蒌皮利气散结以宽胸，通胸膈痹阻。红藤不仅解毒散结抗

肿瘤，亦可活血定痛。

六诊，方药合度，患者诸症缓解，但诉晚间不易入眠，多梦，易惊醒，醒时微有汗出。辨为心肝血虚，阴虚阳浮，水亏火旺。酸枣仁、夜交藤、丹参、生熟地、五味子、麦冬、知母相合，养心阴、益肝血、滋肾水、清相火，清滋兼备。珍珠母平肝潜阳、镇心安神。一以治阴血不足之本，一以平阳亢升火之标。酸枣仁、夜交藤、五味子、山茱萸同用尚有敛汗的功效。务使阴升阳潜，阳入于阴，心肝承制。

（于璟璐）

医案 5：余某，女，50 岁。2013 年 11 月 14 日初诊。

2013 年 6 月因发现左胸壁脂肪瘤于当地医院行放疗 18 次，化疗 1 次，无明显疗效，7 月底行手术切除，术后病理示：左胸腹部骨骼肌肿瘤低至中度恶性的纤维肉瘤，主要位于干肌肉组织内，呈浸润性生长，累及肋骨表面（肋骨部分被肿瘤包绕）。术后未行其他治疗。2013 年 11 月 11 日复查胸部 CT 示：①胸腹壁肿块切除术后改变。②右肺下叶结节，转移不能排除。

刻诊：食后作呕，烘热，咳嗽，口苦，大便少，怕冷，舌质红，苔少，脉细。

中医诊断：肉瘤（肺脾气虚）。

西医诊断：左胸壁脂肪肉瘤术后。

治法：益气健脾，清热解毒。

方药：党参 15g，白术 12g，茯苓 15g，木香 9g，川黄连 6g，石见穿 30g，天葵子 30g，蛇六谷 30g，蛇莓 30 g，杏仁 9g，芦根 30g，枇杷叶 12g，桃仁 9g，知母 15g，黄柏 9g，生黄芪 30g，仙灵脾 15g，鸡内金 12g，炒谷芽 15g，炒麦芽 15g。

二诊（12月16日）：月经不调，腹部隐痛，稍咳嗽，口苦，舌质红，苔少，脉细。治以益气健脾，活血调经，清热解毒。方药：党参15g，白术12g，茯苓15g，木香9g，川黄连3g，石见穿30g，天葵子30g，蛇六谷30g，蛇莓30g，杏仁9g，桃仁9g，制香附9g，甘草9g，益母草30g，赤芍15g，白芍15g，当归9g，生黄芪30g，仙灵脾15g，鸡内金12g，炒谷芽15g，炒麦芽15g。

连续服用1月后，症状明显改善，继服原方随症化裁，患者基本每月进行就诊。

患者生活如常至今。

按：肉瘤是间叶组织肿瘤，脂肪肉瘤是脂肪细胞和向脂肪细胞分化的间叶细胞肿瘤。西医对其放疗、化疗效果不明显。因其常有瘤芽突出瘤体表面，沿瘤体表面术切容易使瘤芽残存，造成复发，故手术效果也不理想。脂肪肉瘤与脂肪瘤有许多相似处，质地柔软，边界清楚，不觉疼痛。脂肪瘤属中医"肉瘤"范畴，脂肪肉瘤是属恶瘤范围。脂肪瘤常由皮下脂肪增生所致，其瘤的大小、数目不一，质软如绵，压之可扁，推之可移，增大到一定程度就停止发展，少有全身症状。脂肪肉瘤好发于脂肪较多的部位，如大腿、臀部、腹膜等处。本例患者为脂肪肉瘤手术后患者，肺转移，辨证属于肺脾气虚，邪毒内结。治疗拟益气健脾，清热解毒。方中采用党参、白术、茯苓、生黄芪益气健脾；川黄连、木香理气化滞；仙灵脾温阳补肾；石见穿、天葵子、蛇六谷、蛇莓清热解毒抗癌；桃仁活血化瘀；知母、黄柏滋阴清热；杏仁、芦根、枇杷叶生津止咳；炒谷麦芽、鸡内金消积健运。二诊时诸症减轻，继守前方，纳谷好转，减川黄连，无烘热，故去知母、黄柏，稍咳嗽，去芦根、枇杷叶，留杏仁化痰止咳，因月经不调，腹部隐痛，以制香附、甘草、理气止痛，益母草、当归活血调经，赤白芍既活血散瘀，又能柔肝止痛，诸药相得益彰。方中仙灵脾温阳补肾，虽患者是肺脾气虚，但不仅补脾肺之气阴，要平补阴阳，正所谓孤阴不长。徐教授常用桃仁于肿瘤患者中，他指出肿瘤患者既是各个脏腑功能失调，又有瘀的病理性质，故桃仁能活血祛瘀，现代药理发现中，桃仁蛋白可通过调节免疫系统发挥到抗肿瘤的作用，与其诱导肿瘤细胞凋亡、调节 IL-2、IL-4 分泌及刺激肿瘤坏死因子的作用相关。

（金贵玉）

医案 6：李某，男，77 岁。2016 年 12 月 26 日初诊。

患者 2016 年 7 月体检发现胰腺占位性病变，于 2016 年 8 月 12 日复旦大学附属华山医院行胰体尾癌根治术 + 后腹膜淋巴结清扫术 + 复杂粘连松解手术，术后病理（胰体尾 + 脾脏）示"导管腺癌，Ⅱ级，肿瘤侵犯神经，切缘未见肿瘤累及，慢性脾淤血，脾门血管内未见瘤栓，9 组淋巴结未见转移"。术后口服替吉奥胶囊化疗至今（服用 1 周，停 1 周）。患者 2016 年 11 月 17 于复旦大学附属华山医院行上腹部增强 CT 示"胰腺癌术后改变，肝左叶外侧段囊肿，双肾多发囊肿，右肾结石"。

刻诊：神疲乏力，气短，怕冷，咳嗽咳痰时有，胃纳差，二便调，夜寐安，舌黯，舌有瘀点，脉细涩。

中医诊断：内科癌病（气虚血瘀）。

西医诊断：胰腺癌术后。

治法：补气活血，解毒散结。

方药：太子参 15g，白术 12g，茯苓 15g，生黄芪 50g，八月札 9g，木香 9g，川黄连 3g，半枝莲 30g，岩柏 30g，白花蛇舌草 30g，丹参 30g，仙灵脾 15g，灵芝 30g，黄精 30g，杏仁 9g，野荞麦根 30g，芦根 30g，枇杷叶 12g，鸡内金 12g，炒谷芽 15g，炒麦芽 15g。

上方水煎服，每日分2次温服，连服1月，患者乏力稍有缓解，咳嗽咳痰较前减轻，予原方续服1月。

二诊（2017年2月23日）：乏力尚有，怕冷较前好转，咳嗽咳痰减轻，胃纳尚可，二便调，夜寐安，舌黯，舌有瘀点，脉细涩。方药：去木香、野荞麦根、杏仁、芦根、枇杷叶、炒谷麦芽，加金铃子9g，干蟾皮9g，石斛15g。患者服用2周后，乏力、怕冷较前缓解，再予2周巩固，后定期于门诊调整处方。

三诊（2017年3月31日）：乏力、怕冷缓解，无明显咳嗽咳痰，胃纳可，二便调，夜寐安，舌黯，舌有瘀点，脉细涩。方药：去川黄连，加女贞子15g。

四诊（2017年5月8日）：乏力、怕冷缓解，舌淡紫，脉细涩。方药：去女贞子，加柴胡9g。

五诊（2017年6月23日）：无明显乏力及怕冷，偶有咳嗽咳痰。方药：加杏仁9g，芦根30g，枇杷叶12g。

长期于门诊随访患者，继服原方加味，病情稳定。

按：《素问·腹中论》有云："病有少腹盛，上下左右皆有根……病名伏梁……不可治，治之每切按之致死。"《难经·十六难》载曰："心之积名曰伏梁，起齐上，大如臂，上心也下。久不愈，令人病烦心。"根据古籍记载中病变的位置及症状，我们可以推出胰腺癌属于中医"伏梁"的范畴。胰腺癌的发病机制中，脾虚为发病之本，痰瘀贯穿胰腺癌的整个发病过程。《难经·四十二难》曰："脾主裹血，温五脏。"脾为气血生化之源，脾之运化健旺，则气血充溢，患者平素饮食不节，嗜食肥甘，痰湿内生，脾失健运，则气血生化乏源，血液亏少，脉道不充，血自迂缓不行而瘀阻脉道，《内经》云："正气存内，邪不可干，邪之所凑，其气必虚。"邪毒伺机外袭，痰、瘀、毒互结于肠则发为癥块，参之舌脉，舌有瘀点瘀斑，脉细涩，辨为是证。《医学心悟·积聚》云："治积聚者，当按初、中、末之三法焉，邪气初客，积聚未坚，宜直消之，而后和之；若积聚日久，邪盛正虚，治法从中，须以补泻相兼为用。"患者病久，气血亏虚，为整体属虚，局部属实之病症，因以扶正为主，祛邪为辅，故而以补气活血，解毒散结为治疗法则。该方以四君子汤为底方进行加减，《医方考》有云："夫面色萎白，则望之而知其气虚矣；言语轻微，则闻之而知其气虚矣；四肢无力，则问之而知其气虚矣；脉来虚弱，则切之而知其气虚矣。"方中太子参为君，甘温益气，健脾养胃，《陕西中草药》谓其："补气益血，健脾生津。治病后体虚，肺虚咳嗽，脾虚腹泻"；臣以苦温之白术，健脾燥湿，加强益气助运之力，如《医学启源》所载："除湿益燥，和中益气，温中，去脾胃中湿，除胃热，强脾胃，进饮食，止渴，安胎"；佐以甘淡茯苓，健脾渗湿，《医学启源》认为："除湿，利腰脐间血，和中益气为主。"苓术相配，则健脾祛湿之功益著。生黄芪为补气要药，《名医别录》谓之"补丈夫虚损，五劳羸瘦"，张元素《珍珠囊》指出"黄芪甘温纯阳，其用有五：补诸虚不足，一也；益元气，二也"，大剂量使用生黄芪，并配伍太子参、白术、茯苓，增强益气健脾之功效。八月札《四川中药志》记载可"疏肝、纳肾气"，配伍理气燥湿之木香，共奏行气化湿止痛之功效。半枝莲、岩柏、白花蛇舌草能清热解毒、消痈散结，主治消化道之肿瘤。《日华子本草》谓丹参曰："养神定志，通利关脉，治冷热劳，骨结疼痛。四肢不遂，头痛赤眼，热温狂闷，破宿血，补生新血；安生胎，落死胎；止崩带下，调妇人经脉不匀，血邪心烦"，方子加入丹参，为活血祛瘀、凉血消痈之意。灵芝，《本草纲目》载赤芝"益心气，补中，增智慧，不忘"，该方灵芝、生黄芪、黄精并用，补肾生髓，益气养精扶正，寓补于攻，兼祛其邪。患者咳嗽咳痰时有，予杏仁、枇杷叶、野荞麦根止咳化痰、利咽解毒，并佐以少量鸡内金、谷麦芽顾护胃气，使祛邪而不伤正。

二诊时患者咳嗽咳痰减轻，胃纳尚可，去杏仁、枇杷叶、野荞麦根、谷麦芽，加金铃子疏肝行气止痛，干蟾皮增强解毒散结抗肿瘤之功，石斛增强益胃生津、滋阴清热之效。

三诊时患者乏力、怕冷缓解，无明显咳嗽咳痰，去川连，加入女贞子寓补益肝肾之意。

四诊时患者乏力、怕冷缓解，去女贞子，予柴胡以疏肝理气。

五诊时患者病情稳定，无明显乏力、怕冷，予原方续服。因患者稍有咳嗽咳痰，予其杏仁、枇杷叶、芦根以止咳化痰，生津利咽。

（钦敬茹）

医案7：宋某，男性，45岁。2008年4月17日初诊。

患者2006年6月因反复出现胸闷气急就诊于某综合医院，胸部CT示：纵隔占位，胸膜结节，胸腔、腹腔、心包积液。行胸腔镜检查示：右纵隔肿块，胸膜结节，病理示：右纵隔低分化癌。行IFO＋NVB＋DDP化疗6疗程，末次化疗时间为2006年12月10日。2006年10月于该院针对纵隔行放疗1个疗程。2008年4月复查，查胸部CT示：胸腺瘤放疗后，两上肺慢性炎症条索病灶，右胸壁及右斜裂胸膜转移，右横膈前小淋巴结，左肺下叶后基底段小结节。骨扫描示：胸腺癌胸椎、肋骨多发性转移，考虑患者出现骨转移，于2008年3月26日以麦宁钠治疗骨转移1个疗程。

刻下：时胸闷气急，动则加剧，胸背部疼痛难忍，消瘦，少气懒言，表情痛苦，纳差，二便调，寐可。脉细，舌质淡红，苔少。

中医诊断：内科癌（气阴两虚，瘀毒阻络）。

西医诊断：胸腺瘤，低分化癌，放疗后，右胸壁及右斜裂胸膜转移、骨转移。

治法：益气养阴，通络解毒。

方药：生黄芪30g，北沙参30g，白术9g，黄精30g，女贞子15g，山茱萸15g，川牛膝30g，骨碎补15g，地龙15g，蜈蚣2条，透骨草30g，鸡血藤30g，制川乌9g，制草乌9g，煅自然铜9g，七叶一枝花15g。

每日1剂，水煎服。连服14剂后，患者感觉疼痛乏力症状明显好转，遂继服上药化裁，治疗10余年，目前病情稳定，现仍在我科门诊治疗。

按：肺癌骨转移是继发性骨肿瘤的一种，多数中医工作者认为原发性骨肿瘤属于"骨疽""骨瘤""骨蚀"等范畴，徐教授在研究古代医学文献的基础上，结合长期的临床实践认为肺癌骨转移属中医络病之范畴。《灵枢·经脉》曰："经脉为里，支而横着为络。"络脉具有环流经气、渗灌血气、互化津血、贯通营卫等功能。络脉既是气血运行的通路，也是病邪侵袭人体的通道。清代叶天士认为，邪气袭人后，其传变途径"由经脉继及络脉"，"大凡经主气，络主血，久病血瘀"，"初病气结在经，久则血伤入络"，"经年宿病，病必在络"；他在《临证指南医案·积聚》中说，积"着而不移，是为阴邪聚络"，提出了肿瘤的络病论。徐教授认为，络之为病，贼邪深伏，始不易察，渐行至著，发则不可收，且药饵难及病处，这些均与现代医学所认识的肺癌骨转移具有发病隐匿、病变弥漫、进展迅速、疗效欠佳的特点如出一辙。

该患者就诊时肺气虚弱，故见胸闷气急，动则加剧；阴津损耗，故见患者消瘦，少气懒言。清代唐容川云："瘀血在经络脏腑之间，则结为癥瘕。"患者病久邪毒阻络，影响络中气血的输布环流，易致络脉瘀滞，气化不利则津凝为痰，气失流畅则血滞为瘀，甚则阻塞不通，不通则痛，故见胸背部疼痛难忍，表情痛苦。脉细，舌质淡红，苔少。《难经·十四难》曰："损其肺者，益其气；损其肾者，益其精。"《素问阴阳应象大论》有云："形不足者，温之以气；精不足者，补之以味。"方中生黄芪、北沙参、白术、山茱萸健脾益肺、气阴双补，黄精、女贞子养阴填精，川牛膝、骨碎补益肝肾、强筋骨。《本草便读》曰："凡藤类之属，皆可通经入络。"故以鸡血藤养血通络；肺癌骨转移乃癌毒入骨，久病久痛久瘀入络，凝痰败瘀混处络中，非草木药物之攻逐可以奏效，故用地龙、蜈蚣等虫类药，以"食血之虫，飞者走络中气分，走者走络中之血分。可谓无微不入，无坚不破"，其功在于搜剔络中之邪，达常药之所不能达处；配合制川草乌、煅自然铜活血止痛，透骨草舒筋活血、解毒止痛七叶一枝花解毒通络、抗癌散结。诸药相合，乃遵"虚者补之，劳者温之，结者散之，留者攻之"之义。

医案 8：丁某，男，61 岁。2011 年 8 月 31 日初诊。

2011 年 8 月患者因上腹不适、尿频，至医院查腹部 CT 发现"肠系膜根部占位伴腹膜后淋巴结肿大，恶性肿瘤可能性大"，查血 CA 125＞500U/L，患者拒绝手术，现来诊求助于中医治疗。

刻下：患者自觉腹胀，伴腹部隐痛，尿频，尿量少，胃纳可，大便调，夜寐可。舌质黯苔少，脉细。

辨证：肝气郁滞，瘀毒互结。

治法：理气活血，解毒散结。

方药：柴胡 15g，八月札 15g，枳实 15g，槟榔 15g，拔契 30g，蛇六谷 30g，天龙 9g，藤梨根 30g，莪术 15g，地龙 12g，瓜蒌仁 30g，木香 9g，黄连 3g，黄芩 15g，炙鸡内金 12g，炒谷芽 15g，炒麦芽 15g。

水煎服，每日 2 剂。配合消癌平片 8 粒口服，每日 3 次。

2011 年 10 月 19 日空军总医院查 PET-CT 示"腰 2～5 椎体水平腹膜后肠系膜根部 PDG 代谢轻度异常增高软组织密度肿块，考虑来源于腹膜后软组织的低密度恶性或交界性肿瘤性病变；右腋窝、左侧腹股沟多发 FDG 代谢异常增高淋巴结，建议进一步穿刺活检明确病理"。10 月 18 日该院行左侧腹股沟穿刺活检病理提示"少许淋巴组织反应性增生，未见肿瘤"。空军总医院考虑患者腹膜后纤维母细胞瘤可能。

2012 年 4 月 5 日进服上方 7 月余后复诊。2012 年 2 月 17 日复查腹部 CT 提示"后腹膜肿块明显缩小"。患者诉大便量少，脉细苔少舌质黯。舌脉同前，仍守上方去地龙、木香、黄连、黄芩，改柴胡 9g，槟榔 18g，加山楂 15g。配合消癌平片 8 粒口服，每日 3 次。

患者守方近 2 年，于 2014 年 3 月 6 日复诊，期间放疗 1 个疗程，2013 年 10 月 17 日上腹部 CT：原肠系膜上肿块基本消失。诉大便欠实，2～3 日一行，偶有头晕，目糊，纳谷一般，口稍苦，脉细苔少质黯。为巩固疗效，投以健脾理气，滋肾养精，解毒散结。

方药：太子参 15g，生白术 15g，茯苓 15g，八月札 15g，绿萼梅 9g，枳实 15g，木香 9g，川黄连 6g，瓜蒌仁 30g，菝葜 30g，丹皮 9g，蛇六谷 30g，藤梨根 30g，桃仁 9g，生黄芪 30g，枸杞子 15g，女贞子 15g，鸡内金 12g，炒谷芽 15g，炒麦芽 15g。

水煎服，日 2 次。配合消癌平片 8 粒，3 次／日，口服。

后守方并随访 2 年余，病情稳定，未复发。

至 2016 年 9 月 21 日复查上腹部 CT（图 6）：原肠系膜上动脉根部肿块基本消失，仅局限脂肪间稍模糊，脾脏多发类圆形剂小斑片样低密度灶，最大病灶直径 18mm，增强后，动脉期多病灶边缘形强化，延迟扫描病灶渐进性强化，低密度范围缩小，不除外炎性肉芽肿。省立医院考虑腹膜后肿瘤脾脏转移，于 2016 年 11 月 24 日再次求诊。患者诉大便干结，5～6 日一行，口苦，矢气多，消瘦，体重减轻 5kg 左右，稍腹痛，畏寒，手足冷，纳可，舌红苔黄腻，脉细。

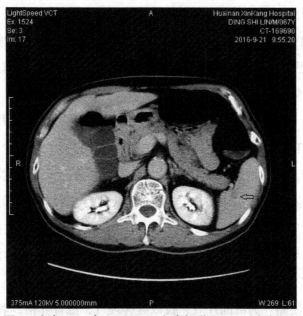

图 6　患者 2016 年 9 月 21 日上腹部增强 CT：动脉期及
门脉期显示脾脏一类圆形小斑片样低密度灶（箭头示）。

辨证：癌毒内结，精亏气滞。

治法：清热解毒，理气散结，补益脾肾。

方药：桂枝 9g，牡蛎 45g，茯苓 15g，野葡萄藤 30g，枳实 15g，瓜蒌子 30g，薏苡仁 45g，太子参 15g，白花蛇舌草 30g，石见穿 30g，仙灵脾 15g，蛇六谷 30g，川楝子 9g，八月札 15g，生地黄 15g，白术 12g，黄连 3g，制大黄 12g，生黄芪 30g，黄精 30g。

配合消癌平片 8 粒口服，每日 3 次。

患者守方 7 月余后于 2017 年 5 月 11 日复诊，2017 年 3 月 29 日上腹部 CT（图 7）：原肠系膜上动脉根部肿块较前基本消失，仅局部脂肪间隙稍模糊，原脾脏多发类圆形及小斑片样低密度灶，现部分消失，原最大的病灶明显缩小，现直径 9mm。患者诉大便 5 ～ 6 日一行，腹胀，口苦，脉细苔腻。上方去桂枝、白花蛇舌草、生地，改薏苡仁 30g，黄连 6g，仙灵脾 12g，加鸡内金 12g，厚朴 9g，蛇莓 30g，加强清热解毒，理气散结之力。

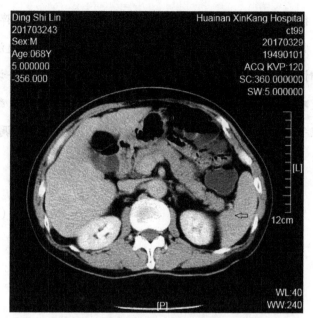

**图7　患者 2017 年 3 月 29 日上腹部增强 CT：较 2016
年 9 月 21 日片比较，脾脏多发类圆形及小斑片样低密
度灶部分消失，原最大病灶明显缩小（箭头示）。**

目前为止，该患者共随访 6 年余，期间出现脾脏转移 1 次，放疗配合中医药治疗。患者现体力充沛，精神矍铄，生活自理，活动自如，自苏赴沪求医均单独乘坐长途客车，仍在继续接受治疗随访中。

按：该患者影像学诊断为"腹膜后恶性肿瘤"，未手术切除，在前后逾 6 年的中医药治疗过程中，放疗 1 个疗程，出现脾脏转移，现原发灶基本消失，转移灶缩小过半，病情稳定。徐教授辨证其总体属于脾肾精亏，癌毒内结，伴见气滞血瘀湿阻；以"人瘤共存"为目的，以扶正祛邪、辨证辨病相结合为原则；采用健脾滋肾、清热解毒、理气散结化瘀法施治。毒邪凝滞，化火内扰，耗竭精元津液，癌毒邪实未去，而内正气已虚，虚虚实实，故用药当权衡利弊，不留于病症枝节，以辨证统摄诸病，方能切中病机，效如桴鼓。纵观全局，徐老施治一是极其重视中焦脾胃的运化功能，"脾者土也，治中央，常以四时长四脏""四时百病，胃气为本"；二是注重填补肾精，"封藏之本，精之所处"，两者结合，先后天之本并调以提高人体免疫功能及抗病能力，使机体生化有源，源源不竭，配合清热解毒、理气散结、活血化瘀诸法兼施，"谨察间甚，以意调之"，本虚与标实"间者并行"，从而发挥扶正抗癌抑瘤作用。

（张琦君）

参考文献

[1] Zhang Y, Wang S, Li Y. et al.Sophocarpine and matrine inhibit the production of TNF-alpha and IL-6 in murine macrophages and prevent cachexia-related symptoms induced by colon26 adenocarcinoma in mice. Int Immunopharmacol, 2008, 8（13）: 1767-1772

[2] Chen X, Mellon RD, Yang L, et al. Regulatory effects of deoxycholic acid, a component of the anti-inflammatory Traditional Chinese Medicine Niuhuang, on human leukocyte response to chemoattractants. Biochem Pharmacol, 2002, 63（3）: 533-541

[3] 魏品康, 许玲, 孙大志, 等. 痰与胃癌发生发展的关系. 中医杂志, 2006, 47（3）: 166-168

[4] 施俊, 魏品康. 魏品康教授胃癌消痰散结八法学术思想探讨. 中西医结合学报, 2011, 9（10）: 1066-1069

[5] 顾群浩, 胡波, 张晓东, 等. 消痰散结方联合化疗治疗晚期胃癌患者32例临床观察. 中医杂志, 2013, 54（23）: 2008-2011

[6] 徐晶钰, 张璇, 裴蓓, 等. 从痰论治胃癌缺氧微环境逆转细胞上皮间质转化理论探析. 吉林中医药, 2014, 34（5）: 433-435

[7] 叶敏, 孙大志, 魏品康. 消痰散结方对MKN-45人胃癌裸鼠原位移植瘤微卫星不稳定的抑制作用观察. 中国中西医结合杂志, 2014, 34（5）: 594-596

[8] 庞斌, 魏品康, 李勇进, 等. 消痰散结方对裸鼠MKN-45人胃癌组织中VEGF-C及其受体VEGFR-3表达的影响. 中国中西医结合杂志, 2011, 31（2）: 204-208

［9］方晓艳，苗明三. 当归补血汤粗多糖补气生血作用研究和组方合理性探讨. 时珍国医国药，2010，21（1）：93

［10］卿轶，董志. 当归多糖对大鼠肝性脑病的预防作用. 第三军医大学学报，2008，30（23）：2187

［11］曹蔚，李小强，侯颖，等. 当归多糖 AP-Ic Ⅱ 抗肿瘤活性研究. 中国新药杂志，2008，17（12）：1018

［12］李杰，郭秋均，林洪生，等. 中医药对肿瘤免疫抑制微环境的调控作用及分子机制研究. 世界中医药，2014，9（7）：845-850

［13］王改琴，吴宏. 当归多糖对小鼠骨髓基质细胞黏附分子表达和黏附功能的影响. 第四军医大学学报，2009，30（1）：53

［14］董超，黄威，耿兆辉，等. 当归对动脉粥样硬化大鼠细胞间黏附分子和脂质过氧化物的影响. 河北大学学报（自然科学版），2012，32（6）：650- 654

［15］刘庆，李忠，田劭丹，等. 167 例进展期胃癌中医证型研究分析. 北京中医药大学学报，2014，37（4）：273-276

［16］张健，应荣超，魏威，等. 胃癌血瘀证患者 P53、VEGF 在胃癌组织中表达的关系研究. 中华中医药学刊，2014，32（11）：2715-2717

［17］刘皓，王霞，范尧夫，等. 化痰消瘀方对胃癌前病变大鼠 Caspase-3、Cyclind1 及 mTOR 表达的影响. 中医学报，2014，29（7）：941-944

［18］吴昊，任秦有. 恶性肿瘤的中医治法研究进展［J］. 辽宁中医杂志，2016，4：71

［19］富琦，张晨曦，王笑民，等. 恶性肿瘤患者凝血指标临床分析及其与血瘀证的相关性［J］. 中医杂志，2011，52（12）：2024-2025

［20］涂志全. 100 例消化道恶性肿瘤患者血液流变学指标分析［J］. 肿瘤学杂志，2009，15（5）：476-477

［21］BrzezkováR. Prolonged prophylaxis of thromboembolic disease in patients with colorectal surgical resections for malignancy［J］. RozhlChir，2009，88（11）：642 — 648

［22］闭雄杰.恶性肿瘤与血栓形成关系的研究进展［J］.检验医学与临床，2007，4（10）：979

［23］郭慧君，王知佳，刘玉芳.化疗对恶性肿瘤患者甲襞微循环影响的临床观察［J］.微循环学杂志，2010，20（4）：39-41

［24］Carmeliet P，Jain RK.Angiogenesis in cancer and other diseases［J］.Nature，2000，407（6801）：249-257

［25］Estrella V，Chen T，Lloyd M，et al.Acidity generated by the tumor microenvironment drives local invation［J］.Cancer Res，2013，73（5）：1524-1535

［26］Inrahim H A，Cornnell H H，Coelho R M L，et al.Reduction of metastasis using a non-volatile buffer［J］.Clin Exp Metastasis，2011，28（8）：841-849

［27］Camerer E，Qazi AA，Duong DN，et al.Platelets，protease ac—tivated receptors，and fibrinogen in hematogenous metastasis［J］.Blood，2004，104（2）：397-401

［28］王小侠.伴有远处转移的恶性肿瘤患者血液流变学研究［J］.中国血液流变学杂志，2002，12（3）：238-239

［29］张培彤.肿瘤病人与正常人血小板表面粘附蛋白表达异同的临床观察及意义［A］.中国中西医结合学会.第八届全国中西医结合肿瘤学术会议论文集［C］.中国中西医结合学会，2000

［30］季漪，李柳，吴勉华.水蛭抗肿瘤作用机制研究进展［J］.中国中医药信息杂志，2015（3）：131-133

［31］张培彤，朴炳奎.血瘀证与恶性肿瘤［J］.中国中西医结合外科杂志，1998，4（6）：378-381

［32］李穗晶，韩雅莉，张冬梅，等.地鳖纤溶活性蛋白（EFP）的分离纯化，红外光谱分析及抑制鸡胚尿囊膜（CAM）血管生成研究［J］.高等学校化学学报，2009，30（10）：1998-2002

［33］Mohamed AH，Abu-Sinna G，El-Shabaka HA，et al.Proteins，lipids，lipoproteins and some enzyme characterizations of the venom extract from the centipede Scolopendra morsitans.Toxicon，1983，21：371-7

［34］张津，刘汇波，吴骋，等.蚯蚓蛋白激酶对体内纤溶活性的增强作用研究［J］.中国病理生理杂志，2004，20（5）：891-892

［35］汤芷妮，骆云鹏，葛菲等.活血化瘀抗肿瘤中草药作用机制的研究进展［J］.中国药房，2016，27（8）：1146-1149

［36］李燕淑，赵鑫，李麒等.活血化瘀药物治疗恶性肿瘤作用概述［J］.辽宁中医药大学学报，2015，17（5）：252-254

［37］丰俊东，徐晓玉.川芎嗪含药血清对人肝癌细

［38］HepG2增殖的抑制作用［J］.中草药，2005，36（4）：551-553

［39］Cui C，Wang R T，Zhang Y H，et al.Study on the down-regulatory effects of Ligustrazine hydrochloride on tumor-induced immunosuppression by Colon26 tumorcells in vitro［J］.Chin J Immunol，2009，25（5）：413-416

［40］孟华，朱妙章，郭军，等.中药当归、川芎、丹参提取液促血管生成作用的实验研究［J］.中药材，2006，29（6）：574-576

［41］缪黎玮，叶丽红.肿瘤血瘀证和活血化瘀药对血管生成的作用［J］.吉林中医药，2015（5）：521-523

［42］王秀丽，周亚兴，李海燕.活血化瘀对血管内皮功能的影响［J］.中国医院用药评价与分析，2010，10（10）：956-957

［43］Goel S，Duda DG，Xu L，et al.Normalization of the vasculature fortreatment of cancer and other diseases［J］.Physiol Rev,2011,91（3）：1071-1121

［44］郑贤炳，郭勇.活血化瘀中药抗肿瘤作用治疗窗探讨［J］.浙江中西医结合杂志，2014，24（2）：118-120

［45］刘鲁明，陈震，陈培丰.对活血化瘀中药治疗恶性肿瘤的思考［J］,中医杂志2007，8（9）：776-77

［46］于明薇，孙桂芝，张培彤，等．不同类型活血药及其与益气药配伍对小鼠 Lewis 肺癌生长转移的干预作用［J］.北京中医药,2011,30(11)：859-862

［47］Moncada S，Vane Jr.Arachidonic Acid Metabolites and The Interaction Between Platelets and Blood Vessel Walls［J］.New Eng，J Med，1979，300：1142

［48］陈坚，钟良，钱立平，等．丹参酮 IIA 磺酸钠对 MKN-45 胃癌裸鼠移植瘤增殖及血管生成的影响［J］.世界华人消化杂志,2008,16 (22)：2507-2511

［49］花文峰，蔡绍晖．β 榄香烯抗肿瘤作用的基础与临床研究.中药材.2006, 29（1）.93-96

［50］杨运高，王程，王学良，等．红细胞免疫低下与肿瘤转移及活血化瘀方药的调节［J］.湖南中医杂志，2004，20（6）：52-54

［51］杨栋，张培彤．手术放化疗对恶性肿瘤患者血瘀证的影响［J］.辽宁中医杂志，2015，42（1）：16-18

［52］刘丽坤，李宜放，王晞星．肺癌的病机及治法探讨［J］.中国中医基础医学杂志，2003，10（5）：395

［53］王菊勇，徐振晔治疗肺癌的经验［J］.辽宁中医杂志，2007，34（9）：1202-1203

［54］蒋勇，张存钧，蒋振明．中药灵芝与黄精抗衰老作用的实验研究［J］.浙江中西医结合杂志，2002，12（7）：451-452

［55］关红晖．知母、黄柏药对的药学研究［D］.广州：广州中医药大学，2008

［56］张峰，高群，孔令雷，等．黄精多糖抗肿瘤作用的实验研究［J］.中国实用医志，2007，2（27）：95

［57］方德新，尤敏应，文斌，等．北沙参治疗阴虚症的机理探讨之一——北沙参多糖对免疫功能的影响［J］.中药药理与临床，1987，4（4）：24-27

参考文献

[58] 李璘，邱蓉丽.女贞子多糖抗肿瘤作用研究［J］.中国药理学通报，
2008，24（12）：1619

[59] 杨 瑾，袁德培.党参多糖类成分抗肿瘤活性的研究进展［J］.湖北民
族学院学报，2011，28（3）：67

[60] 毛承飞，崔永安.地龙抗肿瘤研究进展［J］.中医药学报，2006.34（5）：
50

[61] 朱为民，肖寒.加减沙参麦冬汤联合化疗对肺癌患者免疫功能的影响
［J］.南京中医药大学学报，2011，27（6）：523

[62] 金跃兰.浅谈二陈汤［J］.中国实用医药，2009，4（2）：145-146

[63] 黄学武，黄健洲.四君子汤加减对恶性肿瘤化疗毒副作用的影响
［J］.吉林中医药 2004，24（12）27

[64] 丁纪元，孟昭琳.黄芪四君子汤在晚期非小细胞肺癌化疗中的应用
［J］.浙江中西医结合杂志，2006，16（1）28-29